AF568238

Heinz Grill

Die 7 Lebensjahrsiebte und die 7 Chakren

Synergia

Heinz Grill

Die 7 Lebensjahrsiebte und die 7 Chakren

Ein praktischer Weg zur übersinnlichen Erkenntnisentwicklung

IMPRESSUM

„Die 7 Lebensjahrsiebte und die 7 Chakren,
ein praktischer Weg zur übersinnlichen Erkenntnisentwicklung“
2. überarbeitete Auflage 2021

Synergia Verlag, Basel, Zürich, Roßdorf
eine Marke der Sentovision GmbH
www.synergia-verlag.ch

Coverbild: Isis-Tempel
Gestaltung/Satz: B. Holzer, A. Wimmer

Vertrieb durch: Synergia Auslieferung
www.synergia-auslieferung.de

Printed in EU
ISBN: 978-3-907246-05-4

Autor: Heinz Grill, *https://heinz-grill.de*

Bibliografische Information der Deutschen Bibliothek
Die Deutsche Bibliothek verzeichnet diese Publikation in der deutschen Nationalbibliografie;
detaillierte bibliografische Daten sind im Internet unter *http://dnb.de* abrufbar.

Inhaltsverzeichnis

Vorwort

Es zieht sich eine lange Reihe großer Denker und Lebensphilosophen von den Anfängen idealistischer Philosophie mit ihrem ersten Höhepunkt bei Plato bis hin zur Phänomenologie Edmund Husserls und Max Schelers in den zwanziger und dreißiger Jahren des vorigen Jahrhunderts. Als verbindendes Element könnte über dieser ganzen Reihe das Programm stehen, das Heinz Grill in seinem hier kurz zu charakterisierenden Buch aufgestellt hat: Der Übende soll „das Wesenhafte hinter der Erscheinung, das Unsichtbare hinter dem Sichtbaren und das Werdende hinter dem Gewordenen erkennend wahrnehmen."

Mit dem, was Heinz Grill mit diesem Buch leistet, reiht er sich ein in den imposanten Strang der Geistphilosophie, der Geschichte der Spiritualität. Dieser Strang fand bekanntlich durch das Aufkommen der Nazidiktatur ein jähes Ende – auch Rudolf Steiner, der in wichtigen Punkten seiner geistigen Schau dieser Richtung zuzuordnen ist, verabschiedete sich ja schon 1925 aus dem irdischen Leben.

Heinz Grill aber nimmt diesen abgerissenen Faden wieder auf und führt die Leser und die ihm folgen Wollenden mit der Macht seiner Gedanken und Worte in weitere Höhenzüge geistiger Wirklichkeiten, ohne dabei die grandiose spirituelle, philosophische und religiöse Kultur Indiens zu vernachlässigen.

Heinz Grill hat das vorliegende Buch zwar schon 1994 geschrieben. Aber die Neuauflage beweist überzeugend, dass geistige Wahrheiten und Wirklichkeiten nicht dem Vergänglichkeitsgesetz der Zeit unterliegen, sondern ewig aktuell bleiben.

Prof. Dr. theol. habil., Mag. Phil. Hubertus Mynarek

Zur Bedeutung des Titelbildes

Der Innenraum bildet im unbewussten Zustand das Selbst

Im gewöhnlichen unbewussten oder geistig noch nicht entwickelten Stadium des menschlichen Daseins sind ebenfalls die Chakren, die Energiezentren des Menschen, tätig. Sie sind wie die unsichtbaren Säulen eines Tempels. Sie leisten eine Vermittlungsaufgabe vom Kosmos und seinen Ausströmungen zum physischen Leib. Ein Fluss von unbewusster Energie ist in ihnen tätig. Jedes einzelne Chakra, das noch nicht entwickelt ist, wirkt wie automatisch von außen nach innen, von einem kollektiv geprägten Bewusstsein oder von einem Umkreis anderer Menschen zu einem individuell orientierten Inneren. Die äußere Welt überträgt sich jeden Moment des Lebens über die Energiezentren auf die Psyche und Physis des Menschen.

Die Zeichnung zeigt eine geschlossene Tempelanlage mit Säulen, die sich perspektivisch nach innen zentriert. Der Tempel ist ein Gleichnis für die physische und psychische Anlage des Menschen. Das mehr abgeschlossene Bild mit dem sich nach innen zentriererenden Raum überwiegt bei jedem Menschen, solange die Energiezentren noch nicht durch das vollreife Bewusstsein entwickelt sind. Die Chakren sind die Träger für Bewusstseinskräfte und die sensitiven Übermittlungsorgane für alle unbewussten Einflüsse. Der Kosmos erschafft ein Tempelgebäude mit seiner spezifischen Innenzentrierung und alle Einflüsse, die über die Psyche, durch Erziehung, gesellschaftliche Erlebnisse, Studiengänge oder Verhaltensnormierung an den Menschen herankommen, bilden einen Teil seines Innenraumes.

Dieses Bild kann als Meditationsbild dienen. Es beschreibt eine Einheit und einen Innenraum. Die Proportionen sind harmonisch abgestimmt. Es fehlt jedoch die Darstellung des Außenraumes und sein ungesehener Einfluss. Das Selbst des Menschen in seiner dreifachen Ausdrucksgebung von Körper, Seele und Geist erscheint vor der geistigen Verwirklichung wie ein für sich allein stehender Mikrokosmos.

Der Mensch bezeichnet deshalb das Selbst als seinen Körper und meint damit sein individuelles Leben.

Dieses Bild kann nun aus der Geschlossenheit in ein offenes System erweitert und gezeichnet werden.

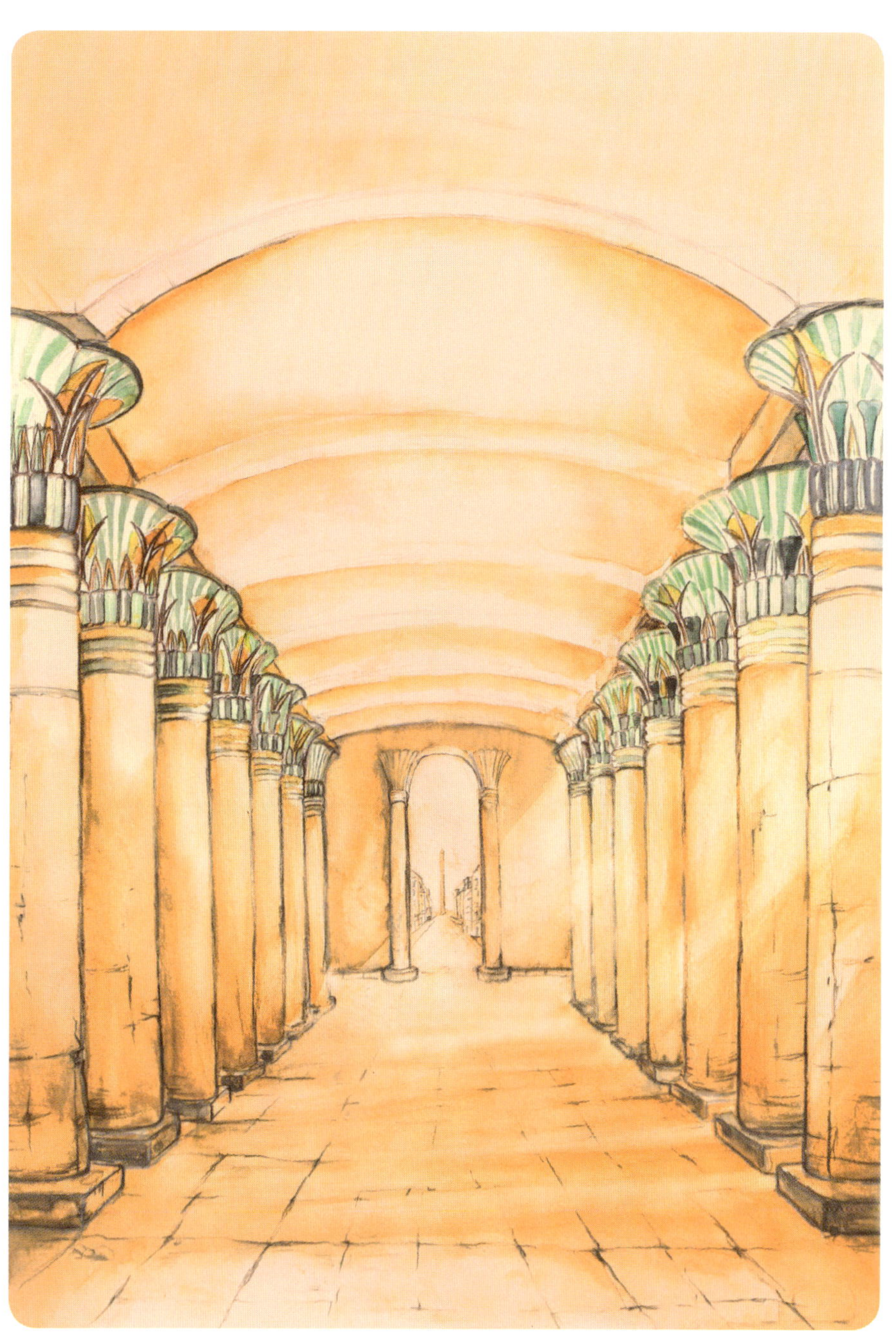

Die Geschlossenheit des Tempels

Die geistige Verwirklichung des Menschen führt zu einer universalen Offenheit

Der Außenraum bildet im bewussten Zustand das Selbst

Die Chakren – die sensitiven Vermittlungsorgane für alle psychischen Einflüsse, die an den Menschen herankommen – senden, sobald sie entwickelt werden, ihre feinen Energien nach außen. Die Entwicklung der Chakren ist deshalb wie eine Art Offenheit zu verstehen.

Vollkommen anders als bei der Zentrierung nach innen erscheint das Erleben der ersten entwickelten Bewusstseinskraft und der damit in Bewegung gelangenden Energiezentren. Die Chakren, die sich nun öffnen, nehmen eine zarte Strahlkraft im fluktuierenden Austausch mit der Umgebung an. Das einzelne Zentrum, das sich zu bewegen beginnt, strahlt seine Kräfte an seine Umgebung und an den Kosmos ab, es erfüllt den Umkreis mit Licht und Farbe. Eine intensive und strahlende Offenheit lässt sich aus einer individuellen Mitte des Menschen erleben.

Durch die Entwicklung der Chakren kehren sich das Innere und das Äußere um. Der Mensch, der diese Bewusstseinsentwicklung zu den sieben Chakren aktiv und mit geeigneten Übungen und entwicklungsfreudigem Einsatz tätigt, erlebt sein Inneres im Kosmos und weiterhin erlebt er es bei den Mitmenschen und in seiner Umgebung. Am wenigsten identifiziert er sein Selbst mit dem eigenen Körper. Seine Identität bildet nicht mehr seine ihm gemäße bekannte Mitte in einer persönlichen Lebenssphäre, sie wird vielmehr zu einem ganzen offenen und lichtvollen Universum. Das Selbst ist nicht mehr ein Besitztum des Individuums, es lebt in einem räumlich unabhängigen und doch konkreten Geiste. Diesen Geist fühlt er frei, fluktuierend und ständig neu gestaltend. Das Licht des Universums in seiner feinen Transzendenz wird zu seinem Selbst.

Dieses Bild eignet sich, wenn auch rein schematisch und abstrakt, zu einer weiteren vergleichenden Meditation. Wo befindet sich das Selbst des Menschen? Bildet es eine für sich stehende gediegene und abgeschlossene Einheit oder webt und lebt es in der transzendenten Sphäre des offenen lichtvollen Raumes?

Das Selbst des Menschen kann, wenn man es objektiv darstellen möchte, nicht auf den Körper und das Individuum allein begrenzt werden. Jede Entwicklung führt zu einer grenzüberschreitenden Bewusstheit über die persönliche Sphäre hinaus.

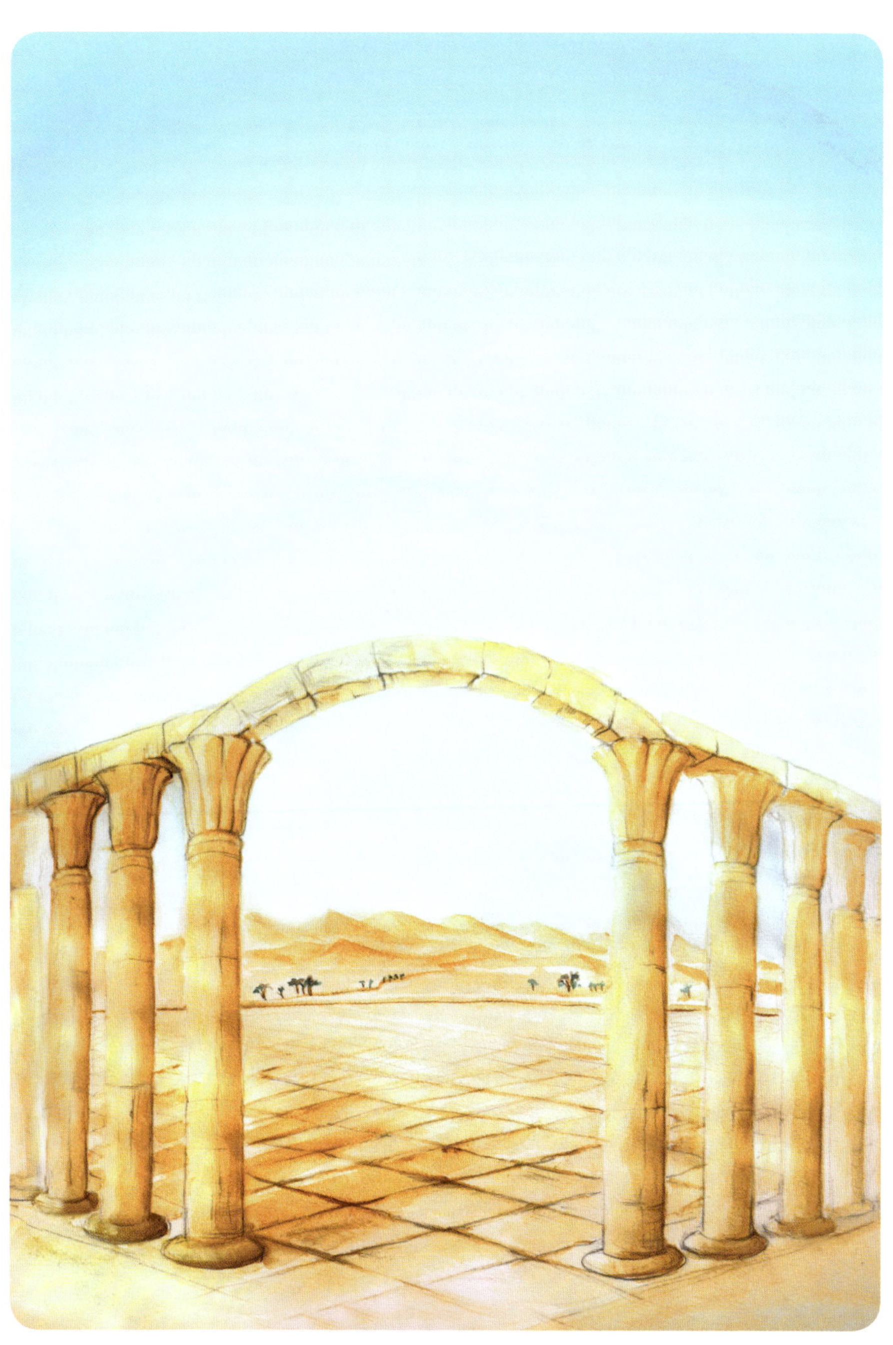

Der Tempel kommuniziert mit dem externen Licht.
Er ist offen und dennoch in der Form strukturiert.

Die reife Entwicklung der Chakren führt zur Zentrierung des Innenraumes mit gleichzeitiger intensiver Ausstrahlung nach außen

Die Frage, ob man durch die Entwicklung der Chakren, die hochgradige metaphysische Kommunikationsorgane zum Kosmos und zur Umwelt darstellen, für die Welt und ihre Einflüsse zu sensibel wird, kann man als berechtigt betrachten. Jede Offenheit, die der Einzelne in seiner Entwicklung gewährt, führt sehr leicht zu Vulnerabilität.

Wer eines oder mehrere Energiezentren ausbildet, erlangt Fähigkeiten und moralische Kräfte, die ihn sowohl in der körperlichen Gesundheit stärken, wie auch in der Psyche stabilisieren. Der Übende auf dem Schulungsweg zu geistigem Fortschritt erlangt jene Qualität, die man im besten Sinne als eine Kraft des Selbstes bezeichnen kann. Wo aber lebt dieses Selbst? Lebt es im Innenraum der persönlichen Lebenssphäre oder lebt es im Kosmos mit weiter Ausdehnung und in unbegrenzten Räumen?

Das Selbst erstrahlt aus einer Mitte und wenn die Chakren entwickelt sind, gewinnt es eine souveräne Zentrierung sowohl im Persönlichen als auch im Überpersönlichen oder Universalen. Der Übende erlebt eine erstaunliche sensitive Innerlichkeit bei gleichzeitig seelischer universaler Bewegtheit. Innen und Außen fluktuieren mit harmonischen Kräften und die Frage nach der Stabilität der Psyche verliert vollkommen ihre Bedeutung. Derjenige, der sich auf richtige Weise geistig entwickelt und die Chakren in ihren Eigenschaften zur Entfaltung bringt, erlebt eine größere psychische Stabilität bei gleichzeitig weit ausgedehnter Offenheit.

Dieses dritte Bild eignet sich erneut zur Meditation. Es kennzeichnet einen Innenraum, der sich zur Ruhe und Mitte zentriert. Gleichzeitig erscheint dieser Innenraum nicht abgeschlossen, sondern mit den weiteren Säulen des Tempels harmonisch verbunden. Das Gebäude erstrahlt nach außen. Jener, der seine Chakren entwickelt hat, sendet Licht nach außen und fühlt nach innen Innerlichkeit.

Das Selbst des Menschen zentriert die Willenskräfte nach innen und lässt die Gedankenkräfte weit nach außen strömen.

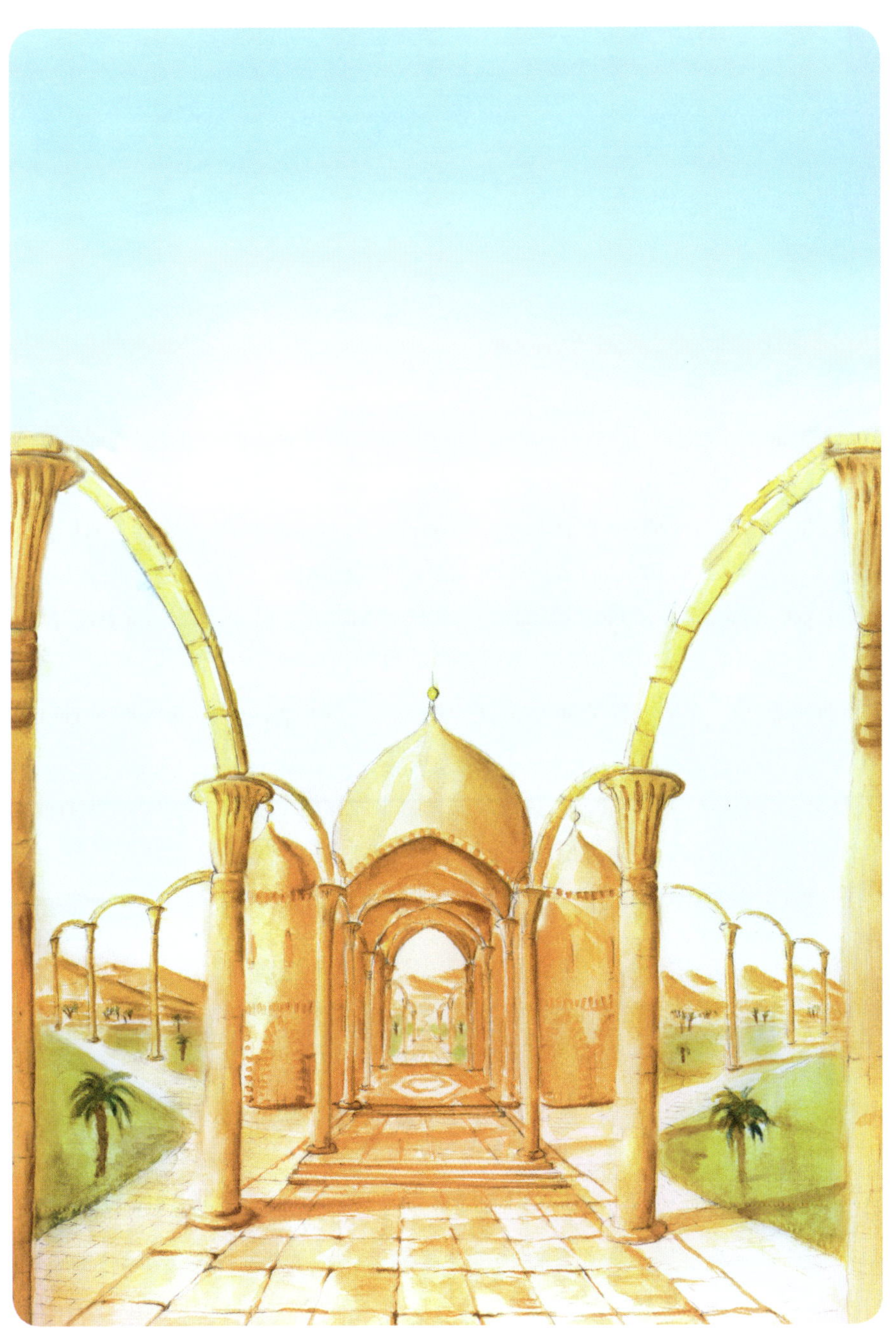

Zentrum und Bewegung nach außen fügen sich harmonisch zusammen.

Die geistige Aspiration zur Entwicklung der Chakren

Farbe erwacht im Seelenleib
wie ein blütenvolles mildes Kleid
ziert sie leuchtend Angesicht und Brust
mit bescheidener Schönheitslust.

Was wäre der Mensch für ein Gerippe
wenn nicht wichen von seiner Lippe
die Mächte der finsteren Leibeshaft
inmitten geistiger Aspirantenschaft.

Farbe ist der Seele Liebesteint
der die Tugend mit dem Leibe eint.
Die schönen Wesen aus dem hohen Geisterland
geführt sind sie von weiser Menschenhand.

Der Kosmos schmückt den Leib der Erde
damit im Menschen Tugend werde
das Chakra ist die Bewusstseinsgabe
in dieser atmet Form und Metafarbe.

Die sieben Chakren – die sieben Energiezentren

Das Thema führt uns über diese Abende zu den sieben Chakren, zu den sieben Energiezentren, die im seelischen Körper, im feinstofflichen Bereich des Astralleibes manifestiert sind. Der Astralleib ist ein feinstofflicher, nicht sichtbarer Leib, er umschließt das Bewusstsein und das Unbewusste und man kann ihn allgemein als Seelenleib bezeichnen. Für die Entwicklung des Themas wird dieser Bewusstseinsseelen- oder Astralleib noch näher skizziert.

Das Wort „Chakra" bedeutet nach der wörtlichen Übersetzung aus der Sanskritsprache soviel wie Rad (zum Begriff Chakra siehe S. 25 und S. 248). Das Rad ist durch verschiedene Speichen gekennzeichnet und ist entsprechend seiner Charakteristik durch seine eigene Rundung zur Bewegung motiviert. Die Rundung erscheint wie ein harmonischer, geschlossener Kreis. Der geschlossene Kreis wiederum zeigt sinnbildlich das Unendliche an, das ohne Anfang und ohne Ende ist. Ebenso wie der Kreis ohne Anfang und ohne Ende vor den Augen erscheint, so erscheint in der Natur die Blüte einer Blume rund und somit wie eine Offenbarung und ein Sinnbild einer geschlossenen Einheit. Die Blüte und allgemein die Blütenkelche sind tatsächlich ein Ausdruck für eine bestehende Harmonie und eine lichte Natur und somit ein stiller sinnbildlicher Ausdruck, der an die menschliche Schaffenskraft des selbstwirkenden Geistes erinnert. Der Mensch bildet durch sein Seelen- und Geistleben eine individuelle Einheit gleich einem Kreis, der in seinem eigenen Dasein besteht und darüber hinaus sich gegenüber einem Weltenganzen offenbart.

Die sieben Chakren, die im sogenannten Astralleib (siehe S. 27 und 39) angelegt sind und die seelisch-geistiger Natur und nicht körperlicher Art sind, werden auch Lotusblumen genannt, denn sie sind direkt vergleichbar mit Blütenkelchen, die eben nicht im sichtbaren, sondern im unsichtbaren Leib, das heißt in dem Seelenleib, angelegt sind. Man kann von einem Seelenleib als Leib sprechen, da dieser ebenfalls wie der physische Körper nach logischen Gesetzen angelegt ist. Der Seelenleib wird auf esoterische Weise im Allgemeinen, wie bereits erwähnt, Astralleib genannt.

In der Yogalehre und auch in verschiedenen anderen orientalischen Disziplinen sowie in der Anthroposophie und Theosophie unterscheiden wir sieben Zentren, die nach und nach von der unteren Wirbelsäule bis hinauf zum Haupte angelegt sind.

Das unterste Chakra, die unterste Lotusblüte, ist das Wurzel-Chakra, das *mūlādhāra-cakra*. Dann folgt das *svadhiṣṭhāna-cakra*, das zweite Chakra; als drittes das *maṇipūra-cakra*, das gerne mit dem Sonnengeflecht verglichen wird; als viertes Chakra der Herzlotus, das *anāhata-cakra*; als fünftes Chakra an der Schilddrüse das *viśuddha-cakra*, dann als sechstes das *ājñā-cakra*, das zwischen den Augenbrauen als drittes Auge bezeichnet wird, und als siebtes, profanerweise als „tausendblättriger" Lotus benannt, das Kronen-Chakra, das *sahasrāra-cakra*. Mit diesen sieben Zentren trägt der

Mensch sieben seelenvolle Blütenkelche in sich, von denen jeder für sich eine Bedeutung für die menschliche Schaffenskraft einnimmt.

Welche Bedeutung wir nun den oberen und den unteren Chakren beimessen, ist davon abhängig, mit welcher Tiefe und Intensität die sogenannten Imaginationen (siehe S. 191), die ersten geistigen Wahrnehmungen, erfolgen. Wir können nun zu den unteren drei Chakren, den ersteren sagen, dass sie die mehr elementaren Kräfteströme, die tragenden Aufbaukräfte, die substanziellen und stabilen Kräfte verkörpern. Die oberen Chakren könnten wir tendenziell mehr den mentalen Bewusstseinsformen, den psychischen Kräften, allgemein mehr den direkt aktiven Ebenen des Bewusstseins zuordnen. Das vierte Chakra ist genau in die Mitte eingelagert zwischen den mehr elementaren Kräften und den höheren psychischen Kräften. Es ist aber jede Blüte für sich ein gewisses tiefes Sinnbild und entspricht moralischen Eigenschaften, die sowohl den Charakter, wie auch das ganze Leben betreffen. Wenn wir nun die elementaren Impulse, die mehr die unteren Chakren bezeichnen, vergleichen mit den oberen Chakren, dann werden wir durchaus in all diesen Regionen verschiedene Tiefen erkennen können, die unmittelbar eben mit Eigenschaften zusammenhängen, die uns mehr im Willensleben, mehr im mentalen Leben oder mehr im emotionalen und vitalen Leben begleiten. Die Chakren sind unmittelbare Ausströmungen einer erhabenen, undefinierten kosmischen oder, anders ausgedrückt, astralen Energie, die den Ursprung in einsamen geistigen Hierarchien oder in dem geistigen Teil des Menschseins haben.

Aus diesem Grund sagt man, die Chakren sind die individuellen, zur Form erkrafteten Tugenden, die aus einer Weltenbewusstheit oder kosmischen Bewusstheit oder wieder anders ausgedrückt aus einer gesamten astralen Wirklichkeit motiviert sind.

In der Regel wird eine Unterscheidung zwischen den unteren und den oberen Chakren getroffen. In den meisten geistigen Schulen entstehen gewisse Meditationsformen, die sich besonders zur Entwicklung der oberen Chakren eine Technik oder eine gewisse Übungsform angeeignet haben. Um die Chakra-Lehre aber richtig und genauer zu erfassen, dürfen wir nicht nur von oben oder unten sprechen beziehungsweise von niedrigen oder höheren Impulsen. Wir müssen von einer viel tiefsinnigeren, detaillierten Betrachtung und von einer sogenannten Imagination, von einer Geisterkenntnis und von einer Inspiration (siehe S. 197), das heißt einer von Geisteinsicht durchdrungenen Betrachtung, ausgehen, damit wir den wahrhaftigen, tiefen Sinngehalt und die tiefe Dynamik, die in jedem Blütenkelch angelegt ist, erkennen und zu einer sinnvollen Ausarbeitung oder Handhabung gelangen.

Jedes Chakra beschreibt eine moralische Blüte und versinnbildlicht somit Eigenschaften, die der Mensch entwickeln soll. Die Eigenschaften sind unterschiedlich

Die Entwicklung einer höheren übersinnlichen Erkenntnis über die Chakren

Übersinnliche Erkenntnisse oder umgangssprachlich ausgedrückt eine Hellsichtigkeit zu den Chakren, den Energiezentren des Körpers, zu entwickeln, bedeutet, dass der Übende jene feineren metaphysischen, nicht mehr sichtbaren und doch existenten Energiebewegungen des Menschen sehen oder besser ausgedrückt empfinden und wahrnehmen lernt. Der Übende will das Wesenhafte hinter der Erscheinung, das Unsichtbare hinter dem Sichtbaren und das Werdende hinter dem Gewordenen erkennend wahrnehmen.

Für die Entwicklung von Hellsichtigkeit bedarf es für den Übenden einer gezielten Hinwendung zu bestimmten, wohl ausgewählten Erscheinungsformen und des Weiteren muss er eine Art Seelenpflege mit wiederholten und sorgfältig abgestimmten Inhalten leisten. Die Arbeit, die zur übersinnlichen Erkenntnis führt, ist keinesfalls inhaltslos, seelenarm oder eintönig, sie führt zu einer Vertiefung des menschlichen Daseins und bewirkt eine außerordentliche inhaltliche Bereicherung des Gemütes. Der Einzelne, der sich auf diesen Weg begibt, lernt viele neue Empfindungen kennen, die ihn im Leben wärmend und lichtvoll begleiten und die ihm eine freudige Beziehungsfähigkeit gewähren.

Die Unterscheidung zwischen sinnlicher Erscheinung und übersinnlicher, wesenhafter Welt stellt für den Anfang der Arbeit eine erste und fundamentale Voraussetzung dar. Würde man von der Tatsache ausgehen, es gäbe nur eine physische, sichtbare Wirklichkeit, wäre der Weg zur übersinnlichen Erkenntnis unlogisch und nicht begehbar. Die Vorstellung, dass hinter jeder sichtbaren Wirklichkeit - sei es eine menschliche Gestalt oder sei es ein Phänomen der Natur - eine wesenhafte, unsichtbare Gestalt lebt, führt das menschliche Bewusstsein zu Fragen und beginnenden Ahnungen über die Existenz der übersinnlichen Welt.

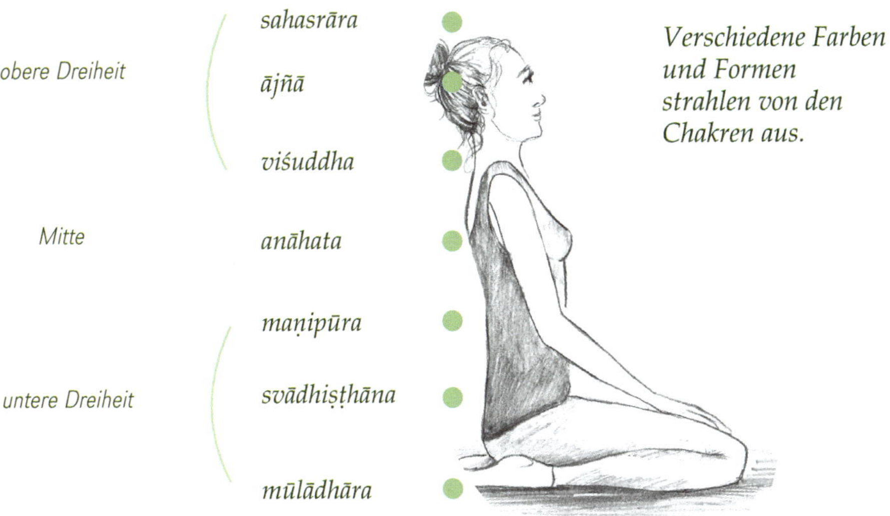

Verschiedene Farben und Formen strahlen von den Chakren aus.

und an der Zahl sehr vielseitig und verschieden geprägt. Jene Eigenschaften, die nun einem unteren Chakra zugeordnet sind, betreffen das Elementare oder Substanzielle der Seelenkräfte, während jene Eigenschaften, die wir einem oberen Chakra, beispielsweise dem sechsten, dem Chakra zwischen den Augenbrauen zuordnen, den Ich-Kräften oder steuerbaren Gedankenmöglichkeiten dienen. Dennoch aber können wir nicht von höheren oder niedrigeren Eigenschaften sprechen. Es wäre etwa so, wie wenn wir eine Blüte, die draußen wächst, wie die Primula mit sechs Blütenblättern, höher einschätzen oder niedriger bewerten würden als eine Blüte mit einer anderen Anzahl von Blütenblättern. Jedes Chakra besitzt verschiedene Zahlen und Blütenblätter und somit verschiedene Ausströmungen. Die Ausströmungen sind unterschiedlich in der Kraft und differenziert in der Dynamik und somit ganz bedeutungsvoll im realen Aussagewert für das menschliche Leben.

Nach den klassischen Lehren wird dem *mūlādhāra-cakra* die Zahl vier zugeordnet, und somit wird es als eine vierblättrige Blüte beschrieben. Das *svādhiṣṭhāna-cakra*, das als nächstes folgt, wird mit sechs Blütenblättern beschrieben, dann das *maṇipūra-cakra* mit zehn Blütenblättern, das Herz-Chakra, das *anāhata-cakra* mit zwölf Blütenblättern, das *viśuddha-cakra* am Kehlkopf mit sechzehn Blütenblättern und das *ājñā-cakra* zwischen den Augenbrauen mit zwei Blütenblättern. Der höchste Aspekt, das Kronen-Chakra, wäre dann der tausendblättrige Lotus, also jene Blüte mit unzähligen Blütenblättern. Wenn wir nun in der Natur die Blütenblätter betrachten und den Vergleich ziehen, dann bemerken wir, dass die Blüte mit sechs Blättern wie die Primula nicht unbedingt niedriger zu werten ist als die Asternblüte mit sechzehn Blütenblättern oder die Seerose, die auch im inneren Teil sechzehn Blätter trägt. Dann ist auch die im Teich wachsende Lotusblüte, die als erhabene Blüte im Osten der Meditation gewidmet ist, die so schön mit zwölf Blütenblättern dargestellt wird, nicht unbedingt niedriger oder höher zu werten als eine Blüte, die zehn Blütenblätter trägt. Es wäre auch sicherlich nicht möglich, in der Gesamtharmonie der Natur Unterschiede zutreffen und zu behaupten, die Rose stehe höher mit ihren vielzähligen Blütenblättern als die kleine Primula, die so niedrig am Boden wächst und nur sechs Blütenblätter aufweist. So ist es auch im Menschen, dass die einzelnen Chakren eine ganz tiefe Bedeutung zur Aussage bringen, aber dass sie nicht bezüglich hoch und niedrig zu unterscheiden sind. Jedes Chakra entwickelt eine bestimmte schöpferische Kraft und entwickelt somit eine zugehörige und förderliche Dynamik für das Leben.

Wenn wir auf die Chakren blicken, dann fällt uns im Allgemeinen in der äußeren Betrachtung sofort einmal die Zahl Sieben auf. Diese Siebenerzahl erscheint bereits in der Schöpfungsgeschichte der Genesis. Weiterhin erscheint die Siebenerzahl in den religiösen Mythen. Sie erscheint auch in der tiefen mystischen Schrift der Johannesoffenbarung mit sieben Gemeinden und ihren sieben Engeln, die diese Gemeinden

Die 7 Chakren

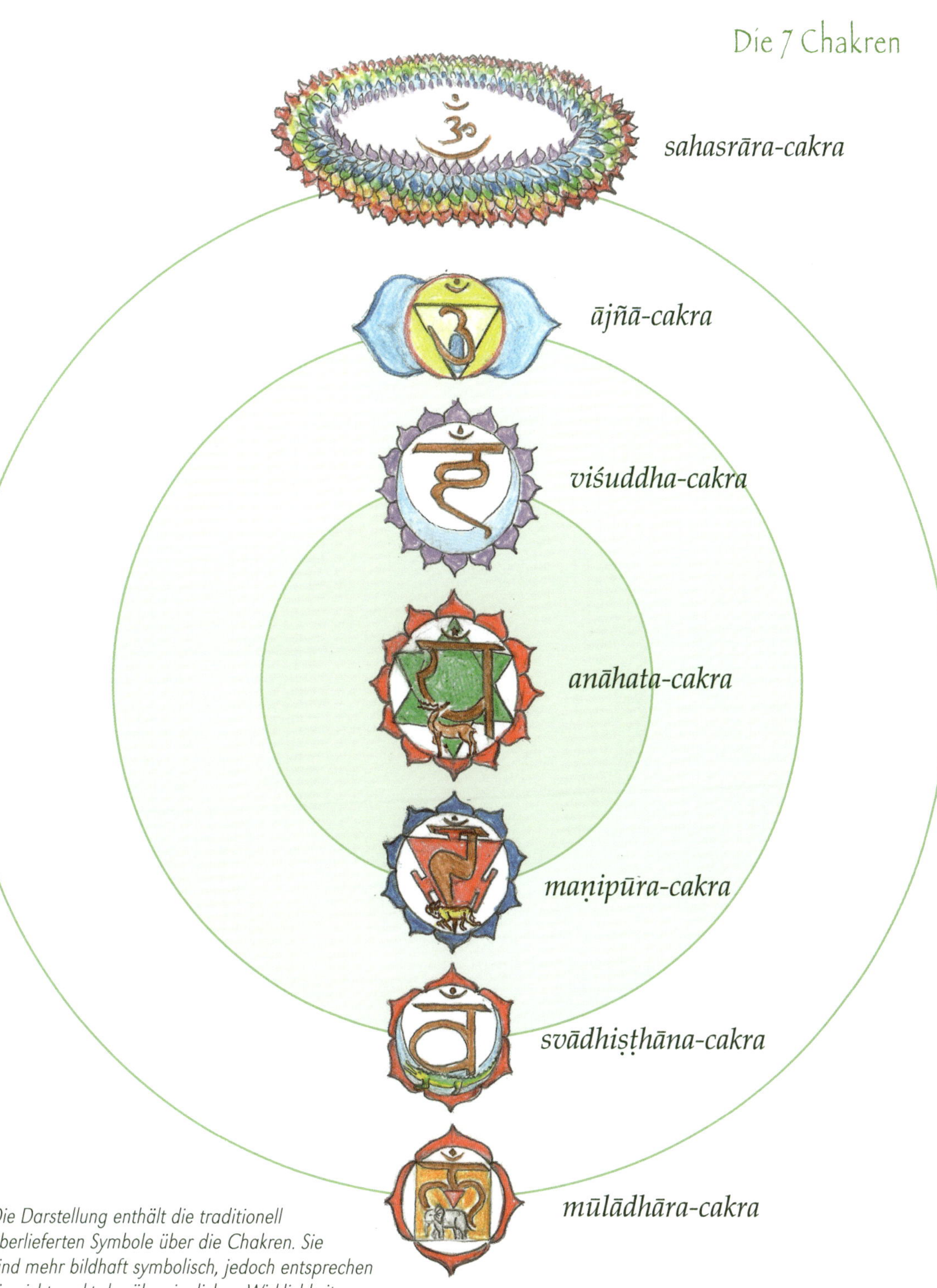

Die Darstellung enthält die traditionell überlieferten Symbole über die Chakren. Sie sind mehr bildhaft symbolisch, jedoch entsprechen sie nicht exakt der übersinnlichen Wirklichkeit.

führen. Schließlich erscheint sie mit dem Buch der sieben Siegel, mit den sieben Posaunen und den sieben Zornesschalen. Allgemein wissen wir, dass auch die menschliche Entwicklung in rhythmisch gegliederten Siebenerschritten stattfindet. Jedes Jahrsiebt wechselt eine gewisse Persönlichkeitshülle oder es ändert sich zumindest das ausstrahlende persönliche Leben. Neue Rhythmen kommen aus einem kosmischen, dynamischen Kräftewirken hervor und drücken sich auf unbekannte und damit schöpferische Weise durch das irdische Kleid und durch das mentale oder vitale Bewusstsein aus. Die Zahl Sieben ist für die Entwicklung sehr bedeutungsvoll und sie deutet auf den kosmischen Rhythmus in der Verwirklichung des sowohl universalen als auch individuellen Bewusstseins hin. Es sind sieben Hauptplaneten, die nach der Astrologie den Menschen maßgeblich beeinflussen.

Die Lotusblume steht erhaben über dem Wasser, sie erhebt sich über die Schlacke. Ihre Wurzeln reichen jedoch tief hinunter in den Schlamm des Teiches. Diese Lotusblüte wurde in älteren Zeiten sinnbildlich mit dem Herzzentrum in Verbindung gebracht.

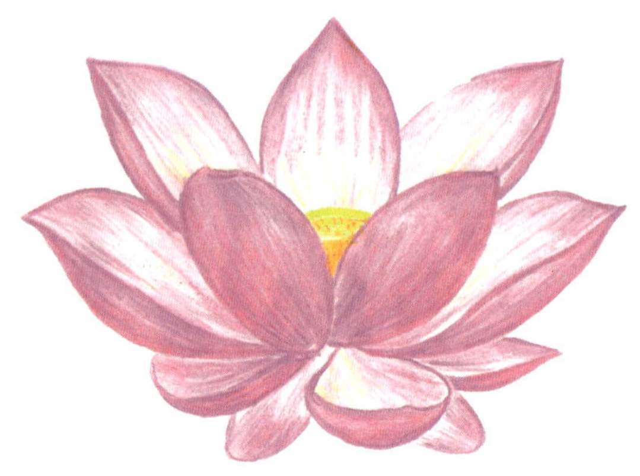

Der Begriff des Chakra

Es handelt sich bei dieser Wortbenennung um eine Realitätsebene, die in Mysterienschulen und in verschiedenen indischen Yogadisziplinen bekannt ist. Für die Augen sind die Chakren in keinem Falle sichtbar und für den Tastsinn nicht greifbar. Sie sind für den geschulten Betrachter empfindbar und für das hellsichtige Vermögen erkennbar. Es stellt sich jedoch die berechtigte Frage, ob das Chakra eine Realität ist oder ob es nur als eine esoterische, geheimnisvolle Glaubensfrage besteht.

Der Wissenschaftler wird sich jedenfalls mit einigen Seufzern und schwerem Atem dem Begriff Chakra gegenüberstellen, denn er kann ihn nur hypothetisch als Möglichkeit aber nicht als bewiesene Tatsache annehmen. Die Wäg- und Erforschbarkeit, die meist das wissenschaftliche Laboratorium von Substanzen kennzeichnet, existiert innerhalb der metaphysischen, ungreifbaren, esoterischen Welt nicht und infolge dessen erscheint der Begriff Chakra zunächst als reine Glaubenshypothese, die man für wahr oder für eine Phantasterei halten kann.

Übersetzt aus der Sanskritsprache heißt das Wort „Chakra“ Rad. Ist es ein abstrakter Begriff oder existieren die verschiedenen Ausdrucksformen des Rades ebenfalls in der übersinnlichen Welt? - Das Rad ist als moderne Erscheinung in der Welt zu einer festen und sichtbaren Wirklichkeit geworden, aber es war nicht immer eine Wirklichkeit, es wurde zu einer sehr frühen Zeit erfunden. Indem sich der einzelne Mensch ein Rad vorstellen kann, erschafft er es in abstrakten Gedanken und indem er es erbauen kann, führt er den Gedanken in die praktische Umsetzung und manifestiert das Rad in der Welt.

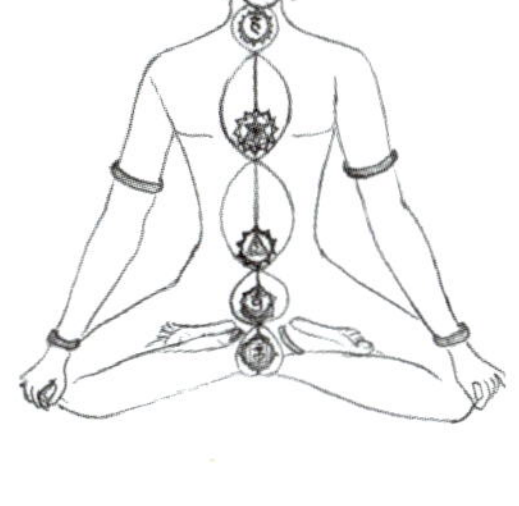

Eine klassische Darstellung der Chakren

Die bewusste Arbeit zur Erkenntnisbildung eines Chakra beginnt mit der Disziplin, sich eine bestmögliche Information über die angelegten Chakren anzueignen. Der erste Schritt kreiert eine abstrakte Vorstellung von der Beschaffenheit des Energiezentrums, dessen Position und dessen Zusammenhang zu den anderen Zentren. Die Vorstellung, dass es sich um ein sehr feines, nicht sichtbares, übersinnliches Energiesystem im Menschen handelt, muss ebenfalls erst theoretisch durch klare Gedanken erarbeitet werden. Erst in späteren Schritten erfolgen Empfindungen und erste Erkenntnisse.

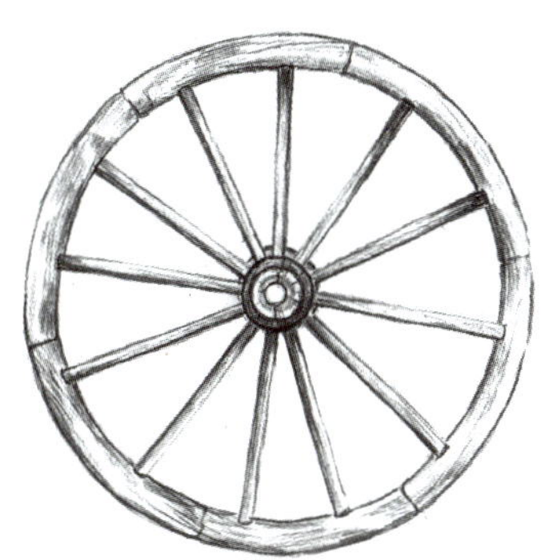

Die sieben Zentren und die sieben Lebensjahrsiebte

Wenn wir einmal die Zugehörigkeit der einzelnen Chakren skizzieren, erscheint eine charakteristische Parallele zu den Lebensjahren. In jedem Lebensjahrsiebt entfaltet die schöpferische Dynamik des göttlichen Muttergeistes oder des sogenannten *brahma-yoniḥ*, Schoß des Urgeistes (siehe S. 29), eine gewisse Kapazität von Eigenschaften, die charakteristisch für das menschliche Leben im Allgemeinen sind: In den ersten sieben Jahren entfaltet sich das Wurzel-Chakra, das *mūlādhāra-cakra*. Mit diesem ersten Lebensjahrsiebt prägt sich auch die physische Gestalt grundlegend aus. Es prägt sich eine gewisse Urbildekraft, Zähigkeit und Resistenz aus, eine ureigene Schöpferkraft und eben die erste Anlage des physischen Leibes. Nach dem siebten Jahr beginnt ein neuer Entwicklungsabschnitt beim Kinde. Es erwacht das Bewusstsein im Sinne eines introvertierten Empfindens oder des In-der-Welt-Seins langsam zur ersten Anlage. In diesem steigenden Wahrnehmen zur Welt entsteht ein ganz neuer Abschnitt im Leben, der gerade für lang anhaltende Vitalkräfte und für bestimmte innere künstlerische Auffassungen für später verantwortlich ist. Im zweiten Lebensjahrsiebt entfaltet sich das *svādhiṣṭhāna-cakra*. Es entwickelt sich eine innerste immunologische Grundanlage, ein gutes Funktionieren der Immunabwehr im Menschen, die für später eine tragende Lebensgrundlage bietet. Mit dem vierzehnten Lebensjahr, das wissen wir in der Regel sehr deutlich, kommt die Pubertät und somit eine recht lebhafte Zeit der Entwicklung, eine Sturm- und Drang-Periode, die durch viel Aktionskraft, viel Dynamik, viel Expansion, ein Nach-außen-Gekehrtsein im Kennzeichen der Leidenschaft und durch erste eigene Errungenschaften impulsiviert ist. In diesem Lebensjahrsiebt entfaltet sich das Sonnengeflecht oder das *maṇipūra-cakra*, das mit seiner Charakteristik unter dem Element des Feuers steht. In diesem Lebensjahrsiebt kommt erstmals so richtig die Begierde an den Menschen, an den Jugendlichen heran. In den ersten beiden Jahrsiebten kommt die Begierde noch nicht richtig in die Taufe, denn das Bewusstsein ist noch nicht geboren. Aber mit dem dritten Lebensjahrsiebt kommt das Bewusstsein in die Geburt, und es erwachen Nervenimpulse, Reaktionen in allgemeiner Art bei einem gleichzeitig heranwachsenden, heransprießenden Körper, die immer stärker und stärker auf das leidenschaftliche, erregte, expansive Leben ausgerichtet sind.

Schließlich kommt mit dem 21., bei manchen auch etwas verschoben mit dem 22. Lebensjahr, wieder ein neuer Entwicklungsschritt, der ganz veränderliche Möglichkeiten in sich birgt. Hier beginnt in der Regel das Erwachsensein und mit diesem Zeitabschnitt beginnt ein soziales Bewusstsein zu reifen. Dieser Abschnitt ist durch viel tiefere Empfindungen der Innerlichkeit gekennzeichnet und äußert sich in einem neuen Verhältnis, das das individuelle Ich zum Anderen kreiert. Erstmals kommt ein reiferes Überlegen in die Handlungen dieses jungen Menschen hinein. Dadurch

Was ist der Astralleib?

Der Zusammenhang zwischen den Sternen als Makrokosmos und dem Seelen- und Bewusstseinsleben als individuellem Anteil des Menschen, soll mit dem Wort Astralleib gegenwärtig werden. In der gewöhnlichen Psychologie unterscheidet man ein individuelles und ein kollektives Bewusstsein, ein Tagesbewusstsein und ein Unbewusstes. Außerordentlich wenig wertet der heutige Bürger und sogar der Wissenschaftler die menschliche Seele oder allgemein die Psyche in ihrem kosmischen Zusammenhang. Da er diese umfassende Weltendimension des menschlichen Seelenlebens vergessen und verloren hat, erlebt er sich in seinen Gefühlen und Antrieben sehr stark vom Körper determiniert. Der Begriff des Astralleibes als Synonym für alle bewussten und unbewussten Prozesse des Menschen kann eine Empfindung für die kosmische Beziehung des Menschen bahnen.

Das Wort „Astralleib" bezeichnet tatsächlich einen organisierten Leib des Menschen, den er mit den zugehörigen Planeten des hiesigen Sonnensystems gemeinsam hat. Dieser Leib ist durch das gesamte Nervensystem, das der physische Träger des Bewusstseins ist, strukturiert und geformt. Hätte der Mensch kein Bewusstsein oder, anders ausgedrückt, besäße er keinen Astralleib, wäre er für die Außeneinflüsse nicht wirklich empfänglich und er könnte mit Empfindungen und Gefühlen auf die Bedingungen der Umwelt nicht reagieren. Der Astralleib wirkt vom Kosmos und von der Umwelt auf den Menschen und er wirkt vom Menschen wieder zurück auf die Umgebung und schließlich zuletzt auf den Kosmos (siehe S. 90). Der Makrokosmos und der Mikrokosmos wirken über die astralen Kräftewirkungen mithilfe des Bewusstseins und auch des Unbewussten zusammen.

Die sieben Chakren korrespondieren unmittelbar mit den sieben Hauptplaneten, dem Saturn, dem Jupiter, dem Mars, der Sonne, der Venus, dem Merkur und dem Mond. Im Allgemeinen bedeutet die Entwicklung der Chakren sowohl eine Vervollkommnung des menschlichen Bewusstseins als auch eine darüberhinausgehende kosmische Erweiterung des gesamten menschlichen Potenzials. Derjenige, der sein Seelenleben mit den astralen Energiezentren entwickelt, trägt frische und lichtvolle Kräfte zu den übergeordneten Planetensphären hinauf. Die Entwicklung der Chakren ist immer mit der Erweiterung des Bewusstseins und mit der freudigen Erkraftung einer gesamten, übergeordneten Sphäre gleichzusetzen.

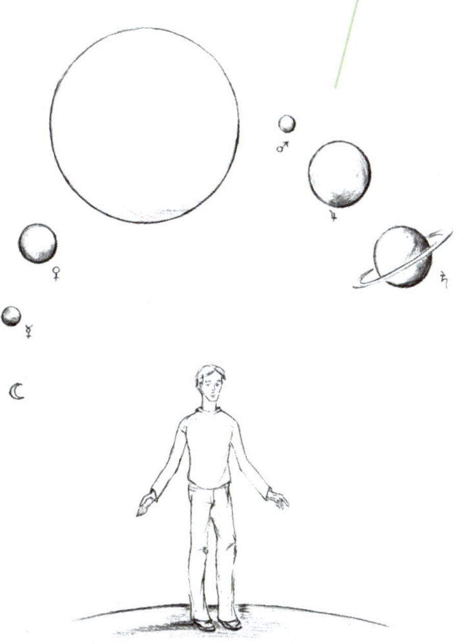

ist in der Regel mit 21 Jahren die Jugend abgeschlossen, und der Mensch gilt als erwachsen. Das vierte Chakra entfaltet sich und bringt verschiedene Schwingungen aus dem ewigen, kosmischen, dynamischen, bewegten, unendlichen, schöpferischen Sein, aus dem *brahma-yoniḥ**, hervor. Es ist das Herz und die tiefere Empfindung zu den Mitmenschen und die tiefere Sinnerfüllung im sozialen gegenseitigen Gefüge, die sich nun entfalten und zu einer Grundlage des Lebens gedeihen.

Ein recht kritischer Abschnitt kommt in der Regel mit dem Ende des 28. Lebensjahres, also mit dem Ende des vierten Lebensjahrsiebts, wobei sich dieser Wechsel durchaus in das 29. und 30. Lebensjahr hinauszögern kann. Er ist kritisch, weil nun ein gewisses Abscheiden stattfindet und ein Neubeginn in die Geburt kommt. Das, was vielleicht in jungen Jahren leicht und empfindungsvoll gelang, das gelingt in diesem nun neu beginnenden, fünften Lebensjahrsiebt nur unter größerem Einsatz und unter rationaler Eigenleistung, unter durchgehaltener Disziplin und unter größerer Aufmerksamkeit und Überlegtheit. Mit dem fünften Lebensjahrsiebt wird der Mensch innerhalb der Eigenverantwortung stärker zu rationalen Überlegungen und Taten gefordert. Mit der Entfaltung größerer rationaler Vorstellungskraft liegt gerade eine besondere schöpferische Zeit vor, eine Zeit, die der Mensch für hohe mentale Leistungen und allgemein für seine ersten richtigen Werke gut nutzen kann. Es entfaltet sich das *viśuddha-cakra*, das fünfte Zentrum, das gekennzeichnet ist durch eine schon recht reife und große Eigendynamik und eigene Aktionskraft im Denken.

Schließlich kommt mit dem 35. oder 36. Lebensjahr das sechste Chakra, das *ājñā-cakra*, in Schwingung und bringt wieder neue Impulse mit sich. Hier erwacht das Bewusstsein für die Natur des Gedankens, allgemein für das Wesenhafte, das der Gedanke selbst beinhaltet. Der Mensch kann mit diesen Jahren noch tiefer in die Geheimnisse der Schöpfung hineindringen und eine viel umfassendere, feinere Art des Wahrnehmens ausprägen; eine Wahrnehmung, die stärker auf die Unterschiede bedacht ist und viel genauer und viel sensibler die Geheimnisse des eigenen Ich-Lebens, wie auch des anderen, des Außenstehenden, bemerkt. Die Stärke des Individuellwerdens äußert sich nun durch das *ājñā-cakra*.

Mit dem Ende des sechsten Lebensjahrsiebtes, mit dem 42., durchaus dem 43. Lebensjahr, kommt das siebte Chakra, das die große Kraft der inneren Geistbegabung bringt, die Realität von wirklicher Transzendenz – einer höheren Macht, die über den Dualitäten steht –, in die Entwicklung. Dieses siebte Chakra bringt außerordentliche Schwingungsvorgänge aus einer schöpferischen, größeren, sehr geistigen Seinsebene herab in dieses irdische und personale Leben und bewirkt somit im Menschen eine noch intensivere Dynamik oder eigenständige Bewusstheit, die er zu übersinnlichem Schauen oder allgemein zu höherer Tugendkraft verwenden kann.

Die Chakra-Lehre lässt sich bis in die Zeit des Tantra in der indischen Kultur zurückverfolgen. In der älteren vedischen Zeit und dem darauffolgenden *Vedānta* mit seinen vielen Schriften finden sich noch keine deutlichen Angaben über die Existenz der Energiezentren im Körper. Dennoch gab es schon zu früheren Zeiten - etwa zu Lebzeiten von Gautama Buddha - ein sehr deutliches Bewusstsein über die Wirklichkeit von Chakren, denn der Achtstufenpfad des Buddhismus gründet sich beispielsweise auf der Entwicklung der sechzehnblättrigen Lotusblüte, die auf der Höhe des Kehlkopfes lokalisiert ist. Buddha jedoch nannte nicht das Chakra, sondern entwickelte den achtgliedrigen Pfad zur Erleuchtung und Befreiung des Menschen. Der Körper und sein Energiesystem bekamen noch nicht eine ausreichend bedeutungsvolle Aufmerksamkeit.

Der Körper mit seinen astralen Energiezentren nahm in der gesamten frühen Menschheitsgeschichte keine besondere Bedeutung ein und deshalb sprach man nur von Tugenden, Tugendkräften und moralischen Werten, jedoch nicht von Energiezentren, die in genauer Zugehörigkeit mit dem Körper verbunden sind. Im Westen brachte der Mystiker Gichtel, der von der Kirche schwer gebranntmarkt wurde, erstaunliche Angaben über die Chakren und ihren logischen Zusammenhang zu den Planeten hervor. Er lebte im 17. Jahrhundert bei Regensburg und bezog sein Wissen aus den Quellen von Jakob Böhme und anderen christlichen Überlieferungen.

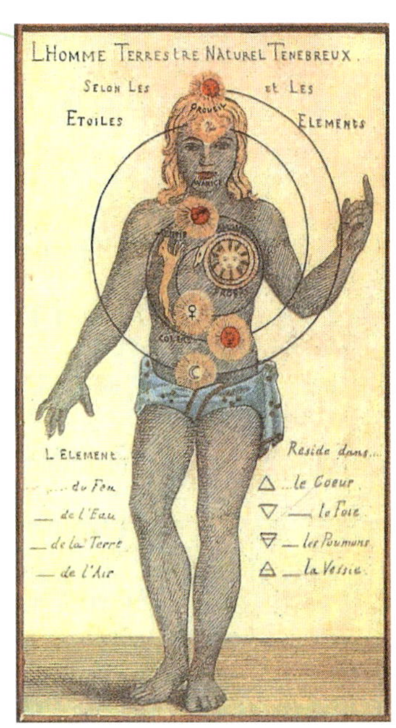

Bild der Chakren nach dem christlichen Mystiker Gichtel, (17. Jhdt.)

Charles W. Leadbeater, ein führendes Mitglied der theosophischen Gesellschaft Anfang des 20. Jahrhunderts, zeichnete die Chakren mit den Blütenblättern und den zugehörigen Farben. Sein Werk gilt heute als eines der Standardwerke zu diesem Thema. Nahezu zur gleichen Zeit überlieferte Sir Woodroffe, ein Indologe, der Menschheit Übersetzungen aus dem Indischen über die Chakren. Seine Quelle führt auf yogische Angaben der Tantrakultur und sogenannte *kuṇḍalinī*-Praktiken zurück. Schließlich beschreibt Rudolf Steiner in verschiedenen Werken, etwa in „Wie erlangt man Erkenntnisse der höheren Welten", die Notwendigkeit der Entwicklung der verschiedenen Zentren des Astralleibes. Er erwähnt die einzelnen Eigenschaften der Chakren und zeigt Wege auf, wie diese durch ein entsprechendes individuelles Streben entwickelt werden. Rudolf Steiner beschreibt die Chakren wie Sinnesorgane des Astralleibes.

** Der Begriff „göttlicher Muttergeist" bezieht sich konkret auf die höheren geistigen Welten. Diese werden allgemein nach den älteren orientalischen Lehren mit **brahman** benannt (siehe S. 37). Der Mutterschoß, **brahma-yoniḥ**, beschreibt bildhaft die Urquelle des Geistes. Es ist dies der Ursprungsort der Gedanken.*

Nach dem 49. oder auch 50. Lebensjahr erfolgt wieder ein Wechsel und es beginnen Schwingungsvorgänge, die sich für die Zukunft erbauen, jetzt aber nicht mehr für ein spezifisches Chakra. Die Schwingungsvorgänge, die im Nachhinein kommen, stellen vielmehr eine Art Gesamtreife dar und beeinflussen auf unterschiedliche Weise die einzelnen Zentren, beleben sie in der Anlage neu oder bringen eben verschiedene Verbindungen, verschiedene innere Möglichkeiten, die bislang nicht entwickelt wurden, hinzu und bereichern somit das ganze Leben. Die sieben Chakren verwandeln sich also im aufsteigenden Maße im Sinne eines kosmisch vorgegebenen Rhythmus. Sie entfalten sich aus einer größeren Bestimmtheit und aus einer gesamten Führung heraus und legen jenes wertvolle Geschenk, das die großen Yogameister mit Selbstkraft und Selbstführungskapazität bezeichnet haben, langsam in den irdischen Bereichen an. Der Mensch entfaltet seine Bewusstheit. Der Mensch entfaltet seine eigenständige Bewusstheit im Zusammenhang mit einem universalen Einfluss, er entfaltet verschiedene Stufen der Wahrnehmung. Die Chakren selbst sind im astralischen Leibe angelegt und korrespondieren somit mit dem Element, das man auch als Licht (siehe S. 113) und als Farbe in der Weltenschöpfung kennt. Sie korrespondieren also unmittelbar mit der Nervensubstanz, weil diese Nervensubstanz und dieses Wahrnehmungslicht eine wirkliche, klare Verbindung von Individualität und Universalität aufweisen. Somit entsteht Bewusstheit und auch Charakterlichkeit im Menschen, die zunehmend wächst. Von den verschiedenen dualen Aspekten wächst die Bewusstheit empor zu immer größer werdender Weite, zu einer wachsenden Umfassungskraft und einem werdenden Umfassungsvermögen.

Wohl aber wissen wir, dass diese harmonische Entwicklung, wie sie vielleicht aus einem reinen, schöpferischen, dynamisch bewegten Sein angelegt ist, nicht immer in der Harmonie und Tadellosigkeit eintreten kann. Denn wir wissen, dass gerade diese entwicklungsfreudigen Vorgänge durch unliebsame Störfaktoren im individuellen Leben beeinträchtigt werden und somit der Mensch in seinen eigentlichen, von höherer Warte bestimmten Rhythmus, nicht richtig hineinfindet. Er bleibt somit häufig in den Bedrängnissen und Fixierungen eines materiellen Konfliktbereiches stehen und kann die seelisch geistige Entwicklung, die das Chakra fordern würde, nicht leisten.

Die Siebenerzahl schreibt dieser von ewiger, dynamischer Ausstrahlung und Ausströmung kommenden Kraft eine vorgegebene, rhythmische Bahn vor. Die Siebenerzahl als ungerade Zahl besitzt jedoch eine außerordentliche kosmische Bedeutung. Ganz tief sind Geheimnisse im Menschen angelegt durch die Chakren, die wir auf unterschiedliche Weise ergründen können. Die Geheimnisse sehen wir beispielsweise, wenn wir den Aufstieg des Bewusstseins betrachten, darin wie der Mensch ganz langsam in seiner Weite immer mehr Empathie hervorbringt und gleichzeitig in seiner Innerlichkeit und Tugendkraft gedeiht, Tiefe in sich manifestiert und in seinem Schauvermögen erkraftet.

Glaube oder konkrete Gedankenbildung?

Handelt es sich bei der Entwicklung von höherer Erkenntnisbildung um Glaubensvertiefungen und mystische Versenkungen oder um eine differenzierte gedankliche, sowie auch empfindsame Entwicklungsarbeit mit inhaltlich geprägten Phänomenen? – Der Übende jedenfalls schließt nicht die Augen und er fällt nicht in eine subjektive, für ihn gültige Traumwelt, sondern er entwickelt seine Sinne sowohl im Äußeren mit der Aufmerksamkeit als auch im Inneren mit der bewussten, sensiblen Empfindung. Die Arbeit zur Hellsichtigkeit, wie sie hier beschrieben wird, beginnt in sehr logischen und konkreten Gedanken (siehe S. 155), die über längere Zeit erwogen werden und die die Seele im Inneren anregen.

Der Unterschied zwischen Glauben und konkretem Wirklichkeitsbezug ist für den Anfang dieser Arbeit bedeutungsvoll, denn der Übende erschafft sich nicht ein phantastisches Weltbild, das er als Heil oder Hoffnung in subjektiven Gefühlen annehmen könnte; er erarbeitet sich vielmehr die Frage der astralen Wirklichkeit mit wachsendem Wissen und er übernimmt nicht ohne Prüfung Aussagen über das Übersinnliche. Der Einzelne, der sich auf diesen Pfad begibt, schult sein Denken zur lichteren Wahrnehmung, sein Empfinden zu identischen Wahrheitsgefühlen und seinen Willen zu einer kräftigenden Grundlage des ganzen Lebens.

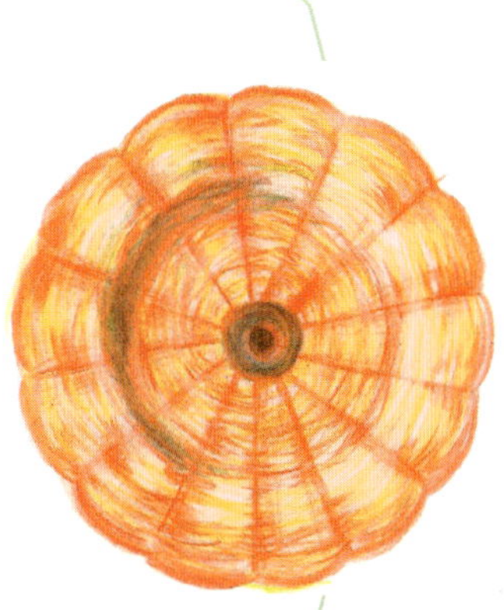

Das Herz-Chakra, Zeichnung nach Leadbeater

Traditionelle Zeichnung des Herzlotus

Gibt es die Chakren, wie sie in der indischen Philosophie dargestelllt werden oder sind sie nur Einbildungen einer älteren Kultur?

Die älteren Überlieferungen über die Chakren bezeichnen Blütenblätter und verschiedene Symbole. Es stellt sich jedoch die Frage, ob die so dargestellten Bilder einer realen übersinnlichen Erkenntnis entsprechen oder ob die Chakren mehr allegorisch symbolisch abgebildet sind. Die konkrete Auseinandersetzung, wie hier zum Beispiel mit dem Herz-Chakra, führt den Übenden zu vielen Fragen und bereichert langsam sein Empfindungsleben. Die Arbeit bleibt jedoch konkret und unterliegt den Prinzipien des logischen Denkens.

Die Chakren stehen in Verbindung mit verborgenen innersten Ebenen

Bereits mit dem ersten Chakra wird ein Geheimnis im Menschen angelegt. Das erste Zentrum ist in der tiefsten Region des sogenannten Astralleibes angelegt, das zweite ist ebenfalls noch sehr tief im Willen oder den Urgründen des Astralleibes, das heißt im Unbewussten, angelegt, während alle weiteren Zentren bis hinauf in das siebte mehr den Möglichkeiten des Bewusstseins näherkommen. Sie sind astrale oder kosmische Zentren und sie bilden somit eine Möglichkeit, mit einer spezifisch gewählten Wahrnehmung zur Welt und auch zum Geiste stärker in Verbindung zu treten. Gleichzeitig aber stehen diese einzelnen Chakren auf eine recht schöne Weise mit dem inneren Lebensgefüge in Verbindung, das heißt mit dem sogenannten Ätherleib (siehe S. 67) oder den lebensbildenden Kräften, mit dem ätherischen Leben oder mit dem Sein des Wachsens, des Erschaffens. Auch stehen die Chakren in einer etwas loseren und doch wieder annehmbaren Verbindung mit den innersten Ebenen des heiligen, reinen, urbildhaften Lebens oder des unberührten, innersten Aspektes des Lichtes.

Gerade das erste Chakra ist am stärksten in der Verbindung mit der ureigensten Schöpferkraft, mit der bildenden Dynamik, die ganz Licht selbst ist. Sie ist im Selbstsein Dynamik oder Aktivität unmittelbarster Art. Im ersten Vers der Genesis heißt es: Und Gott erschuf Himmel und Erde, er erschuf diese ganze Schöpfung und er sprach, es werde Licht, und es ward Licht. Und Gott der Herr trennte dieses Licht von der Dunkelheit und so schuf er Tag und Nacht, und er sah, dass es gut war. Das war der erste Tag und es folgte ein zweiter Tag. Er trennte dieses Licht, das er erschaffen hatte, von der Dunkelheit (siehe Anmerk. S. 248). Das, was im *mūlādhāra-cakra* angelegt ist, korrespondiert ganz tief mit dem physischen Leben oder mit den Gesetzen des physischen Leibes, der letzten Endes doch aus Licht geschaffen ist. Wie sind diese Aussagen zu verstehen? – Wir könnten nun an den gewöhnlichen Tag und an die nachfolgende Nacht denken, wenn wir die Genesis ganz einfach von den Worten auf die sichtbare Welt übertragen wollten. Aber um diesen Tag und um diese Nacht, die wir draußen sehen, handelt es sich nicht. Es handelt sich um eine andere Lichtkraft und um eine andere Dunkelheit. Es handelt sich hier um jene großen weltkosmischen Prinzipien, die im innersten des seinsbedingten Lebens, das eigentlich frei von allen Einflüssen des Guten und des Bösen ist, angelegt sind. Diese innersten Prinzipien, die im Urgrunde jeden menschlichen Lebens angelegt sind, sind der Anfang der Bewegung. Es ist das Licht, das in dieser Schöpfung angesprochen ist, ein erstes Entstehen dessen, was wir als die göttliche Ausströmung der einen Dynamik nehmen, die Aktivität ist. Der Tag ist somit die ureigenste Kraft, diese Schöpferkraft, die frei von Gut und Böse ist, die unabhängig von allen Qualitäten des Äußeren bleibt und die unverwechselbar gegenüber den äußeren Mächten und Einflüssen in einer verborgenen Tiefe webt.

Eine solide Auseinandersetzung mit Realitätsebenen

Zunächst setzt man sich mit der Vorstellung auseinander, dass es einen sichtbaren physischen Menschenleib gibt, der nach Größe, Form, Gliedmaßen und detaillierten Partikeln wahrnehmbar ist.

Sodann entwickelt man die für die heutige materialistische Zeit so gewagte Vorstellung, dass es neben diesem sichtbaren physischen Leib einen unsichtbaren, sogenannten metaphysischen Menschen gibt, der das Erscheinungsbild mit feinerem Leben, Gedanken und Empfindungen durchdringt. Indem der Übende sich auf ganz einfache Weise mit diesen beiden Realitätsformen konfrontiert, erwachen die entscheidenden Fragen über das Aussehen dieses zweiten, unsichtbaren Menschen: Wie lässt sich beispielsweise die Seele oder konkret genommen der sogenannte Seelenleib, der im unsichtbaren Hintergrund des sichtbaren Menschen lebt, beschreiben? Welche Formen, Farben oder Bilder lassen sich an diesem zweiten Menschen, der der übersinnlichen und nicht mehr der sinnlichen Welt angehört, benennen?

Die Bogenform entspricht metaphysisch gesehen dem entwickelten Seelenleib.

Es ist günstig, wenn diese philosophisch geistige Fragestellung am Anfang einer Schulung zur Entwicklung einer Hellsichtigkeit sorgfältig gestellt wird. Durch diese solide Betrachtung wird ein rationaler Boden für die Disziplin einer geistigen Schulung geschaffen. Die Erwägung der großen Unterschiede dieser beiden sogenannten Realitätsformen sollte so exakt erfolgen, wie ein Vergleich zwischen Tag und Nacht. Es handelt sich um zwei Realitäten, die einerseits zusammenwirken und andererseits gänzlich verschieden sind.

Die unmittelbare Ausstrahlung entspricht metaphysisch gesehen dem geistig entwickelten Potenzial.

Äußere Manipulationen an Chakren sollen vermieden werden

Jedes Chakra besitzt ein Geheimnis und jedes Chakra trägt in sich somit gewaltige Möglichkeiten. Wenn wir nun die Chakra-Lehre betrachten – also diese verschiedenen Blüten, die vierblättrige, die sechsblättrige, die zehnblättrige Lotusblüte mit dem *maṇipūra-cakra* und so weiter bis zu den oberen Chakren – so bemerken wir, dass wir dadurch auf innere, durchaus unbewusste Weise im Leben stehen und durch höhere Willenskräfte und höhere Gedankenkräfte, die sich durch dieses astrale Gebiet durchformen, regiert werden. Die Ausströmung dieses Willens, der aus einer höheren Quelle einer erhabenen Macht hervorkommt, zeigt sich zunächst einmal unbewusst, äußert sich auf innere, verborgene Weise. Indem wir die Chakren studieren, bekommen wir aber einen ersten Sinn dafür, welche großartigen Kräfte durch diese Blütenblätter gegeben sind. Der Herzlotus beispielsweise, der mit den zwölf Blättern auch als Sinnbild der Lotusblüte steht, ist ein wunderbares Bild für Ruhe, Frieden, Einigkeit, für Stille und Meditation. Wir könnten nun die verschiedenen Meditationsformen auf die Chakren ausrichten, oder wir können Schritt für Schritt vorgehen und die einzelnen *āsana* auf die einzelnen Zentren anwenden und somit die Zentren nach unserer Vorliebe entwickeln und ausgestalten. Es gibt auch die verschiedensten Lehren, wie die Chakren beeinflusst werden, wie man sie von außen manipuliert, verändert, in Schwingung bringt, schwächt oder stärkt; aber um diese heute als banal bewerteten und schnellfertigen Techniken handelt es sich nicht. Ein Chakra will sich durch Disziplin, Arbeit, moralische Erkraftung und Auseinandersetzung mit dem Leben entwickeln. Äußere Beeinflussungen mit Energietechniken oder Suggestionsformen werden in der folgenden Auseinandersetzung abgelehnt.

In der Arbeit mit den Chakren und den Lebensjahrsiebten sind natürlich große Vorsichtsmaßnahmen vonnöten, und vor allen Dingen ist ein weisheitsvoller Umgang mit den Inhalten, die angewendet werden, gegeben. Ein vorsichtiges, achtsames Umgehen ist für jegliche Charakterbildung und moralisch erkraftende Arbeit Voraussetzung. Heute ist es leider so, dass man sehr viele Techniken kennt, wie man mit Kristallen oder wie man mit Farben die einzelnen Energiezentren öffnet oder beeinflusst. Wohl überlegt und durchdacht erkennt aber das weise Auge, dass diese Chakren die Anlage einer dynamischen Kraft sind, die aus den höheren Seinsbestimmungen durch uns hindurchwirkt und die Persönlichkeit stabilisiert. Diese dynamische Kraft, die sich unterschiedliche Wege der Ausströmung und Ausstrahlung aneignet, darf gar nicht von außen manipuliert oder beeinflusst werden. Die Gefahr besteht, dass man seine Aufmerksamkeit zu sehr auf seine Leiblichkeit richtet und über den Körper hin zum Astralischen arbeiten möchte. Man würde dann vom Grobstofflichen zum Feinstofflichen arbeiten und somit geradewegs eine gefährliche Umkehrung in das menschliche Entwicklungsleben und in die ganze seelisch-geistige Werdung des Menschen hineinbringen. Indem man vom Grobstofflichen ins Feinstoffliche,

Welches Gefühl entsteht durch eine vergleichende Betrachtung?

Durch die ruhig gewählte Beobachtung des Menschen und der Tatsache, dass dieser sowohl unsichtbare als auch sichtbare Offenbarungen besitzt, erwacht die wachsende Ahnung einer Wirklichkeit, die auf subtile Weise das Leben begleitet und doch infolge ihrer eigenen Ungreifbarkeit rätselhafte Fragen hervorbringt. Wie sieht diese unbekannte Wirklichkeit aus? Ist die Seele mit ihren Eigenschaften so konkret benennbar wie die physische Materie? Kann diese verborgene unsichtbare Dimension des menschlichen Daseins mit der gleichen Sicherheit erfasst und erfahren werden, wie die wissenschaftliche Forschung die verschiedenen Substanzquellen der Welt erobert?

Das Wort Chakra meint nicht das physische Rad, sondern das sogenannte übersinnliche Rad im Seelenleib des Menschen. Aus der allegorischen Betrachtung erlebt der Übende ein Rad in einer mehr oder weniger deutlichen Bewegtheit. Obwohl die Speichen im Ruhestand still stehen, assoziiert der Betrachter die Funktionalität des Rades mit der potenziellen Möglichkeit seiner linearen Drehung.

Es ist günstig, wenn sich der Übende auf langsame Weise dem Begriff Chakra mit diesen Fragen und soliden Vergleichen annähert. Sehr häufig entstehen die Fehler, dass esoterische Aspiranten, die sich mit den Chakren auseinandersetzen, zu wenige unterscheidende Vorstellungen gebildet haben und sogenannte assoziativen Gefühle, die sie von der Welt kennen, auf den Seelenleib projizieren. Ein Chakra ist tatsächlich keine sinnliche Erscheinung, die den Eigenschaften der Materie unterworfen wäre, es ist eine übersinnliche Wirklichkeit, die den Gesetzmäßigkeiten des Seelen- und Geistlebens unterliegt und keine wirklichen Abhängigkeiten zur Materie und dem physischen Körper aufweist. Die Vorstellung dieser Unterschiede sollte bei dem Übenden so fundiert und exakt erfolgen, wie wenn er den Gebrauch eines Messers erlernt, mit dem er Brot schneidet und nicht seine eigenen Finger verletzt.

Das Auge gehört zur sinnlichen Welt, im Gegensatz zu dieser gibt es eine übersinnliche, nicht mit den Sinnen erfassbare Welt.

vom Sichtbaren ins Unsichtbare hineinarbeitet, schafft man sich eine starke Barriere, die sich in irgendeiner Weise negativ bemerkbar machen muss. Je mehr sich der Mensch – und dies ist eine tiefe Wahrheit – um sich selbst kümmert, um seine Leiblichkeit, je mehr er zu seiner Leiblichkeit fixiert hinarbeitet, diese manipulieren und verändern möchte, je mehr er pausenlos sich beobachtet und den Blick und seine Aufmerksamkeit auf bestimmte Körperzonen und Körperregionen einseitig lenkt, um so mehr zieht er die Körperbindung heran. Er zieht das Ich, das eigentlich frei ist, das Selbst, jene göttliche Ursprungsquelle, die ihn einmal durch das Bewusstsein näher in die gegebene Gegenwart rückt, zu tief in die eigene Leiblichkeit und schafft sich ein Verließ, er schafft sich ein eigenes Gefängnis.

Die Entwicklung der Chakren, die Entfaltung der verschiedenen Blütenblätter, das Öffnen der Blütenblätter, sodass schön strahlende Kelche entstehen, geschieht auf anderen Wegen. Diese Wege sind in der Geistesschulung bekannt und richten sich vor allen Dingen auf die Förderung eines reinen Charakters und auf die Entwicklung von Tugendkräften. Die Wege zu mehr Aufmerksamkeit, zu mehr Ästhetik (siehe S. 114), zu mehr Gewahrsein, zu mehr Bewusstheit, zu tatsächlicher Objektivkraft sind rationale und mögliche Wege, die ganz langsam die innerste Seelenanlage in ein neues Schwingungsfeld bringen. Der Einfluss auf die Chakren wird deshalb nicht in Form einer direkten Manipulation oder direkten Suggestivübung ausgeübt, sondern durch die Hinwendung an die geistigen Welten und geistigen Wahrheiten in der Form von eigener Bewusstseinsarbeit. Auf diese Weise werden die Chakren in ein freies, selbstwirkendes Fließen übergeben. Durch eine richtig gewählte Bewusstseinsaktivität strömen die selbstwirkenden Kräfte aus der höchsten einen Quelle, aus *brahman*, durch die vorbestimmten Kanäle herab und formen die eigene feinstoffliche und psychische Anlage im Individuum. Gott, oder auch unser eigenes Ich im Geiste gesehen, ist der Ursprung des Lebens und Wirkens, er ist der Lenker und der Gebieter und durch die Entwicklung der Chakren wird dieser zuerst einmal theoretische Gott der eigene Direktor im Leibe.

Der Gedanke als ein Seiendes ist es, er schafft sich in seiner Konstellation allein die Verhältnisse im körperlichen Leben. Deshalb ist es weise und von Vorteil, wenn der Interessierte seine eigenen astralischen Zentren nicht durch Techniken oder Suggestionen zu manipulieren versucht. Er sollte zunächst die Gesetze des Geistes und die Welten des *brahman* in Schriften studieren und real kennenlernen und sich selbst in diesen gedanklich erfahren, damit er aus geistigen Zuströmen die Kraft und Macht zur Führung und Verwandlung des mentalen, vitalen und physischen Lebens erhält.

Die Begriffe *brahman* und Gott

Der heute so vielseitig und meist banal gebrauchte Begriff Gott kann in einer Schulung, die eine solide Hellsichtigkeit und eine Erkenntnis der höheren Welten erstrebt, nicht für tauglich empfunden werden. Was lebt hinter dem Schlagwort Gott und dem so viel gepriesenen Glauben an einen monokausalen Ursprung der Weltschöpfung? „Alles kommt aus Gott" und „Alles sei unter göttlicher Vorhersehung determiniert", sind Aussagen, die ein theistisches Leben sehr bequem ausrichten und die Auseinandersetzung mit den entscheidenden existentiellen Fragen des Seins nahezu zur Überflüssigkeit erklären. Wenn es einen Gott gibt, so dürfe man ihm wohl das ganze Weltenschicksal zuweisen und wenn es keinen gibt, vermeide man zumindestens die Auseinandersetzung mit der Wirklichkeit eines Fortbestehens der Seele nach dem Tode.

In der indischen Kultur spricht man von der geistigen Welt mit dem Sanskritwort *brahman* und meint damit nicht eine dem Menschen fern stehende göttliche Oberwelt. Das indische religiöse Denken brachte keinen Monotheismus hervor und erschuf des Weiteren keine absolutistische Institution, die das Heil und die Gottheit verwalte. *Brahman* ist die Höhe und Tiefe, die alles durchdringende Wirklichkeit, die sowohl im innersten Kern der Welt atmet, als auch im Weltenkosmos. Der Mensch selbst lebt nicht in einer Ferne zu *brahman*, zur geistigen Wirklichkeit, er ist sich nur dieser nicht ausreichend bewusst und in der sogenannten *avidyā*, in der Unwissenheit, oder in der *brahman māyā*, in der Illusion der Vergänglichkeit der Welt, gefangen. Die Wirklichkeit des *brahman* äußert eine Vielseitigkeit von göttlichen Bildern, Gottheiten, höchsten Tugenden und prophetischen Offenbarungen. *Brahman* ist nach Rudolf Steiner (siehe Anmerk. S. 248) das sogenannte Geisterland, das den Gedanken hervorbringt. Nach Platon ist es die Ideenwelt, in der die Urbilder dieser Schöpfung leben und die er als die wahre Realität im Gegensatz zur irdischen Wirklichkeit benennt (siehe Anmerk. S. 248). Die indische Philosophie spricht ebenfalls wie Platon von einer geistigen Wirklichkeit in *brahman* und einer sogenannten Illusion, einer *māyā*, die die vergänglichen Aspekte dieser Welt bezeichnet.

Solange man das Wort Gott pauschalisierend und für alle Erscheinungsformen des psychischen und physischen Daseins verwendet, kann ein Übungsweg, wie er hier dargestellt ist, noch nicht sinnvoll begonnen werden. Eine Auseinandersetzung mit einer geistigen Wirklichkeit und somit mit der Welt, die mit *brahman* beschrieben wird, sollte ohne schnell verwendete Schlagwörter und mit einer geeigneten forschenden Haltung erfolgen.

Das erste Lebensjahrsiebt – *mūlādhāra-cakra*

Für die Abende wird eine Reihe von Ausführungen über die einzelnen Energiezentren des Körpers beginnen. Diese Energiezentren sind im Deutschen unter der aus dem Sanskrit abgeleiteten Bezeichnung „Chakren" bekannt (siehe S. 248). Diese Chakren werden meist in esoterischen Kreisen benannt und es werden die verschiedensten Therapieformen vorgeschlagen, wie man die Chakren, die Energiezentren, beleben, manipulieren und entsprechend ausrichten kann, damit eine Steigerung des innersten vitalen Lebens oder allgemein der Gesundheit stattfindet. In dieser esoterisch modernen Auffassung werden die Chakren nun von mir weniger ausgeführt. Der Hintergrund der Ausführungen liegt in jenem schulungsgemäßen Sinn, dass ein zusammenhängendes Denken gegründet wird und schließlich von diesem zusammenhängenden Denken eine erste tiefere Ansicht und auch Aussicht auf das Leben und die Gesetze des Lebens erfolgen. Es sind die Worte an die Seele gerichtet, sie sind Meditation und sie beschreiben eine geistige Wirklichkeit, sie beschreiben das sogenannte Mysterium der Seele, wie diese in die irdische Welt einerseits hineingebunden ist und wie mit dem seelischen Leben andererseits eine progressive Entwicklung aus dem Kosmos in Verbindung steht. Aus diesem Grunde sind die Worte nicht immer einfach nachvollziehbar, sie sind weniger informativ, sondern mehr inhaltlich und in einer mit den geistigen Prinzipien zusammengehörigen Logik gehalten. Es bedarf der Wiederholung und der Hinwendung über einen längeren Zeitraum hinweg, damit der rechte Sinngehalt für die Worte entsteht und schließlich langsam die innerste Meditation gedeiht. Das äußere gefühlsmäßige Wahrnehmen oder der analysierende Intellekt bilden eine erste Voraussetzung zum Verständnis, aber diese werden durch die aufmerksame und wiederholte Betrachtung langsam auf eine tiefere Stufe geführt. Das Verstehen gedeiht zu einem inneren Verstehen und die Erkenntnisse gleichen durch die Wiederholungen und Vertiefungen einem inneren Wachsen der Seele selbst.

Die sieben Chakren sind im feinstofflichen Leibe angelegt, der hinter dem grobstofflichen oder physischen Leibe liegt. Man nennt diesen Leib den Astralleib und er ist unmittelbar in Verbindung mit dem Bewusstsein. Wenn man den Astralleib mit dem Bewusstsein gleichsetzt, so unterscheidet man in der Psychologie ein unbewusstes und ein bewusstes Dasein. Sobald die Ebenen der Psychologie durch ein metaphysisches Wahrnehmen durchdrungen werden, kann das Bewusstsein oder der sogenannte astrale Mensch auf drei sehr verschiedenen Ebenen erlebt werden. Der Astralleib ist deshalb, wie das in weiteren Betrachtungen angeführt werden wird, dreigliedrig. Er besitzt eine auf den Körper bezogene Dimension, eine weit über den Körper hinaus liegende sehr feine bewegte und kollektiv ausstrahlende Wirklichkeit und schließlich als drittes Glied eine höchste Dimension in der über ihm wirkenden Gesetzmäßigkeit einer Moralität.

Die Dreigliederung des Astralleibes

Der Astralleib kann in einer Dreigliedrigkeit zur Darstellung gelangen. Diese äußert sich in der dem Körper hingeneigten Zone, dem Chakra. Es ist das Chakra energetisch in den Leib eingegliedert. Darüberhinaus aber webt und agiert dieses Chakra nicht vom physischen Körper ausgehend, sondern es entwickelt sich strahlend und übertragend aus einer übergeordneten Sphäre. Der Astralleib ist nicht nur im Menschen, sondern auch außerhalb des Menschen im Sinne eines lebendigen Werdeprozesses tätig. Es ist gewissermaßen der mittlere Teil des Astralleibes, der zwischen Mensch und Kosmos seine Offenbarung findet. Zuletzt gibt es einen rein geistigen Anteil im astralen Wirken und das ist die Tugendkraft, die, wenn sie einmal entwickelt ist, den Menschen bis in die Tiefe und Authentizität durchstrahlt. Eine Tugend ist eine geistige Eigenschaft, die den Astralleib belebt, aber dennoch seine übergeordnete Wirklichkeit bewahrt. Die Tugend ist der größte kosmische Kraftanteil des Bewusstseins.

Mit der Vorstellung des dreigliedrigen Astralleibes, die zunächst auf abstrakte gedankliche Weise, schließlich von wachsenden Empfindungen begleitet und zuletzt auf hellsichtige Weise wahrgenommen wird, beginnt der Übende sich in die großen Weltengesetze hineinzutasten. Er bemerkt, wie das Leben keinesfalls zufriedenstellend mit den materiellen, physischen und physiologischen Abläufen erklärbar ist. Ein Chakra allein kann ebenfalls nicht ohne den kosmischen Anteil und die übergeordneten Wirkenssphären erklärt werden. Der auf diese Weise nach Erkenntnis Strebende erringt mit den ersten Wahrnehmungen, die zu realen Empfindungen koagulieren, außerordentlich spannende, tiefe Eindrücke, die ihn sensibel über die sichere irdische Welt hinausheben. Sein Bewusstsein erweitert sich über die Energie- und Körpersphäre hinaus und er wird von neuen und sehr feinfühligen Gedanken belebt.

Die Dreigliederung des Astralleibes betrifft mit den Chakren den Körper, mit der übergeordneten Sphäre den immer existierenden Seelenprozess des Menschen und schließlich mit einer moralischen Gesetzmäßigkeit den tugendhaften, verwirklichten, authentischen Menschen, der nicht nur individuell, sondern darüberhinaus universell ist: Das Chakra zeigt das Niveau im Menschen. Der Prozess, der ihn übergeordnet begleitet und außerkörperlich sein Ringen signalisiert, äußert den lebendig wirkenden Seelenhorizont des Menschen. Die wachsende Tugendkraft schließlich zeigt die geistige Saat im Entstehen des reifen Menschen.

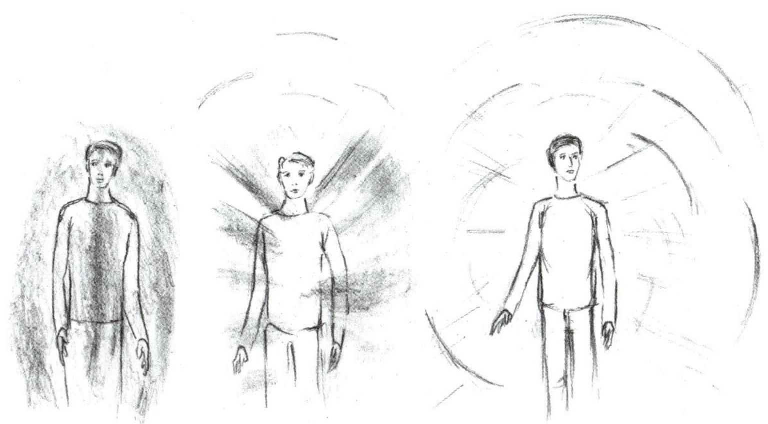

Unterschiedliche Ausstrahlungen gemäß der seelischen Aktivitäten

Die Pflanze in sieben Gliedern als Bild für das rhythmische Kräftewirken im Menschen

Die sieben Chakren, die sieben Energiezentren, liegen nacheinander entlang der Wirbelsäule vom unteren Ende bis hinauf zum Haupte und Schädeldach. Sie sind in der Zahl insgesamt sieben. Man kann den Menschen mit einer Pflanze vergleichen, die verschiedene Glieder trägt, welche in ihrer Gesamtsumme wesentliche Aufgaben erfüllen. Die Aufgabe des Menschen begründet sich aus seinem Existentsein des seelischen Daseins selbst. Die Vorzüglichkeit des Menschen liegt im stillen Wollen zum Geben selbst, in der vom Geiste angelegten Gabe zum reinen Opfern. Aus einer geistigen Sichtweise gibt jede Menschenseele ein Opfer in die Erde und in den Kosmos.

Wenn wir die Pflanze nun im Vergleich zum Menschen nehmen, so können wir verschiedene Glieder an ihr unterscheiden. Es beginnt aus dem Samen ein Keim zu sprießen. Dies ist der Uranfang des Wachsens: Aus dem Keim gedeiht ein zartes Wurzelwerk und aus dem zarten Wurzelwerk gedeiht in der Fortsetzung eine Stängelbildung, auf die Stängelbildung erfolgt die Blattbildung, auf die Blattbildung erfolgt die Knospenbildung und schließlich erfolgt auf die Knospenbildung die Blütenbildung. Die Blüte scheint hier die Krone der Pflanze zu sein. Sie ist ein Sinnbild für das lichte, lebendige Weben der Naturschönheit. Aber auf dieses Blütenhafte erfolgt weiterhin eine noch größere Stufe und das wäre die Fruchtbildung. Die Fruchtbildung ist vergleichbar mit der reinen Gabe, denn die Frucht selbst gibt sich als Geschenk der Natur, opfert sich als Geschenk für den Menschen. Das Ziel des Lebens ist es, diese Gabe auszuprägen, die mit dem reinen Geben in Verbindung steht. Sie ist das sogenannte Christuslicht, das Licht, das den Menschen authentisch von innen heraus tragen möchte oder auch das reine Opfer, die reine Gabe selbst. Der Mensch trägt in sich alle Glieder, die notwendig sind, um einmal die höchste Frucht seiner selbst und seiner besten Tugenden hervorzubringen. Diese höchste Frucht ist das Opfer seines ganzen Wesens oder seines an den sterblichen Leib gehaltenen Denkens, Fühlens und Wollens, um des Gebens einer neuen Perspektive für andere, um der Hingabe, um der Liebe eines Ganzen gerecht zu werden.

Das Ziel des Lebens ist hier anspruchsvoll beschrieben, es ist nicht nur eine Teilverwirklichung, wie beispielsweise eine bestimmte materielle Errungenschaft zu erlangen, eine einzelne Leistung im Äußeren zu demonstrieren oder eine bessere Eigenschaft zu begehren. Es wäre die materielle oder emotionale Welt allein ein zu dürftiges, ein zu klein gefasstes Ziel, das niemals die ganze Menschheit einen kann und niemals zur glorreichen, innersten Seelenerfüllung hinführen könnte. Das Ziel des Lebens ist – wenn man es in letzter Konsequenz denkt – eine vollkommene Hingabe, erhabene Erkenntnis im Wissen um das eine ewige, unmanifestierte und

Der Kampf im mittleren Glied des Astralleibes

Die Chakren sind die im persönlichen Astralleib manifest gewordenen, kosmischen und moralischen Gesetze. Sie stellen nicht den Anfang eines Vorgangs, sondern genau genommen das Ende einer Weltenwirksamkeit dar. Würde man sagen, dass ein Chakra ohne den zugehörigen übergeordneten Prozess eines höheren, außerhalb des physischen Körpers liegenden Einflusses entstehen könne, so müsste man den Menschen drastischerweise auf den Leib und das irdische Dasein reduzieren. Ein Chakra steht immer mit gewissen Vorgängen in Zusammenhang, die sich im menschlichen Dasein über die körperliche Sphäre hinaus ereignen: es ist beziehungsaktiv und damit sowohl für Menschen als auch für weitere Umwelteinflüsse, wie es kosmische sind, offen. Der Mensch kommuniziert in der Stille seines Bewusstseins mit der gesamten Weltenschöpfung und die Träger für diese Ein- und Ausströmungen sind die Chakren.

Der übergeordnete Aspekt des Chakras liegt in einem außerordentlich lebendigen, metaphysischen Kampf. In jenem Teil des Astralleibes, der nicht mehr dem Körper angehört, kämpft in souveräner und ständiger Bewegtheit - wenn man es zunächst einmal allgemein bezeichnet - das Licht mit der Dunkelheit. Der lichte Teil im Menschsein will über seine düsteren Machenschaften siegen. Der Kampf ist aber nicht so sehr im körperlichen Anteil des Chakras zu sehen, sondern er ist außerhalb des Menschen im zweiten, mittleren Glied des Astralleibes in einer für ihn übergeordneten Sphäre und dort soll er mit der Zeit vom Übenden lokalisiert und hellsichtig gesehen werden.

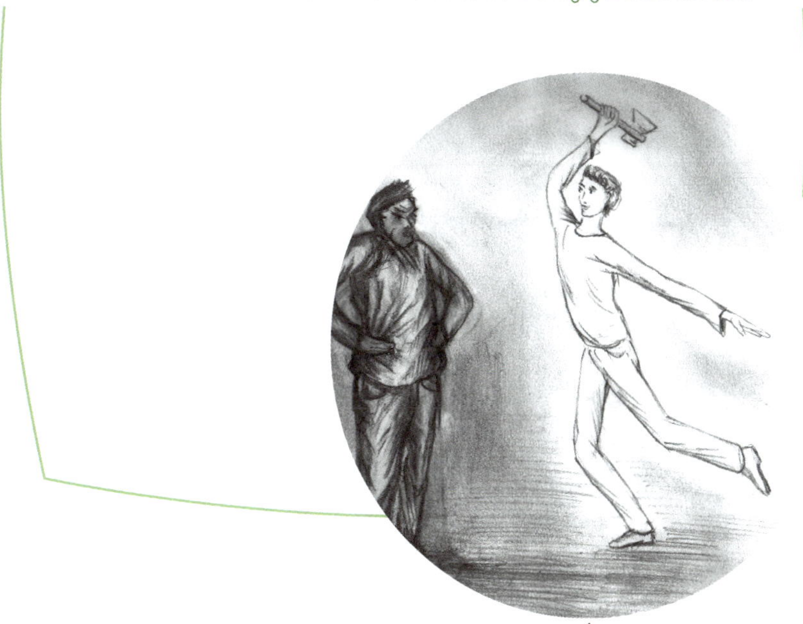

Siegt das Licht über den Schatten und erlebt der Aspirant eine Aktivität bei einem gleichzeitigen freien Körpergefühl, entsteht im ersten Zentrum sehr tief im Inneren eine orange-ähnliche, sehr in sich gesammelte Farbe.

geistige Leben und schließlich das höchste Opfer: das Geben des ganzen eigenen, aus dem rein persönlichen Bedürfnis aufsteigenden Begehrens, um der tugendhaften Sinnerfüllung des Lebens gerecht zu werden, um das Leben mit der höchsten Liebe zu einen (siehe S. 43 und 45).

Die Pflanze ist hier mit sieben Gliedern beschrieben: dem Keim, dem beginnenden Wurzelwerk, dem Stängel, den Blättern, der Knospe, der Blüte und schließlich der Frucht. Wenn wir den Keim nehmen, der aus dem Samen hervorkommt, so wäre dies das erste Chakra, das *mūlādhāra-cakra*, das Wurzel-Chakra (siehe S. 49). Auf dieses erste Chakra erfolgt eben die Wurzelbildung, die dem zweiten Chakra, dem *svādhiṣṭhāna-cakra* entspricht. Das *svādhiṣṭhāna-cakra* ist ebenfalls ein stabiles Zentrum, das nahe dem Boden lebt. Schließlich erfolgt, wie der Stängel eben auch im Bilde beschreibt, die Aufrichtekraft der Wirbelsäule: es folgt das *maṇipūra-cakra*, das die Spannkraft im Leben bestimmt, welche die psychische und physische Haltung im Leben zeichnet. Das *maṇipūra-cakra* liegt in der Nähe des Sonnengeflechtes im mittleren Bauchraum. Auf dieses dritte Zentrum erfolgt das vierte: Das vierte Chakra ist vergleichbar mit der Blattbildung oder der lebendig webenden Mitte, es ist das *anāhata-cakra* am Herzen, der Herzlotus, wie er auch bezeichnet wird. Auf das vierte Chakra erfolgt ein fünftes, das nahe der Schilddrüse liegt und das mit der Knospe vergleichbar ist. Dieses fünfte Chakra, *viśuddha-cakra* genannt, ist schon über der Herzmitte gelagert und zeigt sich als eine recht lichte beginnende Blüte. Schließlich erfolgt die eigentliche Blüte mit dem sechsten Chakra, dem *ājñā-cakra*, das seinen Sitz zwischen den Augenbrauen hat und das wie die Blüte selbst im Haupte liegt. Auf die Blüte, die auch in gewisser Hinsicht Sinnbild für die Tugendkraft im Menschen ist, erfolgt das siebte Zentrum, das Zentrum der reinen Transzendenz, der kosmischen Einheit, der übersinnlichen Reinheit. Das *sahasrāra-cakra* ist mit der Fähigkeit des Wandelns und Verwandelns ausgestattet. Wer dieses siebte Chakra entwickelt, befähigt sich anhand der sich bildenden Denkvorgänge das Leben zu vergeistigen.

Diese sieben Chakren werden aus einem kosmischen, ewigen Kräftewirken heraus, im Zusammenhang mit dem sozialen Leben und einer geeigneten Meditationsbildung angelegt. Durch geeignete Seelenvorgänge, Seelenverrichtungen, aktive Entscheidungen und Einsätze und schließlich durch sorgfältig gewählte Meditationsinhalte organisiert sich das Chakra auf geheimnisvolle Weise in die irdische Struktur hinein. Dieses aus Meditationsinhalten sich ergebende Kräftewirken erschafft Strukturen, erschafft ein weisheitsvolles Zusammenwirken im menschlichen Leibe.

Der Ausgang ist jedoch in einer größeren Dimension des Astralleibes und beginnt nicht im Körper, sondern in der Moralität und seiner Gesetzmäßigkeit, sowie in einem sogenannten kosmischen Wirkungskreis. Jedes einzelne Energiezentrum ist in Verbindung mit den schöpferischen Kräften der Natur und mit den höheren Hierarchien, den

Welche spezifische Kampfsituation erstrahlt aus dem Kosmos hinein bis in das *mūlādhāra-cakra*?

Im *mūlādhāra-cakra* ruht das tiefste, uranfängliche Begehren, das substanziellste sogenannte *kāma* des Menschen. Nach dem Yoga ist das *kāma* vollständig zu überwinden, damit der Mensch zur Erleuchtung, dem *samādhi,* fähig wird. Dieses Begehren besitzt unterschiedlichste Äußerungen wie beispielsweise ein Begehren zur Welt, nach Reichtum, Bequemlichkeit, sinnlichem Genuss, Macht oder zur Erwartung des Geliebtwerdens. Je nach Art des Begehrens äußern sich diese Begehrensformen, sogenannte *kāmarūpa*-Formen*, in dunklen oder bräunlich-grellen, schwefelig-aggressiven Tönen oder auch in roten unerträglichen Farbnuancen. Die Begehrenskräfte sind in jedem Falle reale, sogenannte Wesenheiten, sie sind durchaus spürbar und auch in der Qualität unterscheidbar, jedoch sind sie mit den Augen nicht sichtbar.

Der Gegenspieler zu diesen Kräften des Begehrens ist die Moralität. Diese ist in ihrer Natur frei von Zugriffen und leidenschaftlichen Expansionen. Die Weisheit, die die moralische und hohe Gesinnungsart des Menschen wertschätzt, führt zur Liebe für ein kühnes und freies Menschenideal und der Einzelne vermag sein kleinliches aufbäumendes Begehren zurückzuweisen.

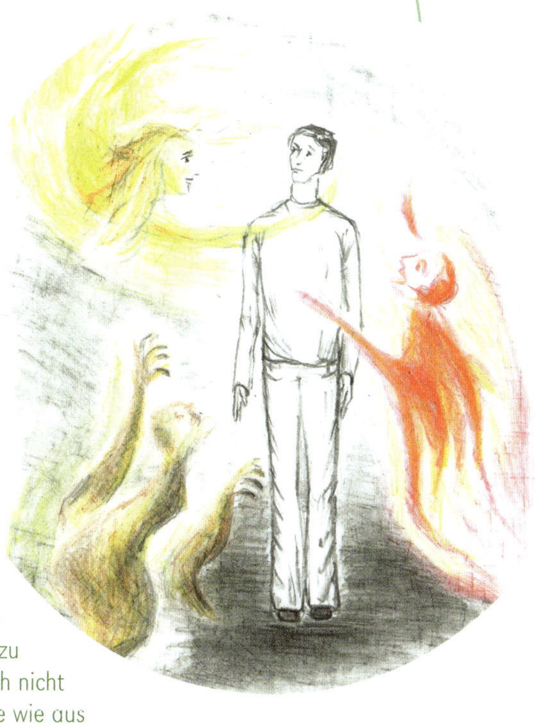

Als eine erste Disziplin beginnt der Übende die Begehrenskräfte in verschiedenen Situationen bei sich sowie auch bei Anderen zu erforschen. Diese Beobachtung öffnet ihm einen ersten freieren Horizont, und die Begehrenskräfte mit ihrer Agilität weichen gegenüber einer wachsenden Ruhe zurück. Grundsätzlich bietet die Beobachtung die reale Möglichkeit zu Ruhe und Ordnung. Der Übende involviert sich nicht in die Ströme des Begehrens, sondern lernt sie wie aus einer Zeugenperspektive, *sākṣin*, wahrzunehmen. Die Beobachtung schenkt weitere Kraft und Stärke.

** **kāma** aus dem Sanskrit heißt übersetzt Begehren und **rūpa** ist die Form. Das Begehren des Menschen besitzt nach der tatsächlichen Wirklichkeit regelrechte Formen, die manchmal wie Gestalten erscheinen.*

Engeln oder sogenannten *devāḥ*, einer höheren Quelle. Alle Zentren aber, die angelegt sind, stehen wieder miteinander in Verbindung, sodass zwar das eine für sich als Quelle existiert, aber dennoch nicht von den anderen abzutrennen ist. Die Betrachtung werden wir auf die Sinnbilder der einzelnen Chakren lenken und sie in einem Zusammenhang mit den kosmischen Lebensrhythmen deuten. Es ist eine geistig-seelische Kraft, die im Menschen durch die Chakren wirkt und auf die Natur und die Mitmenschen hinüberstrahlt und die schließlich das ganze Werden und Wachsen bestimmt. Es ist aber im *mūlādhāra-cakra* die sogenannte göttliche Energie, die nach dem Sanskrit als weibliche Grundkraft benannt wird, die sogenannte *kuṇḍalinī śakti* (siehe S. 56), die ihre rhythmische Verströmung sucht, ihr rhythmisches Wachstum erkundet und schließlich alles Leben in jene reine Stufe einer möglichen geistigen Transzendenz hineinführt. Diese göttliche Energie, die unsichtbar, geheimnisvoll und intelligent durch den Menschen, durch den Menschenleib und durch seinen unbewussten Willen sich verkündet, arbeitet partiell, in kleinen Dosierungen, selbstseiend und doch gemäß der Entwicklung aus einem höheren Willen heraus. Wie diese höhere Kraft arbeitet, die *kuṇḍalinī śakti*, die göttliche Energie, ist meist nur in einem äußeren Bild vorstellbar. Sie arbeitet sehr dosiert, sie agiert intelligent nach Maßeinheiten der Entwicklung und schafft sich ihre genau bemessenen Gesetze im physischen Leibe.

Die *kuṇḍalinī śakti* im ersten Zentrum

Dieses erste Zentrum, in dem nach der östlichen Weisheitslehre die *kuṇḍalinī śakti* ruht, soll nachfolgend zur Betrachtung kommen. Der Keim, der aus dem Samen entspringt und das erste Wachstum gibt, ist jener wundervolle Keim der Aktivität. In der Genesis werden sieben Schöpfungstage genannt. Der erste Tag wird durch Moses beschrieben: Und Gott der Herr sprach, es werde Licht, und es ward Licht, und Gott der Herr trennte dieses Licht von der Finsternis, und es war damit Tag und Nacht. Der Tag ist nicht ein Sinnbild für das äußere, helle Tagesleben. Er ist ein Sinnbild für die Aktivkraft, für die Aktivität, die in die Geburt hinein drang, für das bewegte Ewige und für das bewegte Leben. Es war dies das Licht, das in die Geburt hinein kam. Und die Finsternis ist das Sinnbild für die Passivität, für das Schweigen. Das Schweigen ist der Gegenpol zur Aktivität. Mit dieser Aktivität begann der Uranfang des geistig-kosmischen Wirkens und die erste Anlage des physischen Leibes begann sich schließlich in die Manifestation zu geben. Dieser physische Leib aber im Uranfang ist noch nicht jener Leib, den man mit den Augen sieht.

Das erste Chakra entfaltet sich vom ersten bis zum siebten Lebensjahr im Menschen. Ein kosmischer Rhythmus ist mit diesen ersten sieben Lebensjahren verbunden und weitere kosmische Rhythmen schließen sich beständig in weiteren Siebenerschritten in den folgenden Jahren an.

Welche Substanz lebt im Astralleib?

Im Chakra, das im Körper lokalisiert ist, webt und strömt ein konsolidiertes Licht. Es ist meist nicht strahlend, sonnenhaft und unmittelbar ausstrahlend, sondern durch Farbe und Schattierung gedämpft, sodass es mehr wie ein indirektes Licht erscheint. Je nach Entwicklungszustand des Menschen kann dieses jedoch leuchtender und direkter werden. Es kann verschiedene Formen kreieren, die von wirbelartigen, dichten Verwicklungen zu metrisch schönen Gestalten variieren können. Das Licht bringt Form und Farbe im Zentrum hervor.

Im mittleren Teil des Astralleibes wirken lebendige sogenannte Wesenheiten. In den Chakren des Leibes sind ebenfalls sogenannte Wesensgebilde mit unterschiedlichem - freundlicherem und weniger freundlichem - Aussehen erkennbar. In diesem Anteil, der außerhalb des Körpers fortwährend fluktuiert und erstrahlt, sind jene Wesen tätig, die man als geistige Hierarchien oder Engelswesen bezeichnet. Die beschriebene Kampfsituation erinnert an den Kampf des Michael, der als Erzengel den Satan, oder besser gesagt die satanische Wesenheit, niederwirft.

Die Auseinandersetzung mit dem Begriff der Wesenheit ist für die Erkenntnisbildung des Astralleibes wichtig. In früheren Phasen der Entwicklung wurden die Begehrenswesenheiten mit Tiergestalten und die erbauenden Wesenheiten mit Engelsleibern dargestellt. Heute, in der modernen, materialistischen Zeit, spricht man nicht mehr von Wesenheiten. Jener, der im Internet den Begriff Wesenheit zu suchen beginnt, wird diesen kaum vorfinden. Das gesamte Internet ist, wenn man es geistig betrachten lernt, voller begehrlicher und intellektualistischer Wesenheiten. Der Mensch wird jedoch nicht von diesen Wesenheiten sprechen, da die begehrliche Wesenheit der Informationslust ihn im Astralleib lenkt und ihn kaum zur Erkenntnis der inneliegenden Substanz gelangen lässt.

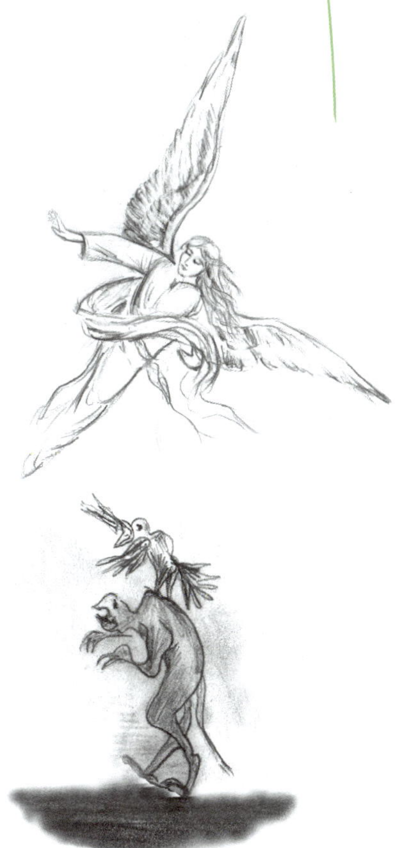

Farbe entsteht im Seelenleib durch die Verwandlung von Begehren in Tugenden.

Die ersten sieben Jahre des Kindes sind sehr reine Lebensjahre, sie sind durch die kindliche Unschuld sowie die unberührte Natürlichkeit des Kindes gekennzeichnet und zeigen eine Weichheit mit einer lieblichen, zarten Klarheit.

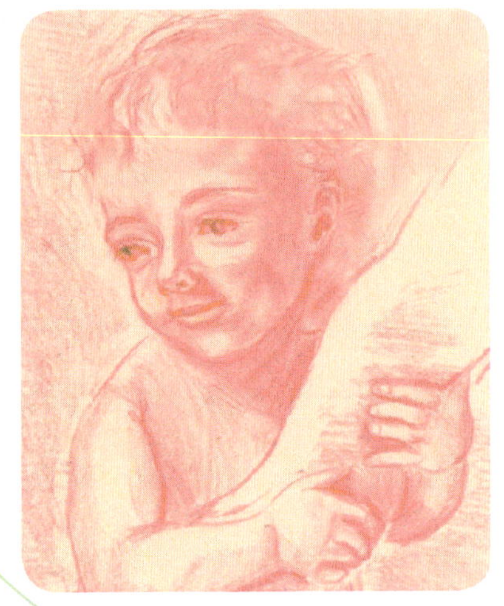

Einheit und Hülle im ersten Lebensjahrsiebt

Wenn wir ein Kind betrachten, so sehen wir bei dem Kinde auf ganz natürliche Weise, dass die sogenannte Sünde mit ihrer bösen Eigentendenz noch nicht herankann. Die verführenden Kräfte können das Kind in den Gliedern noch nicht ergreifen, da eben das Bewusstsein noch nicht zum Erwachen gekommen ist. So ist das Kind frei von Gut und Böse, obwohl es vielleicht enorme Willenskräfte äußert und vielleicht auch eine anstrengende Temperamentsanlage verkündet. Es ist aber kein schlechtes Zeichen an dem Kinde erkennbar, es ist in der Regel kein böswilliges Verhalten, das aus dem Kind selbsteigen hervorkommen könnte. Der Leib gedeiht, der Leib wächst heran und erschafft sich aus einem noch sehr weichen Formzustand eine erste strukturierte Anlage. Diese strukturierte Anlage bleibt dann meist im ganzen Leben noch auf sehr feine Weise sichtbar. Es ist dieser Leib wie ein Meer mit unendlicher Tiefe und unendlicher Weite. Es ist dieser Leib auch die schöpferische, physische Anlage selbst. Auf diese schöpferische, physische Anlage erfolgt schließlich das weitere Empfindungsleben; das ganze Gemüt erschafft sich auf diesen Grundlagen der angelegten ursprünglichen Formstrukturen. *Mūrtiḥ* heißt Form und kann im tiefsten Sinne wie eine innerste urbildliche Formstruktur der Organe betrachtet werden. Weiterhin erwacht ein grundsätzliches angelegtes Bewusstsein gemäß dieser ersten ausgeprägten Strukturen. Es erschaffen sich die besten und möglichen stabilen Kräfte für das spätere psychische und physische Leben. Zuerst gedeiht diese schöpferische, körperliche Konstitution. Der Körper ist beim Kinde in eine reine Hülle eingebettet. Ein reines Licht webt direkt über diesem so unschuldigen Erdenbürger. So kommen die Erziehungseinflüsse und alle äußeren Eindrücke in unmittelbarer Schwingung an diesen zarten kindlichen Leib heran. Es webt das ganze Kräftewirken aus der Umgebung und fließt hinein, formt sich im Miteinander mit den von innen heraus waltenden Kräften zu lebendigen Formen. Hohe Engelskräfte arbeiten und vermitteln die Motive, die in der Umgebung wirken zum kindlichen Organismus.

Wohin gelangen Begehrenskräfte, die durch Moralität und zielsichere Entschiedenheit zurückgewiesen werden?

Jene Begehrenskräfte, wie beispielsweise ein ausschweifendes Verlangen nach Nahrung ohne wirklichen rationalen Hunger oder der leidenschaftliche Drang nach Sensationen, irritieren das menschliche Gemüt nur solange, bis sie im heiteren Licht der Betrachtung als Unruhestifter erkannt und durch eine größere moralische Verantwortung zurückgewiesen werden. Die Moralität des Menschen benötigt ein großes Aufrichtevermögen, um den anstürmenden leidenschaftlichen Bedrängnissen gegenüberzutreten, und erfordert des Weiteren eine mutige Hinwendung zu einem Ideal, das in die Praxis umgesetzt wird, damit der Übende den Astralleib ordnen und kontrollieren kann.

Sobald die moralische Grundkraft des Menschen in ausreichendem Maße über die leidenschaftliche Begierde siegt, beginnt das Wesen des Begehrens von den Sinnen zu weichen und tritt eigenartigerweise in verwandelter Kraft an jenen Ort, welcher der untersten Wirbelsäule entspricht; es zentriert diese Region und daraus entsteht ein Kraftumschwung in der körperlichen Welt. Man glaubt nicht, wie frisch und gut aussehend der Mensch werden kann, wenn er den Begehrenswesen mit Moralität begegnet und somit die Kräfte, die ihn in den Sinnen hinwegreißen wollen, zur Stabilisierung und Zentrierung nützen lernt. Das freie Gegenübertreten ist es, das dem Menschen die Kraft der Zentrierung gibt.

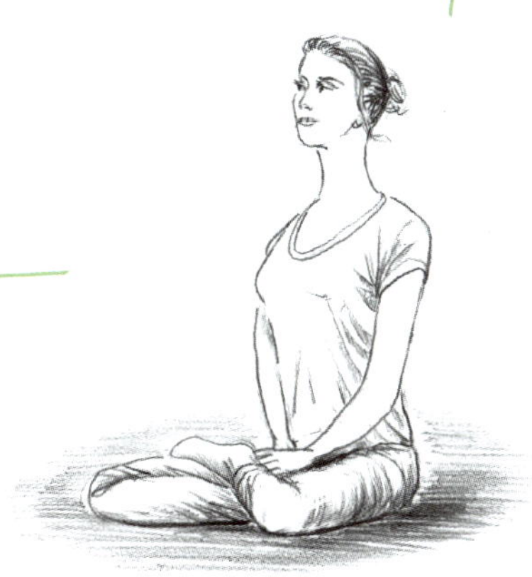

*Das klassische Bild der erwachenden **kuṇḍalinī** (zum Begriff **kuṇḍalinī** siehe S. 56) muss man allgemein auf das Leben übertragen. Eine Zentrierung entwickelt sich durch die Beobachtung der Begehrenswesen mithilfe einer moralischen Aufrichtekraft.*
Der Yoga aus älteren Zeiten kennt viele Prozesse, bei denen diese Verwandlung von niedrigen Trieben in höhere, strahlende Kraft stattfinden kann.

Das kindliche Wesen gebärdet sich vielleicht von seiner konstitutionellen Willensanlage schwächer oder stärker. Es ist in diesem Lebensjahrsiebt trotz der Stärke oder Schwäche völlig abhängig von denjenigen Kräften, die von außen, von Seiten der Erziehung und der Eltern einwirken. Die äußeren Kräfte arbeiten in völliger schrankenloser Bestimmtheit und diese ganzen Kräfte, die da zusammenwirken, schaffen jene so feine, zarte Hülle, jene schöpferische Anlage im Leibe, die später zum Träger der Persönlichkeit wird. Ein solches kindliches Wesen ist geleitet von diesen Keimkräften, die dem *mūlādhāra-cakra,* dem ersten Zentrum, entsprechen. Das Kind lernt nicht durch sich selbst, auch nicht durch Worte und Belehrungen, sondern durch das Beteiligtsein in unmittelbarer Nähe und durch den Drang, es den anderen gleich zu tun.

Jedes Chakra hat einen körperlichen Sitz. Der Sitz dieses Chakras ist nun im Steißbein-, Kreuzbeinbereich, also im untersten Bereich der Wirbelsäule. Bei dem kindlichen Körper aber ist dieser Sitz geistig gesehen gar nicht auf einen bestimmten Punkt hin bezogen. Er ist wie eine Lotusblume, er ist wie ein Kreis, wie ein Energiezentrum selbst. Es sprießen die lebendigen Kräfte, die lebendigen Stoffwechselkräfte unmittelbar aus dem ganzen Leibe hervor. Es ist der Leib also nicht gegliedert, sondern er ist in seiner reinen, zarten Anlage unmittelbar eine Energie selbst, unmittelbar eine Hülle, ein Zentrum. So erscheint das *mūlādhāra-cakra* in den ersten sieben Jahren auf den ganzen Körper verströmt, es bildet die Grundlage des Körpers und bildet somit diese schöpferische Uranlage, die den Leib ausformt. Die *kuṇḍalinī*-Kraft wirkt deshalb von außen nach innen und legt langsam das erste Zentrum am Fuße der Wirbelsäule an.

1. Zentrum, *mūlādhāra-cakra* (Tafelzeichnung)

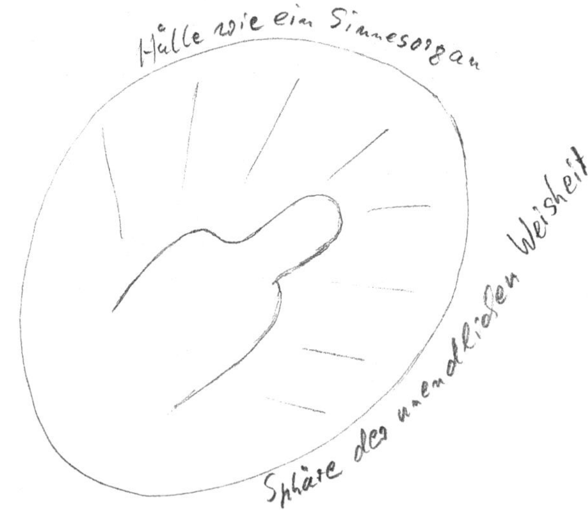

Im ersten Lebensjahrsiebt arbeitet die kosmische Weisheit in ihrer ureigenen Schönheit und unendlichen Gestaltung. Hier in diesem Lebensjahrsiebt ist nur die Einordnung und Führung für das Kind möglich. Eine bewusste, intellektuelle Lehrmethode würde hier zu negativen Auswirkungen führen, denn das Kind lernt noch ganz durch die Vorbilder und Einflüsse der wesenhaften Außenwelt. Durch Nachahmung findet der kleine Erdenbürger zu Sprache, Essverhalten, Gang und ersten Fertigkeiten. Der Kreis, der um das kleine Geschöpf gezeichnet ist, erscheint im Ausdruck wie ein lichtes Sinnesorgan.

Der Elefant ist ein Ausdruck für die Urbildekraft

In den indischen Mythen und in den Darstellungen des ersten Chakra erscheint der Elefant, der für eine große Kraft oder für ein urbildliches Kräftewirken symbolisch benannt wird. Die Gottheit „*Gaṇeśa*" ist in verschiedenen Yogalehren dem ersten Chakra zugeordnet und weist einen Rüssel, Stoßzähne und ein Elefantengesicht auf.

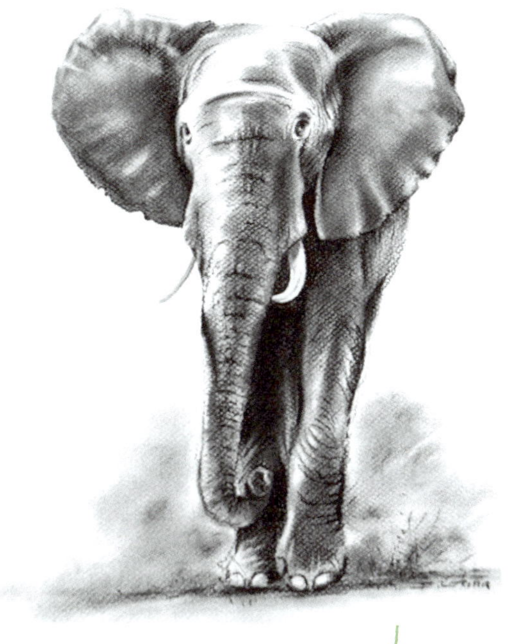

Der Elefant, wenn er einmal gezähmt ist, kann den Menschen größte Dienste erweisen. Er wirkt freundlich, wohlgesonnen, arbeitsam, gewissermaßen sogar demütig und steht dem Menschen wie ein großer Erdenbürger zur Seite.

Die Urbildekraft wurde im Yoga mithilfe des Atems gefördert. Atem ist „*prāṇa*" oder führt zumindest zu „*prāṇa*", zu der Energieform, die im Yoga eine zentrale Rolle einnimmt. „*Prāṇāyāma*" ist die Atemkontrolle, die mithilfe verschiedener Techniken des Ein- und Ausatmens sowie des Anhaltens des Atems eine möglichst gute Energiezentrierung, das heißt eine Anreicherung von „*prāṇa*", geben soll. Im ersten Zentrum, dem *mūlādhāra-cakra,* liegt der Ursprungsort der größten Energie und diese will der Yogin zur Erleuchtung entfalten. Diese Kraft wäre die tiefste Atemform des Weltenkosmos und kann mit der Energie des ersten Chakra verglichen werden.

Die Bedeutung des Wortes *mūlādhāra*

Mūlā ist die Wurzel und ādhāra ist eine Stütze. In ā - dhāra stecken die Verbwurzel dhṛ und das Präfix „ā-". Dhṛ bedeutet „stützen, halten, bewahren" und die Vorsilbe „ā-" bedeutet „heran". Es ist das Chakra, das die Stütze aus einer Wurzel verleiht.

Die Entwicklung von innerstem Aufrichtevermögen und Wahrheitsliebe

Mit den ersten sieben Jahren stehen ganz wesentliche Prozesse in Verbindung, die für später eine außerordentlich wichtige Bedeutung einnehmen und über eine Art metaphysische, unsichtbare, aber doch existente astrale Sphäre am und über dem Menschen weiterwirken. Diese initialen Prozesse werden hier aus einer direkten, vorgegebenen Prädestination gegeben, denn das Kind wird hineingeboren in eine bestimmte Situation, wird von Verhältnisse gehalten, die es selber vom Bewusstsein in keinster Weise bestimmen kann. Es kann in diesen Lebensjahren die Eltern nicht beeinflussen, es kann keine Wahl treffen; das Kind kann nicht lenken, leiten und keine reiflichen Entscheidungen treffen. Somit zeigt sich eine Situation, die zur Ausformung eines gegebenen, von höherer Warte angelegten Anlagegutes kommt. In diesen ersten Lebensjahren entwickelt sich eine Urbildekraft, eine *mūrtiḥ*, eine Form, die für das ganze Leben bestimmend und bleibend ist.

Mit den organischen Formkräften des Leibes entwickelt sich eine geistige Kapazität, die für später von ganz wesentlicher Bedeutung ist. Diese geistige Urbildekraft, die sich mit dem Leibe ausprägt, steht mit der Wirbelsäule und dem Nervensystem unmittelbar in Verbindung. Die Wirbelsäule wird später zwar vor allen Dingen vom *maṇipūra-cakra* geleitet, vom dritten Chakra, das die Spannkraft im wesentlichen bestimmt. In den ersten sieben Jahren errichtet sich mehr das innerste Vermögen des Aufgerichtetseins. Die Aufrichtekraft steht nah in Verbindung mit der Urbildekraft des Leibes (zum Begriff der Aufrichtekraft siehe S. 56). Es kann das Kind in diesen Jahren stabiler in die Weltensituation hineinfinden oder es kann zarter und weicher im Leibe bleiben und somit einfach sensitiver und empfindlicher dem Leben gegenüberstehen. Die Aufrichtekraft ergibt sich aber aus dem guten Gedeihen der gesamten Kräfte, die zur strukturierten Anlage des Leibes und der Organe führen. Es bildet diese Aufrichtekraft, die sich in den ersten sieben Jahren entwickelt, für später eine innerste geistige Kapazität. Jener Mensch, der aufgerichtet ist, trägt eine tiefe, reine Substanz, ein reines Vermögen, das man allgemein als Haltung bezeichnet, in sich. Dieses reine Vermögen der Haltung zeigt sich in einer Art Tugendseite, er liebt die Wahrheit, er liebt das Leben von einer tiefen, religiösen, ehrlichen und aufrichtigen Seite heraus. Die Aufrichtekraft ist auch die unmittelbare, moralische, klare Haltung, die der Mensch später im Sinne der einfachen und weitreichenden Wahrheitsliebe bezieht. Wenn man den Kindern die Untugend durchgehen lässt, dass sie sehr viel Falsches erzählen dürfen und Lügen gebrauchen dürfen, einfach Unwahres erzählen dürfen und dabei nicht korrigiert, dabei nicht getadelt werden, dann ist dies für die spätere Zeit ein großer Nachteil. Weiters sind auch Lügen, die die Umgebung prägen und auf die Kinder wirken von höchstem Nachteil. Je mehr die Kinder an einer

Die physische Mitte des Körpers

Kein anderes Volk als das chinesische brachte eine so große Vielzahl von Kampfsportarten hervor, die mithilfe des Körpers eine kaum nachvollziehbare Zentrierung von Bewegungen motivieren. Das erste Zentrum bildet, von der Höhe gesehen, genau die Mitte des stehenden Körpers; zwischen Kopf und Füßen ist es als reines Kraftzentrum gelagert.

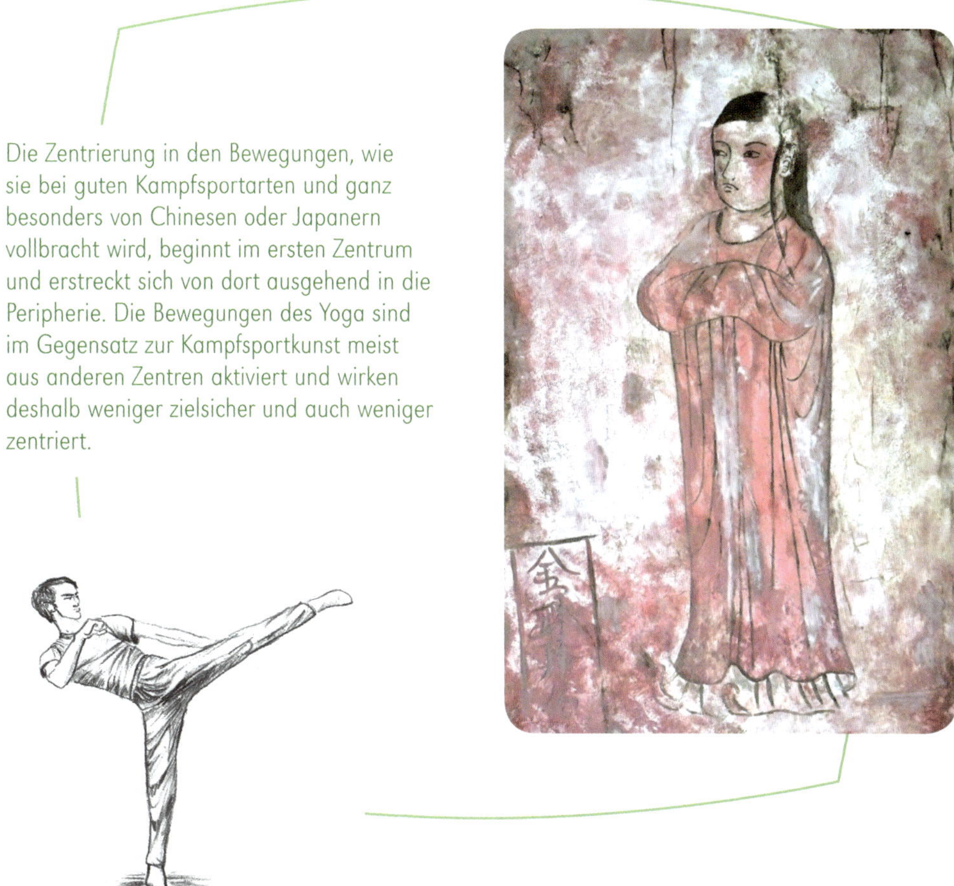

Die Zentrierung in den Bewegungen, wie sie bei guten Kampfsportarten und ganz besonders von Chinesen oder Japanern vollbracht wird, beginnt im ersten Zentrum und erstreckt sich von dort ausgehend in die Peripherie. Die Bewegungen des Yoga sind im Gegensatz zur Kampfsportkunst meist aus anderen Zentren aktiviert und wirken deshalb weniger zielsicher und auch weniger zentriert.

Indem der Künstler dieser Sportarten aus der Mitte des Körpers tätig ist, nützt er die Gliedmaßen, ganz besonders der unteren Körperhälfte, im gleichen Maße wie diejenigen der oberen. Sprünge mit den Beinen und gezielte Drehungen um die ganze Achse sind wichtige Teile einer Kampfsportausbildung.

schlechten Atmosphäre teilnehmen und die Unwahrheiten ihrer Umgebung fortsetzend sprechen, um so mehr zeigt sich für spätere Lebensabschnitte eine recht große Schwierigkeit in der Entwicklung der innersten moralischen Haltung. Jene Menschen erleben später ein viel schwierigeres Dasein, häufig mit Spaltungsprozessen und ein viel komplizierteres Umgehen im Beziehungsmiteinander, als jene Menschen, die in diesen jungen, kindlichen Jahren eine klare Führung und solide Einordnung erhielten.

Es ist die Aufrichtekraft, die eine innerste Kapazität ist, ein innerstes Vermögen, eine Urbildekraft im Menschen, genau diejenige Kraft, die es im späteren Verlauf ermöglicht, dass man die großen Trennungen, die im Leben so häufig walten, in eine bessere Einheit zu bringen vermag. Es walten im Leben die so häufigen und so schwierigen Phasen eines ideenhaften, träumerischen oder phantastischen Lebens; diese Phasen, die so schwer vereinbar sind mit dem praktischen Leben. Wenn wir das Leben betrachten, so scheinen die Träumereien und die Ideologien weit von dem entfernt zu sein, was die Realität unmittelbar widerspiegelt. Die sogenannte Realität des Irdischen muss der Mensch ertragen und er kann nicht aus dieser durch pseudoreligiöse Formulierungen, Drogenkonsum oder vielerlei Kompensationen flüchten. Die ideologische Flucht und Phantasterei ist von dieser konkreten irdischen Realität tatsächlich unvereinbar getrennt. Je größer aber die Urbildekraft angelegt ist, die innerste Aufrichtekraft und die Kapazität aus diesem untersten Chakra, in der Schöpferkraft des Willens selbst, um so mehr kann der Mensch in späteren Jahren eine Verbindung zu den ganz einfachen, praktischen Formen des Lebens und auch denen des Geistes leisten. Er wird sich später leichter tun, dass er in der Materie das Göttliche sieht, die Idee darin erkennt, den Geist im Inneren fühlt. Er fühlt sich mit der Erde verbunden und gleichzeitig nimmt er sich als geistiger Erdenbürger wahr. Er empfindet sich mit dieser irdischen Welt auf inniglichste Weise vertraut und wertet diese Verbindung als eine natürliche Stabilität. Diese Urbildekraft, die zum innersten Aufrichtevermögen und zur Wahrheitsliebe wird, ist fundierterweise gesprochen etwas ganz Wesentliches für die ganze spätere seelisch-geistige Entwicklung.

Eine kleine Geschichte soll noch erzählt werden über den Vorteil, die Wahrheit auszusprechen und den Nachteil, die Unwahrheit zu bewahren. Es ist eine Geschichte aus Indien, die etwas übertragen auf unsere westliche Welt nun erzählt wird. Es war ein Räuber, der schon des Öfteren im Gefängnis sitzen musste. Dieser Räuber trug dennoch in sich ein gewisses Herz, eine gewisse Sehnsucht zum geistigen Leben. Er wollte in die religiöse Richtung kommen, in das geistige Leben, er wollte in die Selbstverwirklichung, in die Erfüllung des Lebens aus der Seele gelangen. Und so ging er hin zu einem schon verwirklichten Eingeweihten und fragte ihn: „Was soll ich tun, damit ich jene hohe, innerste Liebe erhalte, da mein Herz so sehr in der Sehnsucht nach Gott ruft.“ Der Eingeweihte fragte ihn: „Was tust du den ganzen Tag über, welche Tugendkräfte hast du und welche Untugenden besitzt du?“ Der

Der Mond ist der Regent des ersten Zentrums

Erstaunlicherweise ist der Mond mit den weiblichen Elementen des menschlichen Daseins verbunden und auf den ersten Blick würde man ihn mit dem außerordentlich hohen Kräftewirken, das im *mūlādhāra-cakra* stattfindet, nicht in Verbindung bringen. Mondenkräfte sind jedoch typische Begehrenskräfte und würde es in der kosmischen Weltenschöpfung keinen Mond geben, so wäre der Mensch sehr gemütsarm und leidenschaftslos. Der nächtliche Mond spiegelt die umliegenden kosmischen Kräfte auf die Erdensphäre und wirkt auf diese Weise penetrierend und erregend auf das Nervensystem. Es erwachen die Leidenschaften durch die Mondsphäre.

Der einzelne Mensch will jedoch nicht in der Mondsphäre und dem so schmerzlichen Durchdrungensein mit Leidenschaften sein Dasein befristen, er will sich mit Sonnenkräften und höheren Tugenden bereichern, damit er in einem wirklichen reinen Licht der Weltenschöpfung leben lernt. Diese Bewegung über die schmerzbeladene Begehrenswelt wird in der Johannesapokalypse (siehe Anmerk. S. 248) mit dem Bild geschildert, dass der Eingeweihte sich mit der Sonne bekleidet und den Mond zu seinen Füßen legt.

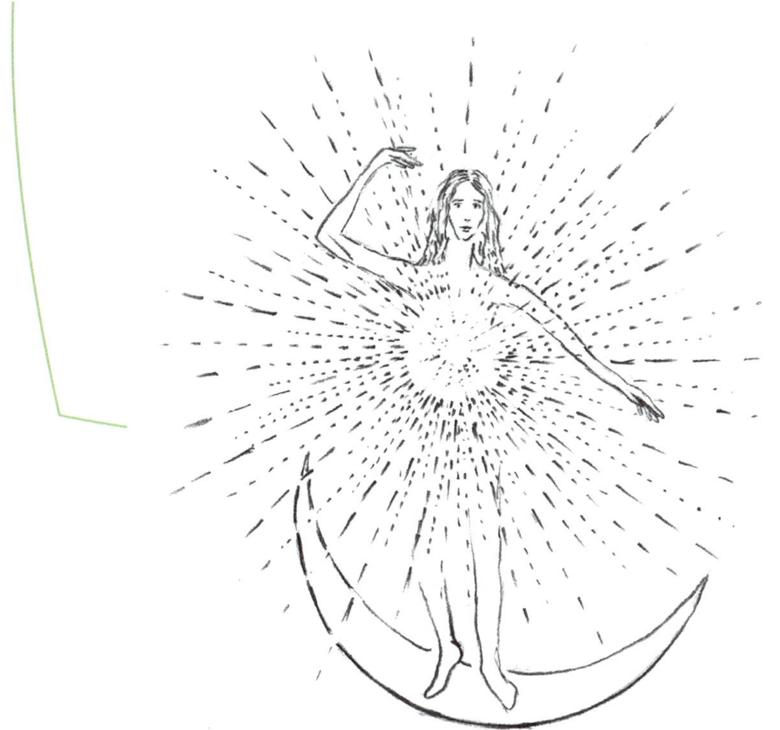

Einbrecher musste dann von sich sagen: „Tugendkräfte habe ich noch keine, Untugenden habe ich schon einige. Die erste Untugend ist, dass ich einbrechen gehen muss, die zweite Untugend ist, dass ich lügen muss, denn sonst werde ich immer wieder ins Gefängnis geworfen, und die dritte Untugend ist, dass ich Alkohol trinke. Alkohol muss ich trinken, damit ich untertags schlafen kann, um die Aufregung etwas niedriger zu halten, denn in der Nacht bin ich ja am Arbeiten." Darauf sagte der Eingeweihte: „Leicht ist es nicht, aber wenn du eine dieser Untugenden durch eine Tugend ersetzt, dann wird dir schon eine erste seelische Gabe zuteil." Der Einbrecher überlegte, welche dieser Untugenden er nun sein lässt und er kam zu der Schlussfolgerung: „Das Einbrechen ist notwendig, denn wenn ich kein Geld mehr verdiene, gehe ich zugrunde, das kann ich nicht sein lassen. Den Alkohol muss ich ebenfalls trinken, sonst wäre ich gesundheitlich bald am Ende, da ich ja ansonsten nicht richtig schlafen kann; aber das Lügen, auf diese Untugend werde ich verzichten."

Und so sprach der Einbrecher zum Eingeweihten: „Gut, dann werde ich ab heute nur noch die reine Wahrheit sagen, koste es mich was es wolle, ich werde die reine Wahrheit erzählen." Die Zeit ging dahin.

Der Einbrecher ging nachts zum Einbrechen in ein Schloss, in dem ein Graf wohnte. Er kletterte über den Balkon hoch und schlich sich durch das Fenster hinein. Der Graf beobachtete den vor ihm liegenden Balkon und sah, dass jemand hereingestiegen war und rief: „Halt, wer ist da?" Das war die erste Not, in die der Einbrecher kam; was sollte er nun sagen? Er sagte: „Ein Einbrecher." Das faszinierte den Grafen. Er wollte der Sache auf den Grund gehen und sagte: „Das ist gut, ich bin auch einer." Beide taten sich zusammen, und der Einbrecher sagte: „Komm wir wollen schauen, wo der Safe ist." Und der Graf, der sich als Einbrecher ausgab, sagte: „Er ist dort in diesem Raum, das weiß ich schon, und es liegen drei Diamanten drinnen. Du kletterst hinauf, knackst den Safe, ich bleibe hier und halte Wache." Der Einbrecher ging hinauf, knackte den Safe und fand tatsächlich drei Diamanten. Er nahm die drei Diamanten, verschloss den Safe wieder, und sie gingen zurück. Als sie auf der Straße waren, beratschlagten sie, was zu tun wäre: „Es sind drei Diamanten. Einer ist für dich, einer ist für mich und den dritten lege ich wieder zurück, damit wir ihn nicht teilen müssen." Er kletterte wieder hinauf über das Balkongeländer und legte den Diamanten zurück in den Safe. Danach trennten sie sich. Der Graf ließ sich noch die Adresse des Einbrechers geben, mit der Begründung, dass sie doch für spätere Touren sicherlich ein gutes Team wären. Schließlich verständigte der Graf am nächsten Tag die Polizei, weil er eben die Adresse hatte, und die Polizei kam und fragte den Einbrecher, wo er in der Nacht gewesen wäre. Der Einbrecher sagte: „Beim Einbrechen im Schloss." Der Polizist fragte weiter, was die Beute gewesen wäre. „Ein Diamant", antwortete der Einbrecher. Der Diamant wurde sichergestellt, und der Einbrecher erzählte, dass auch noch ein zweiter dabei gewesen wäre. Um nun auch den zweiten

Das erste Chakra korrespondiert mit dem Erdenelement

So wie der genaue Mittelpunkt des physischen Körpers im ersten Zentrum angelegt ist, symbolisiert dieses Zentrum das Urbild des physischen Körpers und die Festigkeit der Erde oder die Stabilität der Form.

Das geeignetste Symbol für das erste Zentrum ist das Quadrat. Diese metrische Figur, gekennzeichnet durch vier gleiche Winkel, schenkt eine Andeutung für die Zentrierung, die, wie bereits erwähnt, aus der Verwandlung der Begierden entsteht. Führt man einen Punkt in das Quadrat hinein oder nimmt man immer kleiner werdende Quadrate, bis sie schließlich punktuell in einer Mitte verschwinden, erlebt man die Tiefenwirksamkeit dieser bekannten geometrischen Figur.

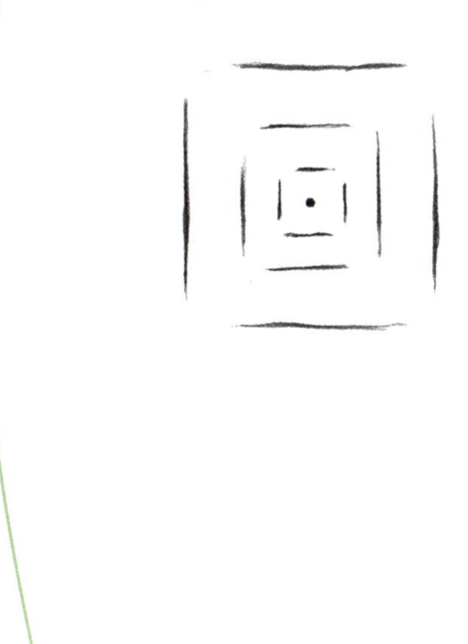

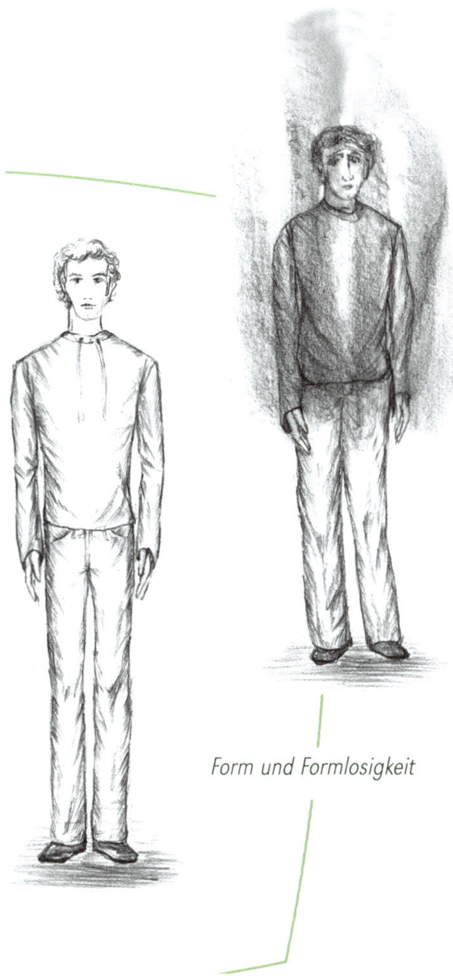

Form und Formlosigkeit

Der Vorgang, der in der Verwandlung der Begierden durch höhere Tugenden entsteht, erfordert eine unglaubliche Wachheit und ein mutiges Aufgerichtetsein. Der einzelne Mensch muss sich mit der Kraft und dem Mut zur Entscheidung konfrontieren. Man studiere die Bedeutung einer gefassten Entscheidung, welchen Nutzen und welche Dimensionen diese für die Entwicklung bewirkt, und beobachte gleichzeitig die Nachteile aller Verhaltensweisen der Selbstaufgabe ohne eigene Entscheidungen und ohne Verantwortung. Eine Entscheidung gibt, wenn sie einmal getroffen ist, Stärke. Sie eröffnet mögliche Perspektiven. Die mutige Formung zur Entscheidung ist vergleichbar mit einem punktuellen Geschehen. Sie ist, wie wenn das Leben wieder zur Konzentration des Punktes findet.

Einbrecher sicherzustellen, wollten sie einmal zum Schloss gehen, um die örtlichen Verhältnisse zu begutachten. Schließlich kam der Graf und der Einbrecher sagte: „Dieser hat den zweiten Diamanten." Der Graf stimmte zu: „Ja, ich habe den zweiten Diamanten." „Und wo ist nun der dritte?" Der Einbrecher versicherte: „Der ist im Safe, den habe ich zurückgebracht." Schließlich wurde ein Polizist hinaufgeschickt, während die anderen Polizisten den Einbrecher bewachten. Er sollte nachsehen, ob noch ein Diamant im Safe wäre. Der Polizist kam nach seiner Begutachtung zurück und sagte: „Da ist kein Diamant im Safe." Der Graf aber übernahm schließlich das Wort und sagte bei sich: „Solch ein Mann, der bisher so klar die Wahrheit gesprochen hat, wie kann denn der nun eine Lüge sprechen?" Er veranlasste, dass ein Polizist nun die Taschen seines Kollegen durchsuchte, und sie fanden tatsächlich den dritten Diamanten. Der Polizist hatte auf dem Weg vom Safe den Diamanten unterschlagen. Und schließlich wurde der Einbrecher in die Dienste des Grafen gestellt und erhielt eine hohe Position. Diese wurde ihm zuteil, weil er die Wahrheit unabhängig von allen Äußerlichkeiten gesprochen hatte. Die Wahrheit unter allen Bedingungen auszusprechen, das ist innerste Kraft, die innerste Aufrichtekraft. Das kann diese Geschichte auf eine romantische Weise verdeutlichen.

Der Begriff kuṇḍalinī śakti

In der östlichen Philosophie des Yoga bildet die **kuṇḍalinī śakti** *jene dynamische Energiekraft, die am untersten Ende der Wirbelsäule lokalisiert ist und durch yogische Techniken, wie beispielsweise einer gezielten Atemführung,* **prāṇāyāma,** *zum Aufsteigen gebracht werden kann. Die* **kuṇḍalinī śakti** *wird entsprechend des Namens als die zusammengerollte Schlangenkraft benannt.* **Kuṇḍala** *kann man mit aufgerollt, ringförmig oder Schlange übersetzen und* **śakti** *mit Kraft. Die große Energie bezeichnet auch den sogenannten weiblichen Aspekt der menschlichen Schöpferkraft. Das Gegenbild zu dieser weiblichen Dimension würde die Weisheit als Ausdruck für die männliche Schöpferkräfte darstellen.*

Der Begriff Aufrichtekraft

Der Begriff der Aufrichtekraft bezieht sich nicht nur auf das physische, körperliche Vermögen des Aufrichtens, weitaus mehr will er das Vermögen in der Seele beschreiben, sich aus dem Bewusstsein gegenüber den verschiedensten emotionalen oder negativ wirkenden Wirklichkeiten des Daseins aktiv zu positionieren. Die Aufrichtung beginnt mit der Fähigkeit des Wahrnehmens und Betrachtens einer anderen Dimension, gleich ob diese positiv oder negativ zu benennen ist. Die Fähigkeit des äußeren Aufrichtens des Körpers beruht auf einer natürlichen Willensenergie, Muskelkraft und Stärke, während die Fähigkeit des inneren Aufrichtens der Seele sich auf der Grundlage des Bewusstseins und seiner formbildenden und formgebenden Kraft für das Leben gründet.

Die Seeleneigenschaft, die das erste Zentrum fördert

Eine direkte Meditation mit einer gezielten Aufmerksamkeit auf das Chakra lässt sich über lange Zeit und auf Dauer nicht empfehlen, denn die Entwicklung des Energiezentrums geschieht aus der lebendigen Praxis in sozialem, kommunikativem Miteinander und aus der disziplinären Entfaltung bestimmter Seelenvorgänge. Die Aufmerksamkeit direkt durch Konzentration auf ein Chakra kann eine Ruhe und ein geordnetes Empfinden schenken, sie kann jedoch das Zentrum nicht zur Entfaltung führen. Verschiedene Tugendkräfte sowie auch seelische Empfindungen entwickeln sich aus dem Streben nach höheren Erkenntnissen, nach Unterscheidung, nach Qualitäten und erweiterten Perspektiven im Charakter. Je mehr die Seele im Menschen gefördert wird, desto mehr gewinnt das Energiezentrum an Ausstrahlung. Am Anfang allen Strebens steht die bewusst gewählte und eigenständig getroffene Entscheidung.

Die Entfaltung von bewussten und verantwortlichen Entscheidungen sollte ein wichtiger Teil des menschlichen Strebens werden. Jener träumende Bürger, der sich nicht zu Entscheidungen hindurchringt, hält sich in der Regel verschiedene Gelegenheiten offen, er will sich weder von einer bisher bekannten Sache verabschieden, noch will er sich ganz zu einer neuen Aufgabe entwickeln. „Aber vielverzweigt und mannigfaltig ist die Vernunft der Unentschlossenen", *bahu śākhā hyanantāḥ* ..., heißt es in der *Bhagavad Gītā* (siehe Anmerk. S. 248). Sie ist ohne Zentrierung und ohne Verantwortung. Man sollte sich zu kleinen und zu großen Aufgaben entschließen lernen, denn die Entschlusskraft führt zu erstaunlichen Reifeprozessen des Lebens.

Die Beobachtung von Begehrenskräften, die zahlreich und mit vielen Masken das Leben begleiten, fordert gerade jene entschiedene Ausrichtung, die das erste Zentrum als Kernenergie in sich trägt. Je mehr jemand auf dem Weg der Entwicklung Entscheidungen treffen und durchführen lernt und je weniger er sich durch kleinliche Begehrensmächte von diesen einmal aus einer klaren Erkenntnis getroffenen Entscheidungen abbringen lässt, desto reifer wird er in seiner Persönlichkeit. Die Fähigkeit Entscheidungen zu treffen und diese in Wort und Tat durchzuhalten, führt den Menschen mit der Zeit zu einer erstaunlichen Frische und einer besseren Aufrichtekraft im Gesamten seines Daseins.

Eine Entscheidung führt bildhaft den Menschen zu einem Punkt und zur punktuellen Zentrierung, während das Fehlen von Entscheidungen die Gemütsregung zur Zerstreuung veranlasst. Der Punkt ist ein Konzentrat aus der Peripherie und er symbolisiert die gesammelte Kraft ohne Kompromisse.

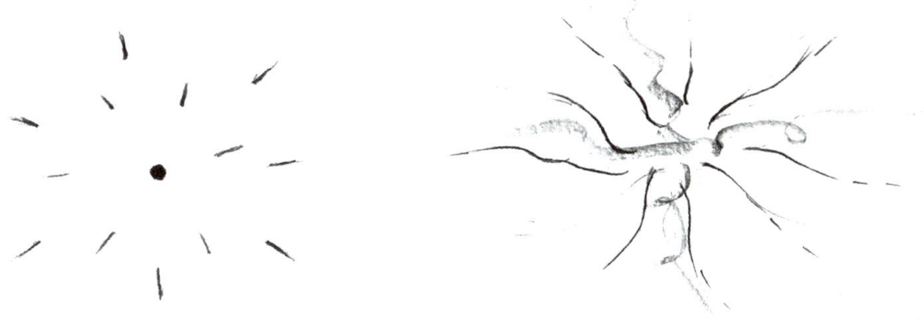

Das zweite Lebensjahrsiebt – *svādhiṣṭhāna-cakra*

Die sieben Chakren sind, wie bereits erwähnt, vergleichbar mit einer Pflanze, die aus dem Samen hervorkeimt, die erst die Wurzelanlage bildet, schließlich den Stängel in die Höhe treibt, eine Blattbildung hervorbringt, dann Knospen ansetzt und schließlich zur Blüte sich öffnet. Nach der Blüte erfolgt die Fruchtbildung. Mit jeder Pflanze ist ein ganz weiser Konzentrationsvorgang verbunden. Die Neubildung der einzelnen Pflanzenteile geschieht in der Regel immer auf Kosten der anderen, bisherigen Pflanzenteile. Am besten ist diese Neubildung und damit Ablösung vom Alten zu sehen, wenn die letzte Stufe, die Fruchtbildung, erfolgt. Die Fruchtbildung entsteht als Krönung, als letzte Dynamik, als letzte Wirkung aus dem Pflanzenwesen. Wenn die Frucht entsteht, kann die übrige Pflanze im Wachstum zurückweichen, können die Blütenblätter abfallen. Die grünen Blätter können ebenfalls von der Pflanze hinwegwelken, der Stängel kann verdörren und auch die Wurzeln können in der Erde veröden. Es bleibt die Frucht übrig, und die Frucht enthält wieder den Samen für den Neubeginn. Das Alte stirbt und etwas Neues gedeiht. Dieses Gesetz lebt in unserer Schöpfung, und es ist ein Gesetz der Konzentration, der Verwandlung und der Vergeistigung. Wenn etwas Neues entstehen soll, ein neues Bewusstsein, ein neues Selbstsein, eine getragene und erfüllende Dimension im menschlichen Leben, so muss etwas Altes dafür sterben, muss sich etwas Altes dafür aufopfern. Wenn dieses Opfer des Verblühens und des Loslösens nicht erfolgt, so kann auch nicht das Neue in die Geburt eintreten.

Das Gesetz des Lebens ist in dieser weisen Intelligenz auf unsichtbare Weise in allen Teilen der Schöpfung enthalten. Das Auge sieht nicht den Sterbeprozess und nicht den Prozess des Neugeborenwerdens. Es sieht nicht die ganz feinen Abstimmungen, die beständig in der Natur walten und die unaufhörlich im menschlichen Leben und allgemein im umfassenderen kosmischen Raum ihre Gestalt im Wandel hervorbringen. Das erste Chakra, das Wurzel-Chakra, das *mūlādhāra-cakra*, das im Steißbeinbereich sitzt, stellt eine Urbildekraft im Menschen dar und trägt zur ersten physischen Leibesbildung bei. Es wird in der Regel mit dem Element der Erde bezeichnet.

Die Entwicklung von tiefen Empfindungen

Das zweite Chakra ist das *svādhiṣṭhāna-cakra*. Es sitzt oberhalb des *mūlādhāra-cakra* etwa einige fingerbreit unter dem Bauchnabel. Dieses Chakra wird mit dem Element des Wassers gleichgesetzt. Damit sich dieses Chakra entfalten kann, ist ein entsprechend intensiver, geistiger Prozess vonnöten. Es entfaltet sich dieses Chakra auf Kosten des Lebens im unberührten, reinen Sein des Geistigen. Hier ist so wunderschön auch die Schöpfungsgeschichte gegliedert; sie besagt in einem umschriebenen Bilde, wie sich diese Kräfte voneinander scheiden. Es heißt am zweiten Tage, dass da werde eine Feste, dass die Wasser voneinander geschieden werden sollen, und dass sich

Die Tiergestalt im *svādhiṣṭhāna-cakra*

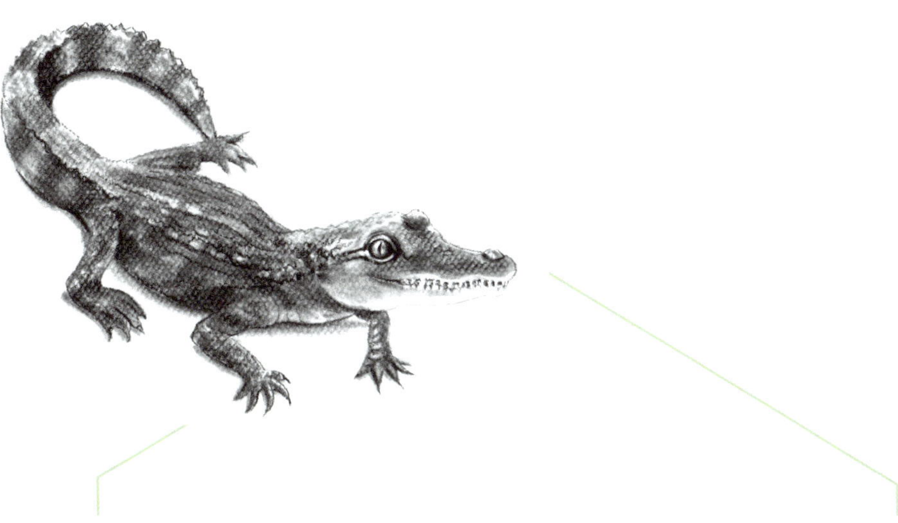

Innerhalb der yogischen Traditionen erscheint das Chakra mit dem Tier des Krokodils. Um welches Tier handelt es sich jedoch, wenn ein Krokodil im Chakra abgebildet ist? Die Beziehung zum Wasser obliegt dem Alligator und er würde sich nicht wohl fühlen, wenn er in einer trockenen Gegend leben müsste. Allgemein jedoch steht mit dem Krokodil die Echse in Verbindung, die ein noch nicht so hoch organisiertes Lebewesen ist. Es lebt noch ganz innerhalb der Naturbedingungen und ist von den Wärmeverhältnissen der Umgebung abhängig. Die Echsen leben sowohl auf dem Land als auch im Wasser. Sie sind bewegliche, wendige und meist sehr schnell agierende Tiere. Bewegung, Agilität und ein gutes Anpassungsvermögen an die Umgebung beschreiben jene Eigenschaften, die mit dem zweiten Chakra nahe einhergehen. Das *svādhiṣṭhāna-cakra* reguliert alle fließenden Bewegungen, wie das auf- und absteigende Gleiten der Lymphflüssigkeiten im Körper.

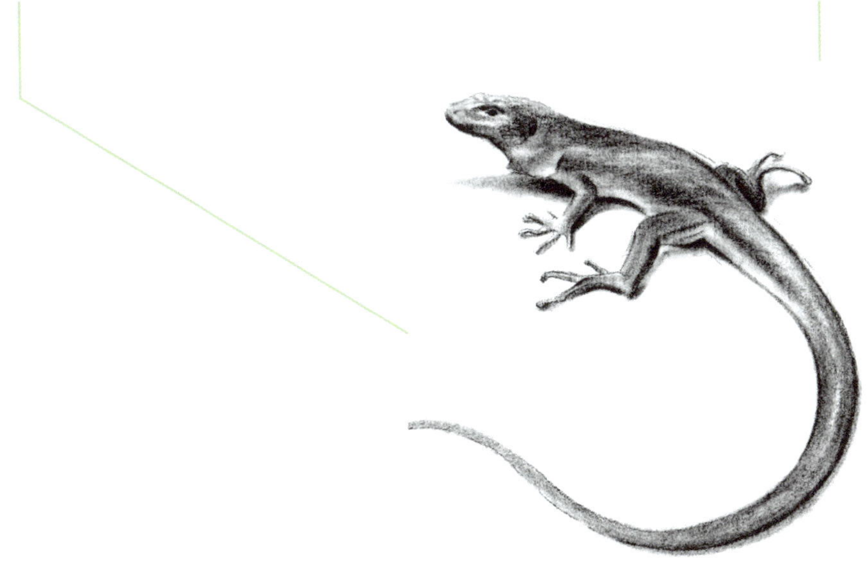

schließlich eine Loslösung ergibt. Es spricht die Genesis hier von der Schöpfung des Himmels, denn die Feste, die hier geschaffen wird, die getrennt wird von den Wassern, heißt Himmel; und so bleibt das Wasser unter der Feste und das Wasser über der Feste (1 Mo 1,6-8). Das Wasser ist auch das Element des sogenannten feinstofflichen Äthers. Es entspricht dem Bereich, der mikrokosmisch mit dem *svādhiṣṭhāna-cakra* charakteristisch genannt werden kann. Es muss eine Loslösung stattfinden. Diese Loslösung betrifft den Himmel, das himmlische Reich.

Ganz einfach gesprochen bedeutet nun diese Loslösung das Aufgeben der reinen Urbildekraft, die vom ersten bis zum siebten Lebensjahr wirkt und die beim Kinde diesen reinen Leib schafft. Es ist dieses Leben auch ein unberührtes und freies Wirken im Kinde, das dem reinen Seelendasein und den unberührtesten Kräftewirkungen entspricht. Das erste Lebensjahrsiebt ist also das reinste Leben, das der Mensch in seinem ganzen Dasein beziehen kann; nur ist es ein unbewusstes Leben und somit eine unbewusste Glückseligkeit. Diese unbewusste Glückseligkeit scheidet sich: Es scheidet sich die Feste, und die Feste wird Himmel genannt. Zurück bleibt das Wasser und dieses Wasser ist die Geburt des Lebensleibes, die Geburt der feineren Empfindungen, die sich nun in den kommenden Jahren, vom siebten bis zum vierzehnten Jahr, entfalten sollen. Diese feineren Empfindungen zeigen erstmals ein stilles, noch relativ unbewusstes Erwachen von einem lebenskräftigen Bewusstsein. Dieses stille, empfindende, lebenskräftige Bewusstsein lässt dem Kinde eine feine Strömung zuteil werden, in der es das eigene Wesen und auch den anderen erleben lernt. Das kleine Kind, vom ersten bis zum siebten Lebensjahr, kennt noch nicht die Aufspaltung in ein Ich und in ein Nicht-Ich. Aber vom siebten bis zum vierzehnten Lebensjahr entsteht plötzlich dieses erste Empfinden vom anderen und dem Anderssein im anderen. Es entsteht auch erstmals ein Empfinden für den Unterschied in den Geschlechtern, ein erstes differenziertes Empfinden erwacht.

Das *svādhiṣṭhāna-cakra* entwickelt sich also in der stillen Tiefe des Leibes während des siebten bis vierzehnten Lebensjahres. Es legt sich damit das innerste Lebensgefüge an und die innersten Empfindungen im geheimnisvollen sogenannten Äther. Mit einer gesunden Anlage in dieser Zeit – in dieser noch immer reinen, kindlichen, seligen Zeit – entwickelt sich für später eine Naturfrömmigkeit, überhaupt ein frommes Wesen. Je gesünder, reiner und natürlicher diese Zeit in der Kindheit erlebt wird, desto mehr schafft sich neben der Frömmigkeit eine gute Gesundheitsanlage für später, vor allem schafft sich auch eine gediegene Festigkeit im Temperament und eine Einfachheit im Umgang mit dem Leben. Es erschafft sich weiterhin auch die so wunderschöne Temperamentseigenschaft der Spontaneität. Die Spontaneität ist ein charakteristisches, schönes Zeichen, das dem zweiten Chakra oder der Anlage, die dem zweiten Chakra entspricht, angehört.

Das Chakra und die zugehörigen Organe

Die Lokalisation des Zentrums tief an der Wirbelsäule und etwa auf der Höhe des Bauchnabels gibt die Hinweise zu den Organen, die mit dem Zentrum energetisch zusammenwirken. Der gesamte Dünndarm mit seinen vielen Lymphfollikeln wird maßgeblich von den Kräftewirkungen des astral angelegten *svādhiṣṭhāna-cakra* beeinflusst. Der Dünndarm führt sowohl zur Leber über die Pfortader, als auch im Zirkulieren des Blutes zur Milz hinüber. Die weiblichen Geschlechtsorgane werden aus dem gleichen Zentrum gesund erhalten.

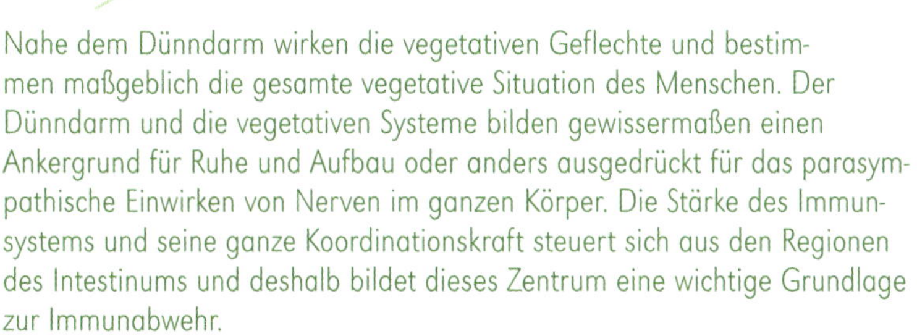

Nahe dem Dünndarm wirken die vegetativen Geflechte und bestimmen maßgeblich die gesamte vegetative Situation des Menschen. Der Dünndarm und die vegetativen Systeme bilden gewissermaßen einen Ankergrund für Ruhe und Aufbau oder anders ausgedrückt für das parasympathische Einwirken von Nerven im ganzen Körper. Die Stärke des Immunsystems und seine ganze Koordinationskraft steuert sich aus den Regionen des Intestinums und deshalb bildet dieses Zentrum eine wichtige Grundlage zur Immunabwehr.

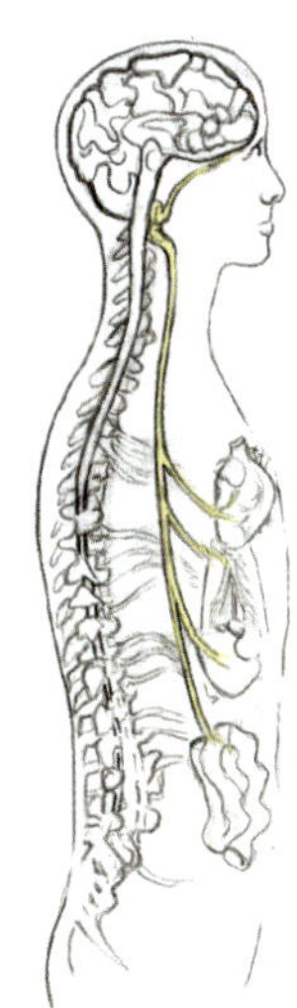

Der Nervus Vagus und die beruhigende Anlage des parasympathischen Nervensystems geht vom Gehirn aus und führt über verschiedene Ganglien bis in die Tiefe des Verdauungssystems hinab.

Natürliche Handlungskraft und künstlerische Ästhetik

Während dieser Lebensjahre nach dem Zahnwechsel kann das Kind erstmals zu einem bewussteren Lernen schreiten. Dieses erste Lernen ist ein noch träumerisches Tasten, ein seliges Tasten und ein Entgegennehmen der verschiedenen Bedingungen, die von außen durch die Eltern und durch die Bedingungen der Umgebung herantreten. Diese Kindheitsphase ist ganz wesentlich eine Lernzeit, in der sich das reinere Empfinden, das tiefere Empfinden prägt. In diesen Lebensjahren entfaltet sich eine innerste Willenskraft, die später zu jener Festigkeit oder zu jener natürlichen Handlungskraft eines spontan gewählten guten und sogar auch moralisch gesitteten Handelns gereicht. Es ist vom siebten bis zum vierzehnten Lebensjahr ein Führen von Seiten der Eltern entscheidend wichtig. Sonst besteht die Gefahr, dass die Kinder eine Art Übervorteilung erhalten, indem man die Kinder vor allen Schwierigkeiten, vor allen Missgeschicken bewahrt, indem man sie nicht an Arbeiten teilhaben lässt und sie möglichst frei, möglichst antiautoritär erzieht. Gerade aber eine Erziehung innerhalb der Familiengemeinschaft oder allgemein innerhalb einer Gemeinschaftsbildung wie der Schule ist hier im rechten Sinne vorteilhaft. Das Kind sollte unbedingt Arbeiten erhalten. Es sollte nicht von allen Tätigkeiten und Handlungen ferngehalten werden. Ein gutes Beteiligtsein im rechten Maß, das nicht zur Überforderung führt und zum Ansporn des Interesses gereicht, ist ganz wertvoll für die Willensentfaltung und schließlich für die spätere gesunde Handlungskraft und vor allem für die folgende Entwicklung einer gesunden, natürlichen Sicht zu praktischen Aufgaben. Wenn man ein Kind von allen Arbeiten fernhält und es in keinster Weise mit den Belastungen eines regelmäßigen Einsatzes konfrontiert, also nicht richtig teilhaben lässt, so wird das Kind später auch kein Auge dafür haben, was in praktischer Hinsicht zu tun ist. Durch die rechte Erziehung zur Teilnahme an der Arbeit kann es einen praktischen Blick entfalten und kann später das praktische Denken zur integrativen Lebensunterstützung gewinnen. Die Unterforderung oder das Ausweichen, das besondere Beschönigen der Kinder in dieser Zeit ist in jedem Falle etwas sehr Schädliches.

Das natürliche Integriertsein in der Familie und in der Gemeinschaft, das natürliche Beteiligtsein und somit das gegenseitige Lernen in diesem Lebensabschnitt führt für später weiterhin zu einer anmutigen Ästhetik, zu einem tieferen Sinn für Gemeinschaft sowie auch zu einer einfachen frommen Blickrichtung in der Religion.

Auf vielfache Weise äußert sich dieses Energiezentrum, das in diesem frühen Lebensjahrsiebt in Grundzügen angelegt wird. Es äußert sich beispielsweise in der Bewegung. Je günstiger dieses Zentrum gegründet wird, je günstiger dieses feine Lebensgefüge angelegt wird, je sorgfältiger die Willensordnung ausgeprägt wird, um so mehr öffnet sich im späteren Verlauf das künstlerische Bewegungsleben, und

Das Kräftewirken im *svādhiṣṭhāna-cakra* steht dem Wirken des *mūlādhāra-cakra* völlig konträr gegenüber. Während das *mūlādhāra-cakra* eine klare Form mit einer punktuellen Zentrierung im besten Sinne aufweist, so erscheint nun das *svādhiṣṭhāna-cakra* als ein viel bewegterer Ort. Eine geometrische Figur lässt sich sehr schwer mit diesem Zentrum vergleichen, am naheliegendsten wäre noch eine Art Kugelgestalt, die jedoch in jedem Moment ihre Form durch Bewegung verändert. Diese Kugel möchte zum Lichte werden, sich auflösen und sich sogleich wieder in einer Form manifestieren. Dennoch kann sich die Form niemals dauerhaft halten. Sie wird sogleich wieder zum unmanifestierten formlosen Gebilde im waltenden Licht.

Die Geste, die mit diesem Zentrum in Verbindung steht, ist eine sich rundende und gleichzeitig eine sich lösende und aufhebende. Sie ist wie eine Gestaltung, die sich zur Kugel ausformt und sich sogleich wieder aus dem Mittelpunkt heraus öffnet; so gebärdet sich auch das zugehörige Element des Wassers, das sich zu einem Tropfen sammelt und wieder zerstäubt. Das Bewegungsleben des zweiten Zentrums zieht Kräfte zusammen und gibt sie sogleich wieder durch Auflösung der Form ab.

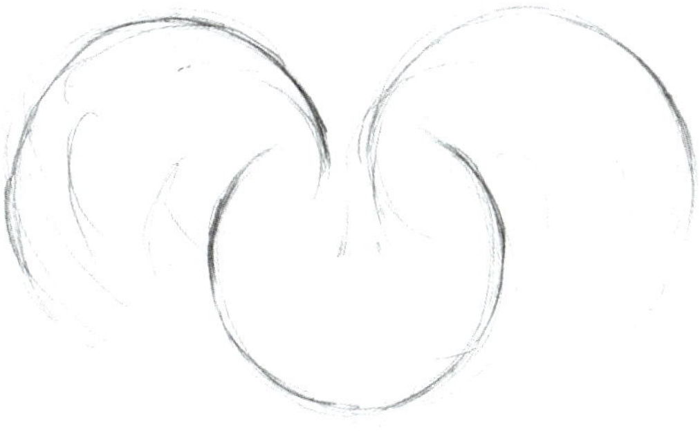

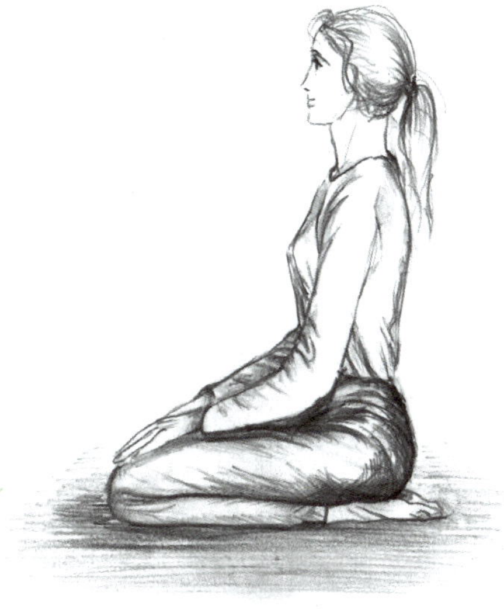

Die zusammenziehende Kraft im zweiten Zentrum zeigt sich in einer Sammlung in der Becken- und Beinregion.

die ganze Ausdrucksart des Menschen gewinnt etwas Feines, Anmutiges, Lebendiges, etwas Spontanes. Das Bewegungsleben gewinnt Natürlichkeit und Rundung, und jede Bewegung gliedert sich auf schönere Weise in die Gesamtheit ein. Das musikalische und das künstlerische Empfinden entfalten sich ganz wesentlich in diesem Lebensabschnitt. Man spricht in der Regel vom Erbgut oder von einer Erbanlage, die man in musikalischer Form erhalten hat. Sie wird wesentlich in diesem Altersabschnitt durch günstige Übertragungen angelegt. Wird man jetzt zu stark eine Zwanghaftigkeit auf das junge Gemüt ausüben, so zerstört man in der Regel die künstlerischen Fähigkeiten, die musikalischen Talente. Wenn aber die Willensschulung günstig liegt und eine sinnvolle Integration in die Gemeinschaft erfolgt, mit einigermaßen sinnvollen Umgangsformen, dann kann man erwarten, dass die künstlerische Anlage für später in ein recht schönes Gedeihen gelangt.

Die Anlage der vertrauenden Empfindung zum Gedanken

Ein Chakra besitzt eine tiefe moralische Dimension, einen bewegten gedeihlichen Seelenprozess und eine in den Körper gerichtete energetische Bewegung. Das Vertrauen in einen Gedanken und das stille Wissen, dass dieser Gedanke bei Bewahrung über eine Zeit hinweg zum sicheren Erfolg führt, lebt über dem Menschen wie eine schöne Farbe, die sich beständig kräftigen möchte, die von silbrigem Schimmer zu kräftigen Tönen – wie beispielsweise hellbläulich und kupferfarben oder auch leicht grünlich – ansteigt. Jener, der in dem *svādhiṣṭhāna-cakra* gut gegründet ist, verausgabt sich nach außen durch die so vielseitigen Zersplitterungs- und Zerstreuungsprozesse sehr wenig und er kann aufgrund einer gediegenen subjektiven Ruhe im Vertrauen zu einem Gedanken verweilen. Diese Sphäre, die als Prozess über dem Menschen lebt, ist wiederum durch einen Erzengel geleitet, der auf stille Weise den Gedankenstoff, den der Mensch bei sich trägt oder den er heranzieht koordinierend bearbeitet und daraus eine Gedächtniskraft steigert. Die Wirkung, die aus dem Vertrauen und aus der Selbstwahrnehmung innerhalb der Gedankensphäre entsteht und die eine Festigkeit im Empfinden darstellt, ist himmlisch und schön und zeigt eine Art günstige Erfolgsaussicht. Wenn diese Sphäre über dem Menschen existiert, so können sich vegetative Prozesse, die sich ganz besonders im Bauchraum in der Lokalisation des *svādhiṣṭhāna-cakra* ereignen, sehr natürlich und günstig abspielen.

Das *svādhiṣṭhāna-cakra*, auf die Nabelregion bezogen, beschreibt schließlich die gediegene Festigkeit im Temperament und eine stabile Kraft im Gemüte des Persönlichen. Das Chakra ist das Ergebnis eines Selbstvertrauens im Sinne einer moralisch hohen Vertrauensbasis zum Gedanken und eines Prozesses in der Sphäre um den Menschen, der im Lichte dieses bewahrenden Gedankens lebt und fühlt. Wenn das Schicksal von schweren Schlägen später erschüttert wird, hilft dieses Zentrum in

Die Bedeutung des Namens *svādhiṣṭhāna*

Die Sanskritbezeichnung des Chakra erschließt sich aus der Vorsilbe *sva*, welche Eigenbezogenheit oder individuelle Orientierung darstellt und dem Wort *adhi-ṣṭhāna*, das übersetzt Wohnstätte oder, noch besser und genauer ausgedrückt, eigene Stabilität bedeutet. Das Zentrum in der Tiefe des Bauchraumes wirkt, wenn es entfaltet ist, tatsächlich stabilisierend, beruhigend und schenkt dem Menschen das Gefühl integriert zu sein oder aufgenommen und heimatlich im Leben zu stehen.

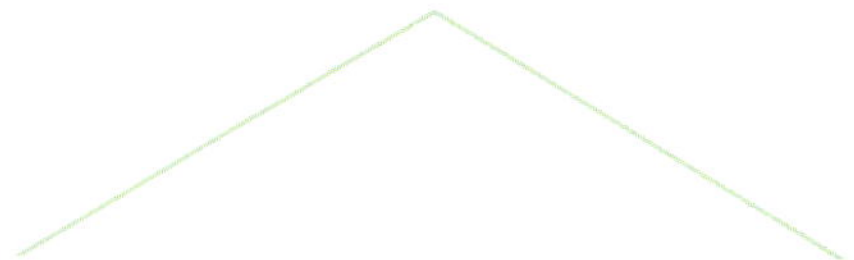

Die Entfaltung des Chakra beginnt im zweiten Lebensjahrsiebt, das heißt in einem noch sehr kindlichen und frühen Stadium der Entwicklung. Einerseits bringt das Kind eine verborgene, innere Voraussetzung mit in das Leben und andererseits formt sich über die Familie, Erziehungseinflüsse und all jene Gefühle, die auf das Kind einwirken, eine innere bleibende Grundlage. Das Wort *sva*, das auf die individuell angelegte Konstitution hinweist, gibt es im Sanskrit häufig und es unterscheidet sich beispielsweise von den universell gültigen Prinzipien, die allgemein mit *sarva* und *sārvatrika* bezeichnet werden. Das Zusammenwirken von äußeren Kräften mit inneren Anlagen führt zur grundsätzlichen konstitutionellen Entwicklung der Unterleibsregionen, in denen das Zentrum angelegt ist.

Das *svādhiṣṭhāna-cakra* kennzeichnet sich durch die Zahl zwei, während sich das *mūlādhāra-cakra* durch die Zahl eins manifestiert. Was bedeutet die Zahl zwei in weltenkosmischer Hinsicht? Sie kennzeichnet das Erwachen des dualen Prinzips, die aus der Einheit hervorgehende Zweiheit. Ab jenem Moment des Daseins, ab dem eine eigene Grundlage zum Leben entwickelt wird, muss es zusätzlich zu dieser eigenen Welt eine zweite geben. Die Unterschiedlichkeit der individuellen Stellung und der allgemeinen Wirklichkeit der Außenwelt offenbart die Zweiheit. Würde der Mensch in einer Einheit bleiben und sich nicht in eine Dualität begeben, so könnte er sich nicht gegenüber der Außenwelt erleben. Die Zahl Zwei erscheint als eine notwendige Dimension der Entwicklung.

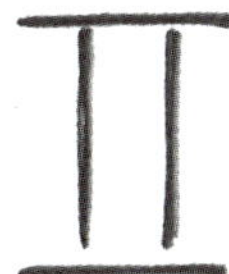

In der römischen Schreibweise wird die Zahl Zwei noch bildhaft mit zwei vertikalen Linien ausgedrückt.

seiner Anlage durch die innere, vom Kosmos kommende Vertrauensbasis und durch das verborgene innerste, seelische Wissen, das sich über den sogenannten Ätherleib als Kraftpotenzial angelegt hat, über die schweren Zeiten mit ihren Nöten hinweg. Jener Mensch ist gefestigt, der in diesen Lebensjahren eine sinnvolle Führung erhielt. Jener Mensch, der stark im *svādhiṣṭhāna-cakra* gegründet ist, besitzt eine Vertrauensbasis als Anlage des Selbstes und eine natürliche Basis zu Religion und Glauben. Es beschreibt sich dieses Chakra wie ein ruhiges Meer ohne Wellen und selbst wenn die Winde wehen, so bleibt dieses Zentrum in einer gewissen Tiefe und unberührbaren Stille im eigenen Wesen erhalten.

2. Zentrum, *svādhiṣṭhāna-cakra* (Tafelzeichnung)

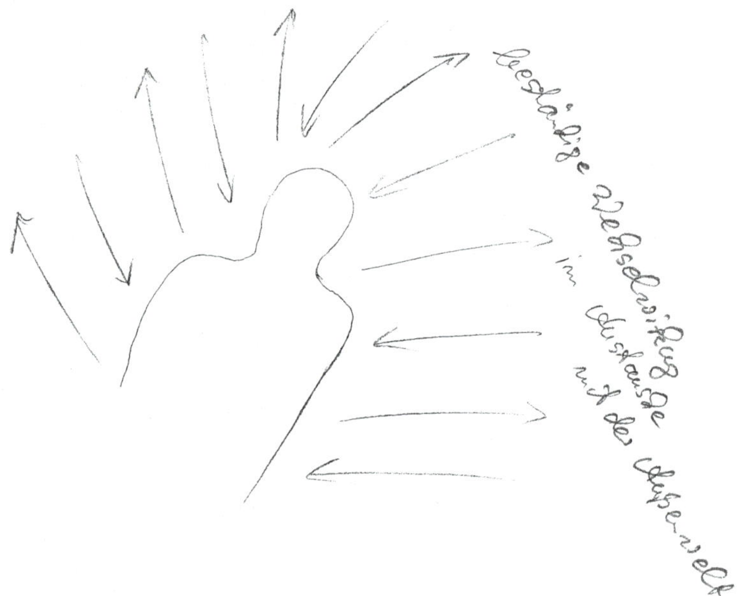

Im zweiten Lebensjahrsiebt erwacht ein erstes Erleben der Umwelt und Außenwelt. Dieses Erleben ist noch nicht vollendet bewusst, es unterliegt den erfahrenden, erfühlenden und sinnlich wahrnehmenden Eindrücken. Die eigene Stellung zur Außenwelt rückt erstmals in eine Empfindung. Dadurch entsteht eine erste Empfindsamkeit für die unterschiedlichen Geschlechter, für die Mutter, für die Welt der Außenheit. Hier erlebt der junge Heranwachsende sein eigenes Getrenntsein und sieht unkompliziert die Welt in ihrer Wesenhaftigkeit. Die Augen schauen träumend, idealisierend und projizierend auf die Wesen der Umwelt. Sie sehen noch nicht wirklich die Objekte, sondern projizieren ihre eigene Vorstellung und idealisierte Wunscheswelt auf die Außenwelt.
In diesem Altersabschnitt sollten bewusste Empfindungen nach innen gelangen.

Die Geburt des Ätherleibes im 2. Lebensjahrsiebt

Ganz besonders in der Auseinandersetzung mit dem zweiten Chakra drängt sich die Begrifflichkeit des sogenannten Ätherleibes auf. Neben dem Astralleib, der mit den Sternen in Verbindung steht, existiert ein sogenannter Ätherleib, der jedoch nichts mit dem Äther der Medizin zu tun hat, sondern der eine feinstoffliche Anlage des menschlichen Wesens bildet. Diese Ätherkräfte sind in der Yogalehre mit den verschiedenen sogenannten *vāyu* beschrieben. Hierzu gehören das *prāṇa*, das *apāna*, das *vyāna*, das *samāna* und das *udāna*, welche spezifische Energieformen benennen.

Ätherische Kräfte oder Formen der Energie, *vāyu*, sind jene Lebenskräfte, die im allgemeinsten und einfachsten Sinne das Leben erhalten. Eine Pflanze benötigt die Ätherkräfte für ihr Gedeihen und Wachsen und jeder einzelne Mensch kann nur so lange leben, wie ihn die Ätherkräfte begleiten. Die Zirkulation des Blutes, der Lymphe oder die Zellteilungen und Reproduktionen geschehen durch die Wirksamkeiten von den lebensspendenden Energiekräften.

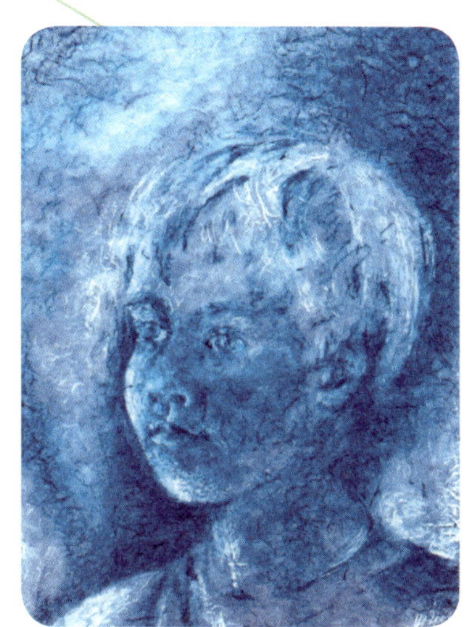

Ein Kind im 2. Lebensjahrsiebt

Nun kann man sagen, dass im zweiten Lebensjahrsiebt der Ätherleib des Menschen in die Geburt kommt und man muss sich mit dieser Aussage sogleich fragen, ob denn das Kind im ersten Lebensjahrsiebt keine Ätherkräfte zur Verfügung gehabt hätte? War es in den ersten Jahren noch nicht am Leben und Gedeihen? Die Widersprüchlichkeit löst sich erst dann auf, wenn man die Aussage über die Geburt des Ätherleibes nicht vom Wirken der ätherischen Kräfte ganz allgemein, wie sie durch ein ganzes Leben hindurch geschehen, abhängig macht, sondern von der spezifischen Wirksamkeit einer beginnend ausstrahlenden Ätherfigur, die über dem Menschen erwacht, definiert.

Mit dem Beginn der Schulreife des Kindes erwacht tatsächlich eine Art sonnenhafte, feinste, aus sich selbst strahlende Ätherfigur, die gewissermaßen die Lebendigkeit, Phantasiekraft und auch die Lernfreudigkeit des Kindes impulsiviert. Wie aus sich selbst strahlend, in jedem Moment sich neu erquickend und verlebendigend, erschaffen sich helle und leuchtende Kräfte, die den jungen Menschen überstrahlen und begleiten. Durch diese Ätherfigur legen sich all jene Kräfte in das Leibliche hinein, die für später beispielsweise für künstlerisches Schaffen oder für ein intelligentes Handeln notwendig sind. Neben den frommen Eigenschaften entwickeln sich spezifische, dem Kinde eigene Genialitäten. Sie entspringen aus der Wirksamkeit dieser übergeordneten Ätherfigur.

Es ist dieses Zentrum weiterhin vergleichbar mit einem schimmernden Wald im Abendlicht, der von keiner Äußerlichkeit berührt wird. Der Mensch in seinen innersten Empfindungen, die dem Vertrauen in eine Sache oder in einen Gedanken entsprechen und einer innersten intuitiven Gewissheit entspringen, ist stark und somit im Leben integriert, aber andererseits nicht gebunden. Das *svādhiṣṭhāna-cakra* bildet die vertrauende Stärke, die sich selbst dann, wenn größte Unruhezustände bestehen, mit einer tiefen Ruhe, mit einer tiefen Gelassenheit und wahrnehmbaren Gewissheit und somit, psychologisch gesehen, mit einem Optimismus bemerkbar macht.

Der tiefe Bauchraum bezeichnet die unbewusste Region, die sich den Zugriffen des äußeren Verstandes und der Gefühle gänzlich verwehrt. Es ist diese Region wie eine zweite Wurzelanlage unter der Erde, die wir mit den Augen nicht sehen und somit mit den Gedanken nur schwerlich ergreifen können. Die gesamte Verdauung, besonders der Dünndarm in der Mitte des Bauchraumes, strahlt sehr intensiv auf das Bewusstsein und auf das Wohlbefinden ein. Das menschliche Wesen besitzt allgemein eine recht geringe Wahlfreiheit, um jene Kräftewirkungen, die sich in den frühen Lebensjahren und Kindheitserlebnissen ereignen, in der richtigen, positiven Aufbauweise zu fördern. Es wirkt neben der Bemühung um gute Erziehung die höhere, undefinierbare Macht des ewigen Schöpfungswillens und erschafft seine ihm nötige Anlage. Man kann nach der östlichen Lehre von einer Anlage des *karma* sprechen, es ist jedoch der Ätherleib, der in diesen Jahren als Lebenskräftebildeleib geboren wird und der nun gemäß den äußeren Situationen und Wachstumsbedingungen seine Anlage nimmt. So entscheidet sich in diesen frühen Lebensjahren, ob sich der wachsende Erdenbürger für später mit einem heiteren, sorglosen und lebendigen Integriertsein im Leben zu bewegen vermag, oder ob er jenen vielfachen Prüfungen von Konflikten, nervlichen Belastungen, Sorgen um die Zukunft und vielem mehr ausgesetzt sein soll. Das weise Leben schafft aus dem Willen die Grundlage, die für später die rechten Möglichkeiten der Entfaltung bieten. So besitzt mancher schwache und mancher starke Wurzeln, und sie tragen, stabilisieren, festigen unter der Erde die weiteren Kräfte des Bewusstseins.

Es entfaltet sich eben dieses Zentrum vom siebten bis zum vierzehnten Lebensjahr. Dazu muss aber der erste unberührte, reine Abschnitt im Kindsein zurückweichen, und es kommt nachfolgend schon eine bewusstere Lebensperiode. Es muss jene schöpferische Urbildekraft zurückweichen, so wie in der Pflanze der Same sterben muss, damit die Wurzelanlage und die weitere Grundverankerung der Keimessprossen zur Ausgestaltung kommen kann. So scheidet sich die Feste, der Himmel, vom eigentlichen Wasser. Es ist das Element des Wassers und das Element des Äthers, die durch diese märchenhafte Kinderwelt, die sich in diesen Lebensjahren in die Polaritäten hineinverströmt, die Anlage zum innersten, grundsätzlich vertrauenden Empfinden sucht.

Häufig erscheint die Region in den unteren Körperzonen und dem Bauchraum relativ undifferenziert und mit einer Art dunklen Umkleidung. Das Erkennen des Chakra ist jedoch nur anhaltsweise an diesen Äußerungen, die der physische Körper zeigt, wahrnehmbar. Ein tiefes Erschauen der Lotusblume, die an der Wirbelsäule liegt und die sich ständig in ihrer Gestaltung zwischen Auflösung und Manifestation bewegt, ist sehr schwierig.

Es empfiehlt sich deshalb, den seelischen Prozess, der mehr um den Menschen gelagert ist, in eine geeignete Wahrnehmung zu führen. Zur Entwicklung eines ersten Empfindens über das *mūlādhāra-cakra* musste das Begehren in seiner wesenhaften Äußerung näher betrachtet werden. Zur Erkenntnisbildung des *svādhiṣṭhāna-cakra*, ist es günstig, wenn der Übende die Materie als direkten Bezugspunkt wählt und diese genau - bis ins Detail oder bis zu sorgfältiger qualitativer Einschätzung - betrachten lernt.

Jemand möchte beispielsweise einen Tisch konstruieren. Er muss sich nun der Disziplin hingeben und die Materie des Holzes, die Form und zuletzt die gesamte Möglichkeit der Anfertigung ausreichend studieren. Er wendet sich der Materie hin und lernt diese eingehend kennen. Der Sinn für die Konstruktion eines geeigneten Tisches reift und es kann nun der Konstrukteur mithilfe seiner entwickelten Beziehung eine tiefere Integrität zur Materie und zu seinem eigenen Beziehungsanteil, den er durch die Arbeit ausprägt, finden. Er entwickelt tatsächlich ein *sva*, eine eigene Liebe zur Sache und gleichzeitig ein Gefühl des Integriertseins in der Materie. Eine Stabilität und eine Vertrauensbasis wachsen auf dieser Ebene.

Der Übende sollte sehr genau die Materie und die einzelnen Schritte in der Ausfertigung einer Sache mit klaren Gedanken beobachten. Durch diese solide Beobachtungsbasis wird er bemerken, wie seine Gedanken nach und nach eine koordinierende und sich entfaltende Kraft gewinnen und wie er auf diese Weise zu seinem eigenen Handeln eine bessere Vertrautheit findet. Der Prozess als solcher erscheint wie eine sich nach und nach entwickelnde Formgestalt, die rund und kräftigend ihren Ausdruck über den Menschen nimmt.

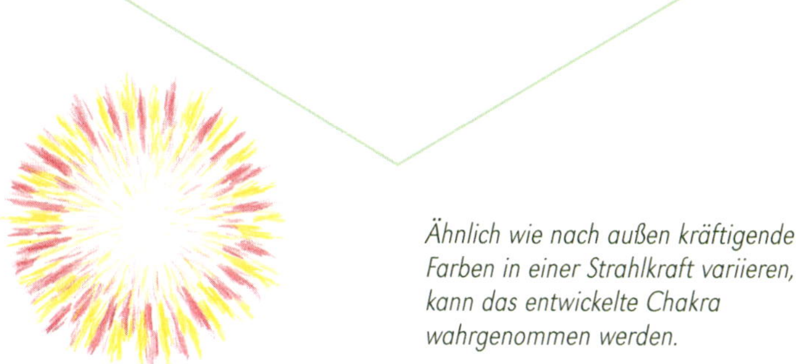

Ähnlich wie nach außen kräftigende Farben in einer Strahlkraft variieren, kann das entwickelte Chakra wahrgenommen werden.

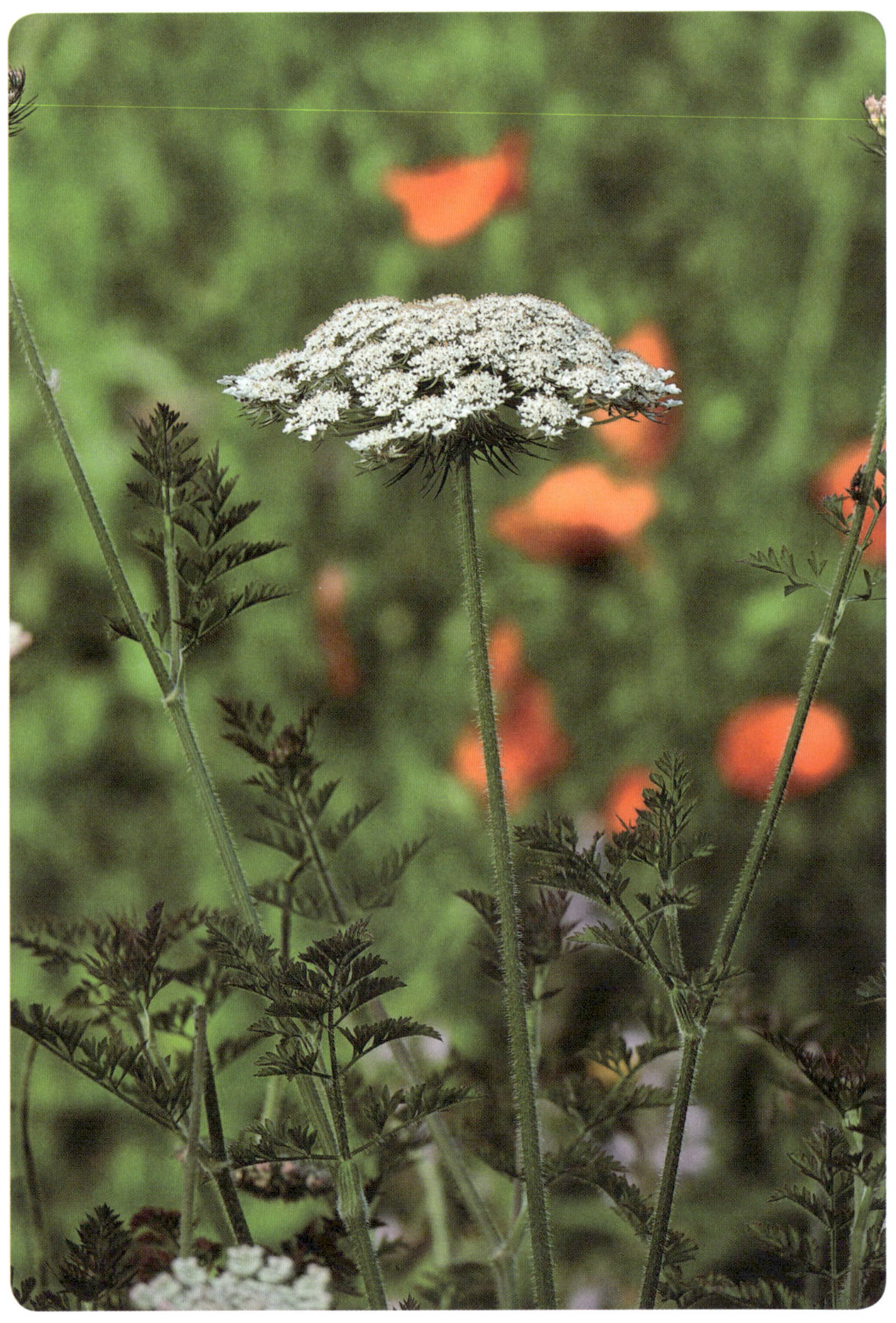

Die „Wilde Möhre"

Eine vorbereitende Übung zur Wahrnehmung des Ätherleibes

Das zweite Energiezentrum darf als der zentrale und substanzielle Sitz des sogenannten Ätherleibes betrachtet werden.

Neben dem Menschen besitzt eine Pflanze ebenfalls einen Ätherleib, denn sie kann durch die Einflüsse der Umwelt wie Luft, Licht, Wasser und Wärme ein eigenständiges Wachstum erzeugen. Beobachtet deshalb der Aspirant, der sich auf den Weg des Geistigen Schauens begibt, eine Pflanze im Frühjahr und stellt sich die verschiedenen Wachstumsphasen, die sie durchlaufen wird, vor - beispielsweise von der Blattbildung zur Blütenbildung - erlebt er indirekt ätherische Kräfte.

Diese ätherischen Kräfte sind nicht für die Sinne sichtbar, ähnlich wie auch das unmittelbare Wachstum durch seinen ruhigen Verlauf für die Augen nicht wahrnehmbar ist. Dennoch lassen sich durch gezielte Betrachtungen von Pflanzen in ihren verschiedenen Wachstumsphasen die ätherischen Kräfte, die ursächlich für das Leben, Gedeihen und Vermehren der Pflanze verantwortlich sind, gedanklich erleben und schließlich empfinden.

Für wenige Minuten sollte sich der Aspirant der Betrachtung eines Baumes oder einer Pflanze hinwenden und die Vorstellung pflegen, dass ätherische Kräfte im Stillen des Wachsens ihren unaufhaltsamen Drang entfalten. Gäbe es keine ätherischen Kräfte, so gäbe es kein Leben und keine Veränderungen in Größe, Gestaltung und Entwicklung.
Indem sich der Übende auf diese Weise in gedanklicher und geordneter Folge einer Pflanze hinwendet, erlebt er, dass es jene unsichtbaren Kräfte gibt, die dem Wachstum zugrunde liegen.

Auf den Menschen bezogen, ist das Erkennen der ätherischen Kräfte schwieriger, da diese nicht in ihrer reinen Form hervorgehen, sondern durch die verschiedensten eigenmächtigen Kräfte des personalen Bewusstseins unterschiedlich gelenkt sind. Der Ätherleib ist deshalb an der Pflanze in seiner Wirksamkeit besser erfassbar.

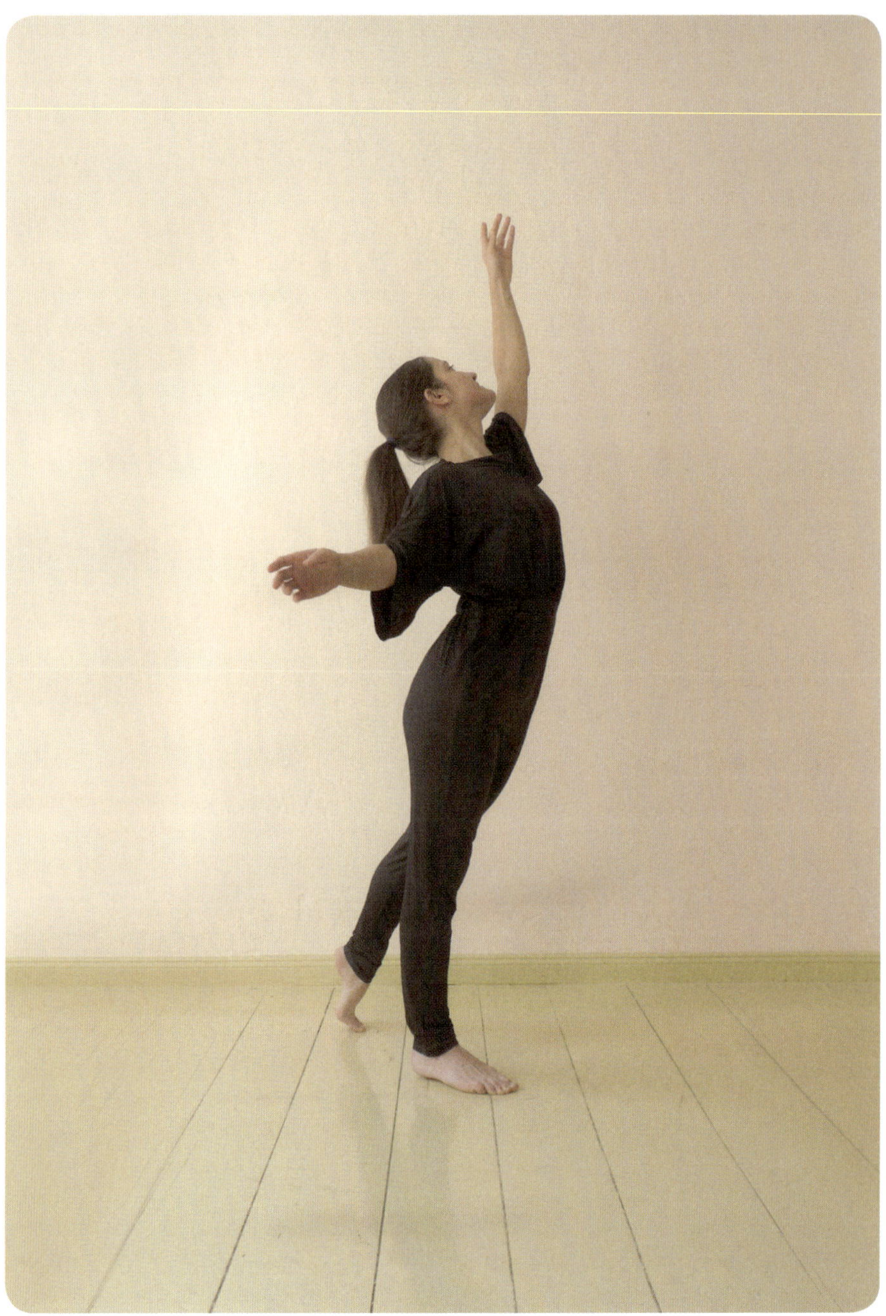

Annäherungen zum zweiten Zentrum

Ein unmittelbares Erschauen des *svādhiṣṭhāna-cakra* mit seinem fließenden, lichtsammelnden Bewegtsein, stellt eine anspruchsvolle Übungsaufgabe dar.

Der Übende kann sich des Ausdrucks, der dem Zentrum eigen ist, bewusst werden, indem er beispielsweise das Bewegungsleben bei bestimmten Tanzarten und vor allem bei Tänzerinnen studiert. Häufig bestehen gute Anlagen bei weiblichen Personen im *svādhiṣṭhāna-cakra.*

Wie das Bild zeigt, gibt es eine Mitte in der Bewegung. Ausfließen bis an die Peripherie und zum Kopf, den Händen und Füßen, wie auch Sammeln der Energie organisiert sich aus dem unteren Rücken, an jenem Ort, an dem das zweite Zentrum lokalisiert ist. Das Gebärdenspiel erscheint wie ein Strömen, ohne Unterbrechung und doch wohl gehalten in einer Mitte.

Die Beine befinden sich in einem integren Dynamismus, die Wirbelsäule richtet sich geschmeidig auf, oder besser gesagt, sie dynamisiert sich aus der Bewegung der angezogenen Beine in eine geschmeidige Linie und der gesamte Körper befindet sich in einem koordinierten Flusse. Die Bewegung ist ohne Ausnahme im gesamten Körper und in allen Gliedmaßen sichtbar.

Die Tänzerin besitzt eine natürlich Anlage mit dynamischer Kraft im zweiten Zentrum und Bewegungen, die im koordinierten Sammeln und Ausgleiten, im geschmeidigen Wechsel und ruhigen Halt geschehen, gelingen ihr mühelos und ohne Anstrengung.

Würde man das zweite Zentrum nach strengen Kriterien der Hellsichtigkeit untersuchen, so müsste man feststellen, dass es sich tatsächlich um eine naturbedingte Anlage bei der Tänzerin handelt und somit eine selbstverständliche Kraft zur geschmeidigen Bewegung verfügbar ist. Die Entfaltung des zweiten Zentrums zur lichten Durchdringung, ist jedoch noch nicht gegeben. Auf einer unbewussten Stufe äußert die Naturanlage mit ihrem Kraftfluss eine schöne ausgleitende Bewegung.

Will man hellsichtig das Zentrum erkennen, muss die Aufmerksamkeit auf die lichten Verhältnisse im Bauchraum erfolgen. Wird das Chakra durch Schulung edifiziert, zeigen sich außerordentlich lebendige Farbenströme und derjenige, der es entwickelt hat, besitzt eine heilmagnetische Kraft.

Die Ausstrahlung des entwickelten Zentrums lässt sich dann am besten erkennen, wenn der Übende das Vertrauen auf einen guten Gedanken richtet, diesem folgt und ihn verwirklicht. Hellgelb bis karminrot erscheint die Kraft des Vertrauens in einen Gedanken.

Grundsätzlich kann sich der Übende über die verschiedenen Ausdrucksformen, die der Körper offenbart, auf langsame Weise dem Chakra annähern.

Das *maṇipūra-cakra* im dritten Lebensjahrsiebt

Esoterische Vorbetrachtung

Lenken wir heute die sogenannte imaginative Betrachtung auf das dritte Lebensjahrsiebt und auf die Entwicklung des willentlichen Denkens, das in diesem Lebensabschnitt eintritt. Jedes Lebensjahrsiebt wird von einem höheren, unsichtbaren Kräftewirken geführt. Es ist die göttliche Weisheit, die sich in den einzelnen Energiezentren entfaltet. Die göttliche Schöpferkraft, die aus einer geistigen Welt ausströmt, bedient sich der verschiedensten Kanäle, damit sie in ihrer eigenen Selbstäußerung das vorbestimmte und mögliche Werk erledigen kann. Es sind die hohen Hierarchien der Engelsmächte oder die Kräfte der Weisheit, die die Vorbereitung treffen und die ersten Anlagen zur Entstehung der Erde, der Geschöpfe und des Menschen kreieren.

Nach einer sehr praktischen und doch geistig gültigen Sicht lassen sich drei verschiedene Kräfte, die die Anlagen im Menschen gründen, unterscheiden. Beispielsweise sind auch drei Chakren unterhalb des Herzens gelagert und drei Chakren oberhalb dieses Organs. Die Wesen einer ersten Hierarchie von Engeln schufen jene Urbildekraft, die mit dem ersten Chakra in Verbindung steht. Sie legten somit einen ersten Keim für die Willenskraft, die sich in einer späteren Entwicklung im Menschsein äußern sollte. Sie schufen die Uranlage in der untersten Wirbelsäule, die sich mit der Herabkunft eines beginnenden Menschenlebens in die Welt des noch undefinierbaren Bewusstseins hineinversenkt, um von dort das leibliche Erbgut auszuprägen. Aus einem weiteren Kräftewirken, das über den schöpferischen, selbstaktiven Geist ausströmt, erschafft sich die physische Form und die mit dieser Form verbundene Anlage des ureigenen Willens. Weiterhin sind jene Engelswesen aus einer zweiten Hierarchie tätig gewesen, die die Uranlage im *svādhiṣṭhāna-cakra* erschufen. Durch diese zweite Hierarchie kam ein innerstes, empfindsames Fühlen in die Geburt. Diese einstmalige Arbeit der höheren Engelswesen wird heute durch die gegenwärtige Ausströmung des Geistes zu der Anlage, die wir als das vertrauende Fühlen bezeichnen. Und das dritte Chakra nun steht schließlich unter dem Zeichen des willentlichen Denkens. Einstmals arbeiteten die Wesen einer dritten Hierarchie von Engeln an der Erschaffung der gesamten Erde. So kamen jene Kräfte herab, die wir heute durch die Ausströmung des Geistes im *maṇipūra-cakra* mit dem Denken erhalten. Mit der Entwicklung des *maṇipūra-cakra* wird die Zahl Drei, die ein kosmisches Feld in seiner Harmonie beschreibt, erfüllt. Der Same, der durch die Engel in die Welt und in die Entwicklung gebracht wurde, ist die Schöpferkraft, und aus dieser gedeiht die Lebendigkeit, die Fülle und dasjenige, auf was es nun ankommt, das sogenannte Bewusstsein. Es ist das willentliche Denken, das aus den schöpferischen Ebenen des Geistes erwacht. Dies sind Ebenen des manifestierten Lichtes, in denen sich noch weiterhin engelhafte Wesen aus einem schöpferischen, dynamischen Bewusstsein

Die Wortbedeutung von *maṇipūra*

Das erste Wort *maṇi* bedeutet diamantartig oder glitzernd. Der Edelstein steht symbolisch für das Licht, das auf besondere und intensive Weise wie eine sonnenhafte Kraft im Stein verdichtet ist. *Pūra* entspringt aus der gleichen Wortwurzel wie *pūrṇa* und heißt voll oder erfüllt. Das dritte Zentrum weist durch seinen Namen auf eine besondere intensive Lichtbeziehung hin. Es will den Menschen regelrecht ausdehnen, emporheben, dem Licht entsprechend in eine Beziehung zu einem größeren Ganzen führen. Jede Form des Lichtes erhellt und fördert jene Bewusstseinsprozesse, die den Menschen mit der Welt und sogar darüberhinaus mit dem Kosmos in Beziehung führen.

Häufig wird das *maṇipūra-cakra*, das in der oberen Stoffwechselregion gelagert ist, mit der allgemeinen Bedeutung „voller Feuer" übersetzt. Dieses Feuer, *tejas*, das aus den intensiven Wärmeprozessen der aktiven Verbrennungen im oberen Verdauungsbereich entspringt, schenkt dem Menschen eine sehr große Strahlkraft. *Tejas*, wenn es gut angelegt ist, erhält die Gesundheit und Regenerationsfähigkeit des Menschen.

Man könnte sich fragen, ob der Stein eine bloße Materie darstellt oder ob er das lichte Geheimnis seines gesamten Werdegangs in sich trägt. Der Edelstein schimmert und der Kristall zeigt seine lichte Transparenz, obwohl er klare Strukturen und Formen beibehält. Im Menschen lebt ebenfalls eine von geistiger Seite angelegte, lichte Dimension, die sich im Laufe der Entwicklungen erweitern und veredeln möchte, gewissermaßen - um bildhaft zu sprechen - bis die reine Kondition des Edelsteins erreicht ist.

wirksam tätigen. Diese engelhaften Wesen oder dynamischen Kräfte tragen eine sonnenhafte, schöpferische Energie, die gestaltend, formend und verändernd wirken kann. Der Same gehört zu dem Uranfang und somit zu der Urbildekraft, die am Beginn des Lebens im ersten Lebensjahrsiebt steht. In ihm aber lebt weitaus mehr, und so gehört in diesen der gesamte schöpferische Gestaltungssinn und das bewegte, willentlich gedankliche Leben, das ein Ausdruck für die aufbauende, lebendige Kraft des Menschseins ist. Eine Stärke und eine ausstrahlende Weite liegt in den schöpferischen Sinnen, die sich durch ihre eigene Bewegung und Lebendigkeit im Bewusstsein auszeichnen (zum Erleben der Weite siehe S. 81). In der Genesis steht geschrieben, dass der Herr am dritten Tage seines Werkes auf der Erde Gras und Kraut aufgehen lässt, die Samen bringen, und dass er fruchtbare Bäume gedeihen lässt, die durch ihre Früchte wieder neue Samen spenden. In diesem gespendeten Gut liegt die verborgene Fülle des Geistes, die durch ihre eigene schöpferische Dynamik das Leben ganz allgemein in variable Wachstumsprozesse führt. Das gegebene Gut enthält durch den substanziellen Charakter das Feuer in der Bewegung selbst und führt den Gedanken in sein eigenes Reich hinein. Es sind nicht die Samen, die wir in der Natur mit den Augen beobachten, von denen die Genesis im Schöpfungswerk spricht. Denn noch ist das Reich dem Geiste eigen und besitzt keine derartige Verdichtung, wie wir sie mit den Augen sehen. Sie bilden jetzt in der schöpferischen Welt die Anlage des willentlichen Gedankens aus, und so entsteht die wunderbare, sonnenhafte Dynamik einer unendlichen Bewegung, die in sich eine Einheit und ein Ganzes bildet. Sie strömt von einem Werden zu einem nächsten Werden, sie zieht das Nötige an und stößt das Unnötige ab. Die schöpferische Anlage ist die beginnende eigendynamische Lebendigkeit der Welt und des Lebens und sie schenkt im äußeren, sichtbaren Dasein den Ausdruck der unendlichen Vielfalt und Struktur.

Das Aufsprießen der Lebendigkeit im Begehren

Dieses schöne Gleichnis aus der Genesis, in dem Gott Gras und Kraut, das Samen bringt, aufgehen lässt, ist sehr charakteristisch für eine geborene, sprießende Kraft, die aus dem Samen zu einer lebendigen Bewegung wird. Wie ist die Längsausdehnung in der Adoleszenz plötzlich sichtbar. Die erste Individualität äußert sich im vertikalen Prinzip der nach oben sprießenden Wirbelsäule. Das Sinnbild von Gras und Bäumen, die geschaffen werden, bezieht sich im gleichen Sinne auf die Expansionsvorgänge im Menschen. Das Bewusstsein erschafft aus dem innersten, intelligenten Geiste und aus der selbstempfangenden Dynamik die festen Formen und die verdichteten Substanzen der Erde. Die intelligente Weisheit lebt im Gedanken und ist von Anfang an spürbar wie eine Feuerkraft. Sie ist wie eine Bewegung, die die Fülle in sich trägt, und wenn die Zeit reif ist, äußert sie durch die Mächte der Natur ihre Schaffenskraft. Sie äußert ihre Schaffenskraft, da die Schaffenskraft im Geiste in

Es erscheint wie simplifiziert, wenn man den Chakren von unten nach oben die Zahlen zuordnet: dem ersten Zentrum die 1, dem zweiten Zentrum die 2 und dem dritten die 3. Dennoch trifft diese einfache Analogie auf exakte Weise bei den Chakren, die eine kosmische Bedeutung haben und ein kosmisches Kräftewirken beschreiben, zu.

Mit dem Werdegang zum dritten Zentrum, das sich im dritten Lebensjahrsiebt anlagegemäß entfaltet, kann nun die Zahl 3 näher in eine spirituelle Betrachtung rücken. Sie ist die Zahl, die ein Dreieck als geometrische Figur hervorbringt und die Zweiheit, die Zahl der Dualität, durch das hinzukommende Dritte neu konstituiert und in eine Art Nicht-Dualität auflöst. Die 3 bewegt sich erstmals in eine verbundene und neue Dimension. Würde man bei der 2 haften bleiben, so könnte man keine verbindende Einheit erringen und es würde tatsächlich die erhebende Hoffnung auf eine mögliche Entwicklung fehlen.

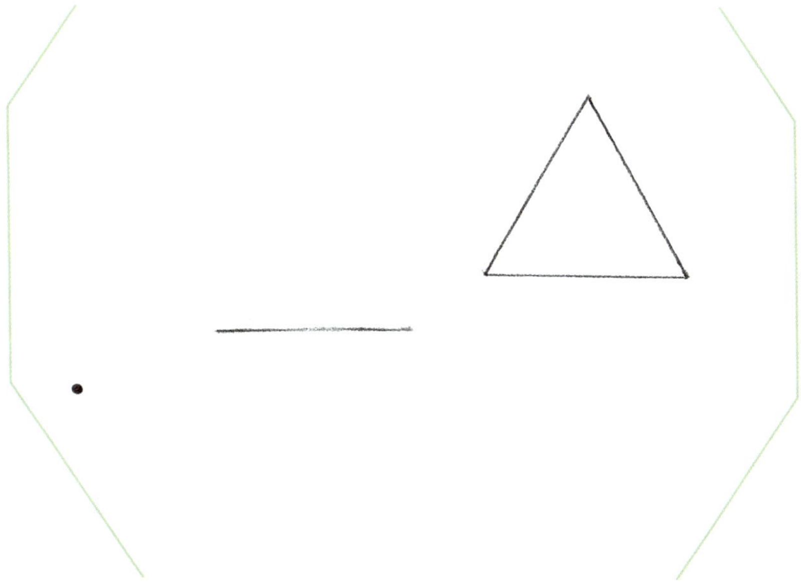

Das Dreieck ist ein kosmisches Symbol oder, anders ausgedrückt, es weist auf eine Beziehung zum Kosmos hin. Im Allgemeinen lassen sich Körper, Seele und Geist durch ihre unterschiedlichen Qualitäten voneinander unterscheiden. Ein Gedanke, der in seinem Ursprung Geist ist, erscheint durch das Bewusstsein erstmals in seiner Wirklichkeit und, wenn er längere Zeit gepflegt wird, kann er sich in einer sichtbaren Form auf der Erde manifestieren. Das Bewusstsein ist durch den Astralleib und durch sein Nervensystem im Leibe verankert und dieses wirkt sowohl nach oben zum Geiste als auch nach unten zur Erde. Im menschlichen Dasein, wie des Weiteren im übergeordneten Dasein, bildet der Kosmos die Mitte zwischen einem höheren Geistigen und einem manifesten Irdischen. Das Dreieck und die Zahl 3 sind deshalb kosmische Symbole mit einer intensiven Beziehung zum Geistigen.

ihr wohnt. Sie äußert sie zu einer bestimmten Zeit, wenn das Feuer oder die Energie reif ist und nach außen lodern darf.

Wir erwähnten schon am Anfang, dass in diesem Lebensjahrsiebt die Grundkraft des willentlichen Denkens ausgebildet wird. Das willentliche Denken ist durch die Lichtdynamik des Gedankens eine intensive Kraft, sie kann auch allgemein als Begehren bezeichnet werden. Diese Begehrenskraft ist aus dem Wesen selbst ein Feuer oder auch ein Bewusstsein, eine selbstaktive Impulskraft. Im Yoga nennt man sie allgemein *saṃsāra* und sie ist mit dem Wunschleben des Menschen verknüpft. Sie sprießt aus einer reinen und freien Mitte hervor und legt das geistige Gut in die irdische Hülle hinein. Jener Same des Bewusstseins gelangt in das innere Leben des Menschen im dritten Lebensjahrsiebt und schenkt dem Menschen eine Grundlage zum Vorwärtsdrängen und zur Persönlichkeitsbildung. Dadurch finden die Werte im Persönlichen der innersten Aufrichtigkeit und des inneren, natürlichen Empfindens, die den ersten beiden Lebensjahrsiebten entsprechen, nun im dritten Lebensjahrsiebt eine bewusste und erstmals greifbare Ausgestaltung. Das so unbewusste Wachsen, das geheimnisvolle Weben der schöpferischen Urbildekräfte und frommen Sinneserfahrungen gelangt nun in die wieder ganz neue Bewusstseinsebene, in eine eigendynamische, expansive Persönlichkeitsgestaltung. Es ist dieses Begehren das Bewusstsein, das nun in der Pubertät ungestüm nach Frei-Sein von den Eltern erwacht. Es ist das greifbare Wesensglied, das sich nun in der jugendlichen Impulsivität und Aktionsdynamik nach außen richtet. Mit dem vierzehnten Lebensjahr gewinnt der junge Körper durch die Anlage dieses nach Freiheit strebenden Bewusstseins ein Feuer der Tatkraft, einen willentlichen Drang nach Abenteuer und Unternehmungen. Wenn das Bewusstsein, das inhärent eine gewisse Begierdenglut bringt, im heranreifenden Leben zum Erwachen kommt, kommt der Strom des wirklichen Aktivseins ins Fließen. Dieses Aktivsein bezeichnet willentliche Bewegung im Wünschen und Wollen als Ausdruck für dieses Jahrsiebt.

Gerade die ersten drei Lebensjahrsiebte sind sehr wichtig, da in ihnen eine Art Basis für das ganze spätere Leben angelegt wird. Die Pubertätsphase, die bis zum 21. Lebensjahr dauert, dürfte nun die wesentlichste Entwicklungsphase zum Reifen der äußeren Persönlichkeit sein. Die Bewusstseinshülle, die in die Geburt gelangt und die wir als die äußere Persönlichkeit bezeichnen, ist deshalb sehr spürbar, da sie die Art und Weise aller Aktivitäten des Menschen prägt. Wenn das *maṇipūra-cakra* erwacht, gewinnt der Jugendliche jene feurige Dynamik und erstmals eine individuelle Art persönlicher Ausstrahlung. „Voller Feuer" heißt die Übersetzung dieses Chakras und es deutet auf diesen Aktivitätsdrang hin, der aus dem Stoffwechsel motiviert ist.

Jedes Lebensjahrsiebt beeinflusst bestimmte Organe und fördert ihre Gesundheit für die weitere Zukunft. Die Entwicklung, die mit der Pubertät für den Jugendlichen

Die Wirbelsäule in ihrer Dreigliederung

Die Halswirbelsäule mit sieben relativ leichten Einzelwirbelkörpern, die Brustwirbelsäule mit zwölf und die Lendenwirbelsäule, zusammen mit dem Kreuz- und Steißbein, mit fünf Wirbeln, geben ein Bild einer exakten Gliederung. Das dritte Energiezentrum liegt etwa auf der Höhe des zehnten Brustwirbels und zählt bereits zu der Mitte der Wirbelsäulenachse. Die Höhe des Zentrums befindet sich ebenfalls in der Nähe der Nieren und den aktiven Stoffwechselorganen, wie dem Magen, dem Pankreas und der Leber.

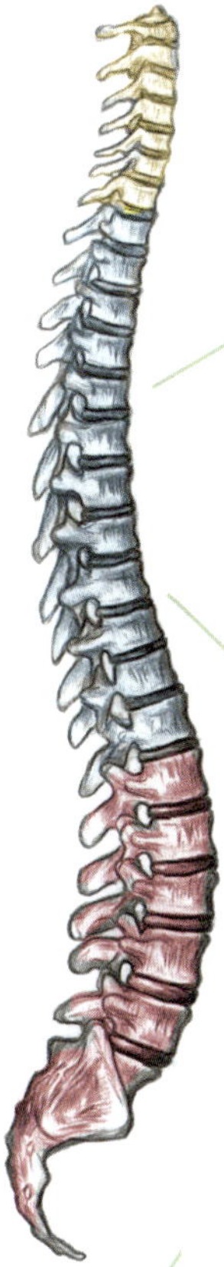

Halswirbelsäule mit 7 Wirbelkörpern

der 4./5. Wirbel der Brustwirbelsäule liegt auf der Höhe des Herzzentrums

Brustwirbelsäule mit 12 Wirbelkörpern

der 9./10. Wirbel der Brustwirbelsäule liegt auf der Höhe des *maṇipūra-cakra*

Lendenwirbelsäule mit 5 Wirbelkörpern

Sehr häufig liegen physiologische Schwächen sowohl in diesen aktiven Stoffwechselorganen als auch in der Mittenregion der Wirbelsäule vor. Unweigerlich fordert diese Schwäche erhöhte Spannungszustände heraus, die sich meist nach oben im Schulter- und Nackenbereich kompensatorisch manifestieren, und des Weiteren entwickeln sich Kraftverluste in der Stabilität der unteren massig-kräftigeren Wirbelkörper. Es darf dieses Zentrum auf der Höhe des zehnten Brustwirbels als die dynamische und feurige Mitte der Wirbelsäule gesehen werden, die, wenn sie ausreichend intakt ist, die gesamte Spannkraft in allen drei Teilbereichen der Wirbelsäule fördert und zu einer natürlichen Aufbauleistung im Knorpelgewebe der Bandscheiben beiträgt.

Die Entfaltung des Zentrums kann zu einem gewissen Grade mithilfe von Yogaübungen wesentlich gefördert werden. Der Übende unterscheidet die Peripherie des Körpers von der Mitte der Wirbelsäule und entwickelt Bewegungen, die bestmöglich im Zentrum angesetzt sind und von diesem zentrifugal nach außen bis an die Peripherie strömen.

heranreift, betrifft vom körperlichen Aspekt her gesehen die Wirbelsäule und ihre gesunde, durchlaufende und lebendige Spannkraft. Wir können ganz einfach das Wechselverhältnis von aktiver psychischer und mental-emotionaler Willensbewegung zum Körper beobachten und das umgekehrte Verhältnis vom Bewegungsleben des Körpers zum psychischen Wohlbefinden. Eine gesunde Aktivität führt zur Erfrischung der Psyche. Wenn der Jugendliche eine gute Tatkraft, Begeisterung, Zielsetzung und vor allen Dingen ein lebendiges Interesse zum kommunikativen Austausch mit sich bringt, formt sich seine Wirbelsäule auf anmutige Weise, sodass er eine wunderbare Haltung und kräftige Ausstrahlung für später gewinnt. Die gesunde Wirbelsäule formt sich vor allem durch diese aufbauende, lebendige Eigendynamik, die der Jugendliche aus dem psychischen Vorwärtsdrängen in die Welt hinein und hinaus gewinnt. Sport, Bewegung in körperlicher Hinsicht und allgemeine aufbauende Bewegungsformen fördern, wenn sie nicht einseitig und übertrieben sind, von der körperlichen Seite die Entwicklungsprozesse, die sehr expansiv in diesem Lebensabschnitt sind.

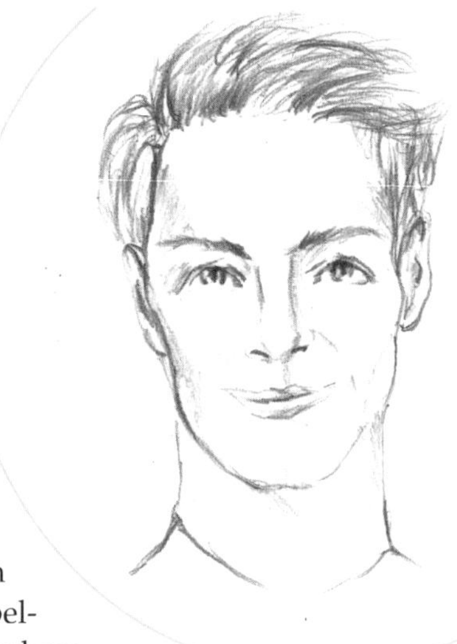

Starke expansive Kräfte drängen sich bis in die Hauptesregion und in die Augenpartien im dritten Lebensjahrsiebt und durchaus darüber hinaus.

Mit dem dritten Lebensjahrsiebt und seinen expansiven Vorgängen entwickelt sich die sogenannte gesunde Nierenstrahlung, wie sie Rudolf Steiner für seine medizinischen Kurse beschreibt. Diese innerste, imponderable Ausstrahlung aus den in der Tiefe des Stoffwechsels arbeitenden Organen steht sehr eng mit der Verdauungsleistung und vor allem mit der Pankreasleistung in Verbindung. Obwohl die Nieren extraperitonal liegen, beeinflussen sie dennoch ihre Nachbarorgane im Bauchraum. Neben der Ausscheidungsfunktion, die allgemein dem Herz-Chakra zuzuordnen wäre, greifen die Nieren durch den physiologischen Rückgewinnungsprozess der Eiweiße im Filtrat in die Nahrungs- und Stoffaufnahme ein. Die Region um die Nieren sollte gelöst und bewegt sein. Sie sollte keine Spannungen mit unphysiologischen Fixierungen aufweisen. Eine schwache Verdauung erscheint in der imaginativen Betrachtung häufig parallel mit der Schwäche in der Assimilationskraft der Eiweiße durch die Nieren. Die Symptomatik kann durchaus vielseitig sein und soll uns auch mit der Betrachtung in speziell medizinischer Hinsicht nur am Rande interessieren. Der Zusammenhang von der innersten Nierenstrahlkraft zur Verdauung bedarf nämlich der Erwähnung, da dieser Prozess für die gesamte äußere Bewusstseinsverfassung

Das Erleben der Weite über den Atem

Das *maṇipūra-cakra*, das spannkräftig und voller Feuer ist, öffnet das menschliche Bewusstsein aus jeglichem Enge- und Einschnürungsverhältnis zur Empfindung der Weite. Man beachte den Unterschied, wenn jemand durch die Umstände des Daseins in eine Art Enge getrieben wird, zu den mehr befreienden Erlebnissen, die mit der Weite verbunden sind. Frei und sicher auf einer Bergeshöhe zu stehen, sorgenlos und ohne lastende Bedrängnisse aus der Vergangenheit, schenkt in der Regel einen natürlichen freien Atem und ein unkompliziertes, angenehmes Gefühl der Weite.

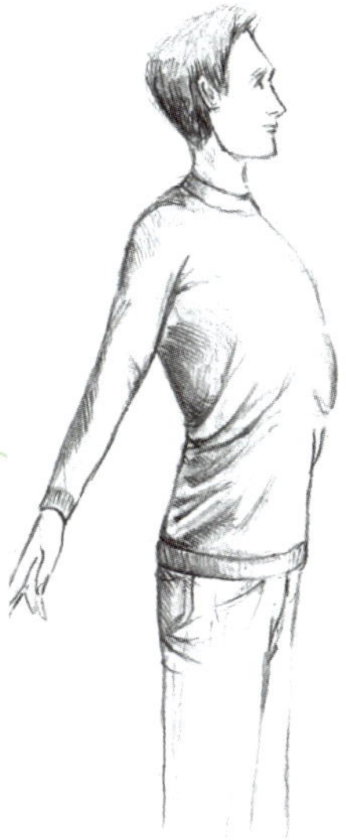

Das Gefühl der Weite äußert sich immer in einem freien und leichten Fließen des Atems, der auf keinen angespannten Muskeltonus stößt, sondern der zirkuliert - unbeschwert und füllig, sich ausdehnend über die Flanken - der sich genau aus der Mitte des dritten Zentrums entfaltet. Die Weite als Wahrnehmung und Empfindung schenkt ein erstes freies Körperempfinden und, genau betrachtet, fühlt sich der Mensch sowohl mit dem Irdischen als auch mit dem Kosmos in einem natürlichen Austausch.

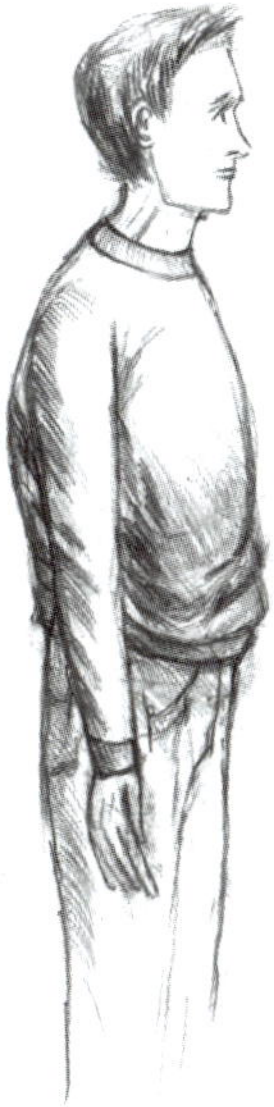

Metaphysisch gesehen entsteht in dem sich entfaltenden Chakra eine hellgrünliche Farbe. Diese ist das Ergebnis einer ersten gelösten, freien und sinngemäßen Willensbewegung der Seele.

Vielen Menschen mangelt es aus Erschöpfungsgründen, Ängsten und Überlastungen durch Konflikte an dieser natürlichen und regenerativen Weite, die das dritte Zentrum auf sympathische Weise eröffnet. Allgemein ist es die Flankenatmung, die nahe an der Nierenregion zur Entfaltung kommen sollte, damit dieses Erleben der Weite elementar in die Wahrnehmung gelangt.

und für die Art und Weise, wie sich die Persönlichkeit ins Leben integriert, eine sehr wesentliche Bedeutung besitzt. Die Nierenstrahlkraft wirft ein sehr gelöstes, nahezu heiteres, anmutiges Licht auf den physischen Körper und vor allen Dingen auf die Augen. Mit diesem Licht, das durch die Augen gleitet und unterschiedliche Intensitäten zu tragen vermag, steht eine innere Weite im Umfassungsvermögen und eine angenehme Art der Entspannung gegenüber den äußeren materiellen Bedingungen in Verbindung. Die gesunde Nierenstrahlung, harmonisch und ausgeglichen zwischen Ausscheidung und Einscheidung, erwacht aus einem gesunden, integrierten Bewusstsein, das sich durch die schöpferische Energie des feurig werdenden Geistes im Wollen in der Pubertät entwickelt.

3. Zentrum, *maṇipūra-cakra* (Tafelzeichnung)

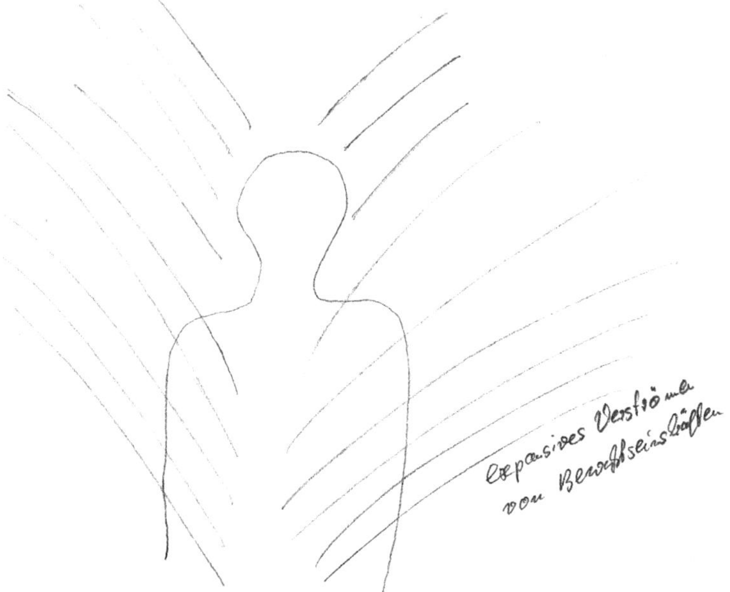

Im dritten Lebensjahrsiebt erwachen geistige Kräfte in einer substanziellen Kapazität, die sich mit dem Leibe verbinden. Durch diese Bewusstseinskräfte entstehen leidenschaftliche Mächte. Obwohl ein Kind sich nach Bedürfnissen regt und im Eifer ein Verlangen äußert, so bleiben diese Reaktionen dennoch auf einer unschuldigen Stufe. Mit dem Erwachen des Bewusstseins aber verankert sich die Begierde direkt im Leibe und äußert sich in einem unaufhaltsamen Drängen nach Vergnügen. Die Pubertät ist durch eine leidenschaftliche und eifernde Impulskraft, die nun den Leib ergreift und aus ihm herausflutet, gekennzeichnet. In diesem Lebensabschnitt sollte ein Beruf erlernt werden.

Die Bindung als Wesenheit

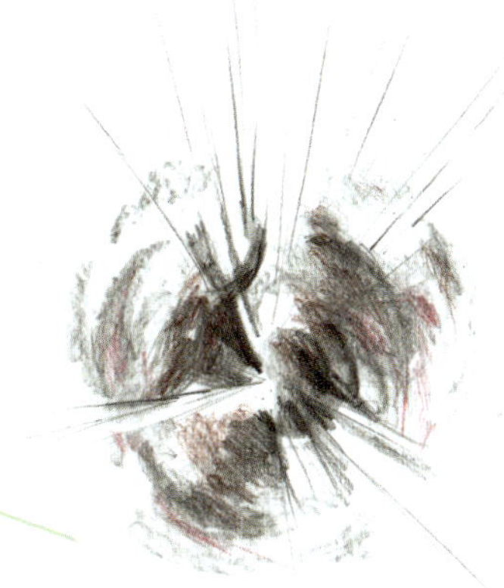

Ein blockiertes drittes Zentrum – das ist ein Umstand, der sehr häufig ist – offenbart in der Sphäre des übergeordneten Astralleibes ein Wesen der sogenannten Bindung. Wie eine Lichtquelle durch einen finsteren Schatten oder ein unruhiges Flattern von abschirmenden, bräunlich-rötlichen oder grauen Farben in ihrer natürlichen Ausstrahlung behindert ist, ebenso verhält es sich in diesem übergeordneten Teil des Menschseins. Die Bindung nimmt das Licht gefangen, verhindert seine freudige Strahlkraft und triumphiert über die gesunden Gefühle des Menschen.

In dieser astralen Sphäre äußert sich ein regelrechter Kampf um das Frei-Werden des Lichtes gegenüber den Bindungswesen mit ihren abschirmenden und verschlingenden Tendenzen. In der Folge dieses Sphärenkampfes atmet das dritte Zentrum in Freiheit oder es verengt sich die gesamte Region mit unphysiologischen Anspannungen und Engegefühlen. Die Beobachtung, wie das Bewusstsein durch Bindungen fixiert und verschattet wird, lässt wieder neue Möglichkeiten mit aufbauenden Perspektiven aufkommen. Der Kampf jedoch ist ein bitterer und das Wesen der Bindung äußert sich schmerzlich, appelliert an die Gefühle und will sich zäh mit Widerstand gegen eine größere Bewusstheit behaupten. Der Übende bedarf eines mutigen Ringens, damit er seine Ziele im Leben nach bestmöglichen Erwägungen festlegt und sich nicht durch die wunschbegehrenden Bindungsmächte, *saṃsārāḥ*, verleiten lässt. Der Kampf zwischen Licht und Schatten kann bei ruhiger Beobachtung der Bindungen, die vorliegen, relativ leicht erlebt werden.

Wie lässt sich ein Bindungswesen metaphysisch beschreiben? Jedes Bindungswesen besitzt eine unklare Form und des Weiteren keine eindeutige Farbnuancierung. Es ist wie indifferent, es neigt dazu, sein eigenes Wesen und die umliegende Atmosphäre zu vereinnahmen und schließlich zu verhüllen. Das Denken in klaren Formen und freudiger Auseinandersetzung mit einem Thema gelingt nur äußert schwerlich, wenn diese Bindungswesen mit ihrem vereinnahmenden Bestreben gegenwärtig sind.

Schließlich ist es das Bindungswesen, das über die Sphäre des Astralleibes die natürliche Aktivitätskraft im dritten Zentrum blockiert und infolge dieses Einflusses jede angenehme, natürliche Regenerationsfähigkeit des Menschen verlangsamt.

Man könnte auch sagen, dass der Mensch sich mit der Unterscheidung auseinandersetzt, ob er seine Wünsche mit positiv geprägten Vorstellungen in die Tat führt oder ob er diese an abhängigkeitsträchtige Bindungen kettet. Die Auseinandersetzung jedenfalls mit dem Bindungswesen führt zu einer freien Weite mit freudigen Zielperspektiven.

Wir wissen, dass die Jugendphase eine recht leidenschaftliche Zeit der Entwicklung mit sehr viel wagnisreichen Aktivitäten ist. Man könnte die oftmals arroganten und eifernden Versuche um Persönlichkeitsbildung, die die Jugendzeit so sehr charakterisieren, als ein Spiel um Einordnung und vor allem um ein Grenzertasten des eigenen Leistungsvermögens bezeichnen. Die heranreifende, impulsive junge Persönlichkeit fordert aus einem unbewussten Drange einen lebendigen, kommunikativen Austausch mit den Mitmenschen und sucht sich im vergleichenden Ringen eine erste Meinungsbildung. Der innere Stoffwechsel beginnt sich in einem manchmal etwas mehr extrovertierten, wettkampfmäßigen und manchmal etwas mehr introvertierten Suchen nach Anerkennung seinen Ausdruck zu schaffen.

Es kann dem Jugendlichen, wenn er im Übereifer der Gefühle über seine Grenzen schlägt, sicherlich nichts Böses unterstellt werden, denn gerade durch die vielfältigen, selbständigen Erfahrungen lernt er seine Möglichkeiten und Grenzen bewusster kennen. Wären die starken, nach außen manchmal etwas ungeordneten und auf Kritik stoßenden expansiven Vorgänge nicht durch die innere Naturkraft des Geistes gewollt, würde sich keine so rechte Persönlichkeit bilden können. Würden wir diesem Altersabschnitt aus rationalen Vernunftgründen zu sehr seine Berechtigung absprechen, würden wir tendenziell eher zur Entindividualisierung beitragen und der innersten Kraft, die sich später im geordneten Bewusstsein und der eben immer einzigartigen Individualität ausdrückt, einen Stempel mit Enge aufsetzen. Das dritte Lebensjahrsiebt dient durch seine stürmische Phase mit weiter Expansion zu einer Ordnung in der Persönlichkeit für später und vor allem zu einer Entwicklung der Individualität.

Die Beziehungsfähigkeit unabhängig von Bindungen

Das Leben wird einerseits durch den angelegten Geist, der im Menschen ruht, determiniert und daraus erhält die feinstoffliche Anlage des Menschen, die im grobstofflichen Körper integriert ist, durch die Vorgänge in der rhythmischen Entwicklung des Lebensjahres und der Lebensperiode die charakteristische Prägung. Andererseits gibt es Außeneinflüsse und die Möglichkeiten einer frei verfügbaren Selbstkraft, die nicht der Genetik unterliegt. Der Jugendliche sucht jedoch meist aus dem angelegten und verfügbaren Interesse die Begegnung mit den anderen, er formt ein lebendiges Spiel und sieht dabei erste Ziele im Erlangen von persönlichen Erfahrungen und Erfolgen, die aus dem messenden Vergleich in der Begegnung resultieren. Er lernt sich selbst kennen und lernt ebenso durch Erfahrung sich selbst in Beziehung zu anderen zu bringen. Würde nun das lebendige, kommunikative Spiel und das expansive, abenteuerliche Vorandrängen zu sehr durch frühzeitige oder noch bestehende

Das Tiersymbol im *maṇipūra-cakra*

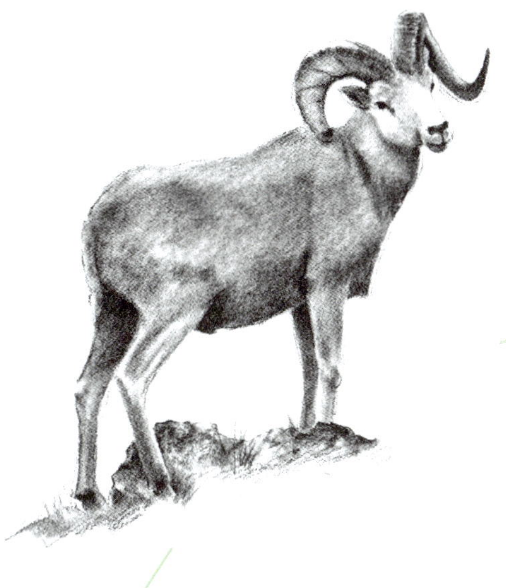

Nach den klassischen Überlieferungen erscheint die Tiergestalt des Widders im dritten Zentrum. Diese kräftige Gestalt mit runden, massigen Hörnern und einem festen Körper symbolisiert das Element des Feuers. Die Meisterschaft der willentlichen Durchsetzung, Zähigkeit und des Krafteinsatzes sind Eigenschaften, die dem Chakra inhärent sind.

Nach den hier gegebenen Beschreibungen des Chakra würde man das Tiersymbol des Adlers gegenüber dem Widder bevorzugen. Der Widder repräsentiert die feurige Kraft des Willens, während der Adler das Sich-Erheben in die Lüfte, das weite Hinausgleiten und Leichtwerden von allem Körperlichen signifiziert. Je nach der Wahl der Eigenschaften, die der Interpret bevorzugt – mehr die feurigen Elemente der Durchsetzungskraft oder mehr die Elemente des sich Ausdehnens und Erhebens –, erfolgt die Wahl des Tiersymbols. Die Abweichungen, die häufig in Analogien mit ihren Zuordnungen erscheinen und nicht selten zu Verwirrungen beitragen, lassen sich erst dann erklären, wenn man sich die Mühe macht, die Gedanken und assoziierten Gefühle bis zu ihrem Ursprung zurück zu verfolgen.

Das dritte Zentrum wird manchmal den luftigen, manchmal den feurigen Prinzipien zugeordnet.

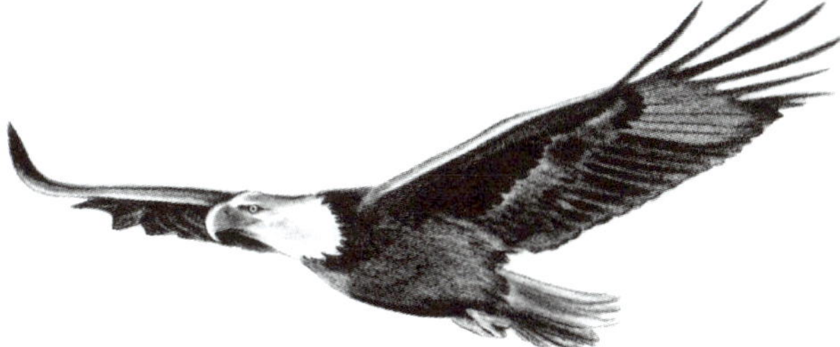

Der Adler beschreibt das Element der Luft

Bindungen verdrängt werden oder auch, was manchmal zu beobachten ist, durch zu frühe religiöse Fixierungen eingeengt werden, muss sich hier eine Art Schwäche in der gesamten Persönlichkeitsbildung entwickeln (zur Bindung als Begriff siehe die S. 83 und 89).

Was hat es für eine Bedeutung, wenn die Pubertät nicht richtig lebendig und expansiv gelebt werden kann? Sehr häufig bleiben die jungen Menschen in einer ruhigen Stimmung in diesem Altersabschnitt. Ist dies eine Schwäche und ist die ruhige Anlage tendenziell eher von Nachteil im dritten Lebensabschnitt? Durch die imaginative und übersinnliche Sicht sehen wir nicht eine unbedingte Schwäche, sondern vielmehr eine Art Verlagerung der natürlichen Anlagen in die Introversion, und der Betreffende muss für spätere Zeiten ebenfalls andere, recht spezielle Wege der Entwicklung einschlagen. Von der höheren Warte des Geistes können wir keine Idealform für den Lebensabschnitt beschreiben, denn er unterliegt, wie alle anderen Lebensperioden, den Gesetzen sowohl des sogenannten individuellen Schicksalsgefüges, das heißt den Anlagen, als auch den schon werdenden Möglichkeiten der frei werdenden Individualität. Wir können lediglich von jenen Umständen sprechen, die günstig, förderlich und stärkend zu sein scheinen, und sie mit jenen tendenziell mehr ungünstigen Formen der zu starken Passivität vergleichen.

Allgemein sollte jeder Jugendliche dann, wenn der Ruf ertönt, in die Welt hinausgehen und auch seine entsprechende Unabhängigkeit von den Eltern erhalten. Er braucht unbedingt für die Erfolgssuche einen selbständigen Freiraum, der ihm Weite und Umfassungsvermögen eröffnet. Neben diesem Gewährenlassen benötigt er aber auch die richtige und strenge Einordnung in bestehende Gesetze in weltlicher und sogar noch viel mehr in religiöser und ethischer Hinsicht. So bedarf es für seine erste bewusste Reise in die Welt hinein zweier Dinge: der großzügigen Psychologie der Loslösung und des Richterstabes der Ethik und weltlichen Gesetze. Die Freiheit steht mit einer mächtigen Säule auf der linken Seite und die Ordnung mit der unumstößlichen Begrenzung steht auf der rechten. Zwischen diesen beiden mächtigen Pfeilern suchen der junge Knabe oder das Mädchen ihre Persönlichkeit und ihre Identität.

Das *maṇipūra-cakra* symbolisiert Unabhängigkeit, Weite, Sensitivität, Empfindsamkeit und Aktivität. Von den genannten Werten dürfen wir ganz besonders die Aktivität näher betrachten und sie in den Zusammenhang mit der Persönlichkeitsbildung stellen. Diese Aktivität erschafft sich auf der physischen Grundlage einer in allen Teilbereichen beweglichen und somit auch stabilen Wirbelsäule, auf einer gesunden Nierenstrahlkraft und einer Weite im Atem. Auch die Kraft der aktiven Stoffwechselorgane und des Magens nehmen auf physischer Grundlage eine Bedeutung ein. Das Gegenteil der Weite wäre die Angst und Enge, und das Gegenteil der Stabilität liegt in der Schwäche und Blockierung. Wohl werden diese Gegensätze immer in

Annäherung an das dritte Zentrum und die Kraftfülle des Astralleibes

Man achte auch darauf, wie die Aufrichtedynamik im dritten Zentrum auf die Augenpartien, auf das Gesicht und auf die aktiv werdenden Sinneskontakte befreiend wirkt.

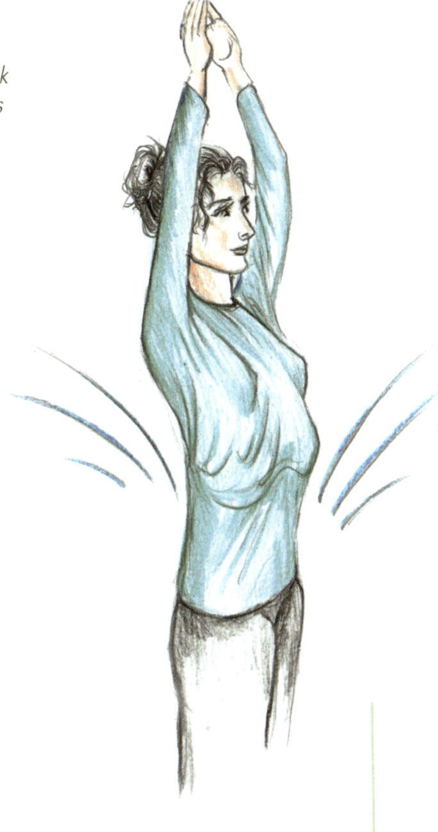

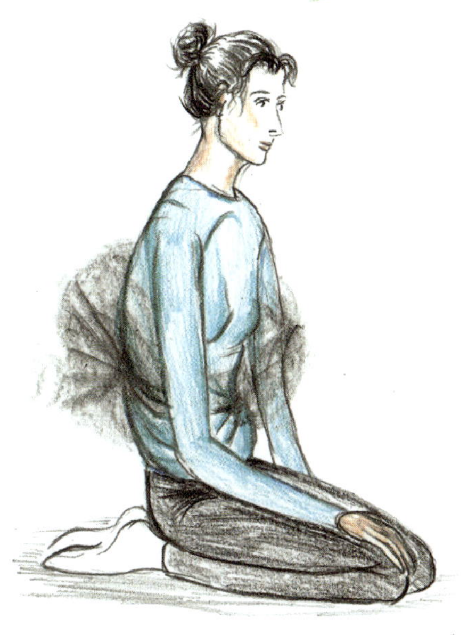

Das dritte Zentrum erscheint in der unteren Zeichnung eingeschnürt, in der oberen Zeichnung offen.

In späteren Lebensjahren, dann, wenn das 5. Lebensjahrsiebt erreicht ist, kann sich das 3. Zentrum dennoch weiterentwickeln. Gelingt es beispielsweise dem Übenden eine negative, belastende Situation durch Konstruktivität und mit der Entwicklung einer nächsthöheren Dimension zu lösen, beginnt das 3. Zentrum besonders zu erkraften. Es ist der Astralleib, der Krisenzustände im Menschen hervorrufen möchte, damit der einzelne Mensch sich auf die Wege der Entwicklung begibt. Solange jemand nur Negatives im Leben bekämpft oder diesem auszuweichen versucht, kann sich das 3. Zentrum nicht zu seiner definitiven und möglichen Kraftfülle entfalten. Der Astralleib will durch seine Neigung Krisensituationen hervorzurufen, in Wirklichkeit Ideale erschaffen. Je mehr es dem Menschen gelingt, auf das Negative mit Idealen zu antworten und sie sogar zu manifestieren, desto intensiver gestaltet sich eine Fülle von Kraft im 3. Zentrum (siehe dazu auch S. 217).

einem wechselseitigen Verhältnis zueinander finden, und das eine wird tendenziell das andere überwiegen. Der Zustand im Körper, in der Psyche und schließlich im Bewusstsein ist variabel den Schwankungen unterworfen, und so sprechen wir in Bezug auf die Aktivität von einem relativen, dynamischen Grundtonus. Die gesunde Aktivität entwickelt sich am intensivsten in den jugendlichen Jahren durch die expansiven Erfahrungsprozesse im kommunikativen Zueinander. Mit dieser frühen Basis im Leben können die Erwachsenen später auf selbstverständliche, unabhängige Weise Entscheidungen treffen, und die nachfolgenden Handlungen begleitet ein Feuer mit dynamischem Rhythmus. Ein klarer, unbestrittener Sinn oder ein Sinnerfülltsein liegt in den aktiv geleisteten Arbeiten. Es bildet die Fähigkeit zur Aktivität eine erste klare Reife der Persönlichkeit, eine Unabhängigkeit, die zur Weite führt. Durch diese Klarheit im persönlichen Leben formt sich die gediegene Anlage, damit Depressionen und Aggressionen später fernbleiben. Denn gerade Depressionen wie auch die sehr verwandten Aggressionen treten in Zeiten der Schwäche und der Versäumnisse genau dann heran, wenn die gesunde Aktivität, die Selbstverständlichkeit der Handlung und der natürliche Lebensrhythmus gestört sind. So bildet das dritte Chakra das wesentliche Zeichen für Aktivität, das die göttliche Mutterkraft, *brahmayoniḥ,* aus den höchsten und feinsten Ebenen in der feinstofflichen und grobstofflichen Ebene aussteuert und somit das Leben im bewussten Handeln prägt.

Die Bewegung, die Handlungskraft, die Aktivität oder allgemein die Arbeit ist eine Äußerung im Willen und trägt somit schon eine Bedeutung und einen Sinn in sich selbst. Die Aktivität ist oder sollte wenigstens etwas Erfüllendes und Angenehmes im Zeichen der Lebendigkeit haben. Aktivität trägt normalerweise eine Erfüllung und eine Freude in sich. Passivität wäre das Gegenteil der Aktivität. Wenn nun der Lebensabschnitt durch äußere Abhängigkeiten nicht zur rechten Entfaltung gelangt, entwickeln sich für später leichter die verschiedensten Ängste und sogar Spaltungsprozesse in der Persönlichkeit. Darin überwiegt die Passivität mit ihrer mangelhaften Kraft und diese zerstört oder verzerrt die gesunde Ausstrahlung im Körper und im persönlichen Leben. Die Haltung und die innere Spannkraft leiden unter solchen Einflüssen.

Zwischen den beiden Säulen der Freiheit des eigenen Wesens und der ethischen Ordnung bewegt sich die individuelle Wesensnatur. Die persönliche Basis und die individuelle Stärke sind gut, wenn durch die allgemein höheren Bedingungen der universalen Ganzheit die rechte Mitte und eine Ordnung möglich sind. Sie ergeben dann eine recht glückliche und gesunde Spannkraft für die allgemeinen Bereiche des Lebens. Sie führen weiterhin zu einer angenehmen Ausstrahlung, sodass die persönliche Wesensnatur weder zu hart noch zu nachgiebig erscheint, sondern gerecht und zufrieden. Und es ist dies eine Kraft, die zur Kapazität wird und somit eine geistige substanzielle Grundlage zur weiteren Persönlichkeitsbildung ermöglicht.

Bindungen verhindern konkrete Zielvorstellungen und deren angemessene Realisierung

Betrachtet man jemanden, der sich in einer Bindung befindet, so wird man auf empfindsame Weise erleben, dass durch emotionale Ströme die Aufmerksamkeit nach außen wie zurückgehalten erscheint. Die Kontaktaufnahme zu einem Menschen, der sich in einer Bindung befindet, ist oftmals schwierig.

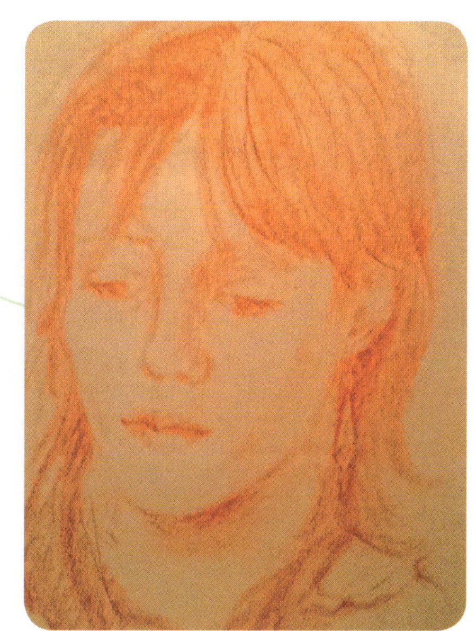

Wie ein Gesicht, das durch die verschleiernden Wesenheiten nicht zu seiner letzten konturierenden Form gelangt, kann man sich auf metaphysische Weise die Situation vorstellen, wenn das dritte Zentrum nicht entfaltet ist. Das konkrete Denken und die klaren Willenshandlungen fehlen, und dadurch schnürt sich die Persönlichkeit in einem emotional gebundenen Strom oder in einer Art Leidenschaftlichkeit ein.

Geistig gesehen – nicht am Körper, sondern in einer übergeordneten astralen Wirklichkeit – zeigen sich tatsächlich verschleiernde Wesenheiten, die das Werden einer neuen und erfrischenden Formstruktur verhindern. Es ist aber zu bemerken, dass man oftmals eine Bindung mit ihrer Wesenheit nicht direkt am menschlichen Antlitz erkennen kann. Bindungen leben meistens verborgen in einer stillen Sphäre und wirken auf die verschiedenen Entwicklungsprozesse des Menschen.

Das dritte Zentrum würde zu klaren Empfindungsformen und sensibel offenen Beziehungen zu anderen Menschen beitragen. Das Kommunizieren mit der Welt und den verschiedensten Themenbereichen gelänge mühelos und interessiert. Derjenige Mensch, der in der Kraft des Chakra steht, fühlt sich in Beziehung und erlebt durch die Konkretheit des Gefühles eine angenehme, erbauende Kräftigung. Im Gegensatz hierzu geben die verschleiernden und verhüllenden emotionalen Formen eine Schwächung der Lebenskraft.

Das dritte Lebensjahrsiebt mit der bewegten Expansion ist eine der schönsten Phasen des Lebens. Der Jugendliche kann durch sein lebendig gewordenes Interesse Fremdsprachen erlernen oder die physikalischen Gesetze der Erde studieren. Wenn ein drängendes Interesse mit aktivem Einsatz erwacht, geschieht das Lernen von Sprachen, naturwissenschaftlichen Fächern oder abstrakter mathematischer Logik sehr leicht, viel leichter als zu späteren Zeiten. Das aktive Lernen bewirkt auf innerer Ebene eine gewisse Stabilität und fördert die natürliche Integration und Mitte durch die bestehende Aktivleistung. Wenn ein Interesse zum Lernen und Arbeiten erwacht, löst sich die Frage nach richtiger Einordnung gewöhnlich durch sich selbst.

Der Begriff Kosmos

Die Auseinandersetzung mit den Chakren führt grundsätzlich über die individuelle Situation des einzelnen Menschen hinaus zu seiner kosmischen Eingebundenheit.

Das Wort „Kosmos" wurzelt im Griechischen und bedeutet Weltordnung. Die Planeten des Sonnensystems sind die Repräsentanten für die kosmische Wirklichkeit und diese wiederum stellen eine Art Ordnung für den innerleiblichen Menschen dar. Das Fachgebiet der Astrologie berechnet anhand der Geburtstage und Geburtsstunden die individuell mitgegebene kosmische Konstellation und schließt von dieser ausgehend auf die verschiedenen Anlagen des Menschen. Die äußere Konstellation spiegelt sich in der innerleiblichen menschlichen Wirklichkeit.

Mit dem Adjektiv „kosmisch" will man jene Wirkungsatmosphäre, die aus der planetarischen Wirklichkeit entspringt, kennzeichnen und somit aussagen, dass der einzelne Mensch nicht nur aus dem Leibe, sondern aus einer übergeordneten Sphäre gesteuert ist.

*Im Sanskrit wird für den Kosmos und für die irdische Welt das Wort „**jagat**" gebraucht. In den älteren Anschauungen waren die Planeten von der irdischen Wirklichkeit nicht abgetrennt. Heute jedoch kann man eine materielle und durchaus eine kosmische Welt unterscheiden und erlebt diese gänzlich verschieden.*

Die schizothyme Symptomatik in Bezug zu einer Schwäche im dritten Zentrum

In jüngeren Zeiten ziehen sich Personen sehr häufig einseitig in sich zurück, da sie die Überforderungen des intellektualistischen Leistungsstrebens im Beruf und auch in den unausgeglichenen Beziehungsverhältnissen nicht mehr ertragen können. Der Mangel an Kraft im dritten Zentrum löst jedoch in der gesamten emotionalen und mentalen Situation des Menschen eine schizoide Symptomatik aus.

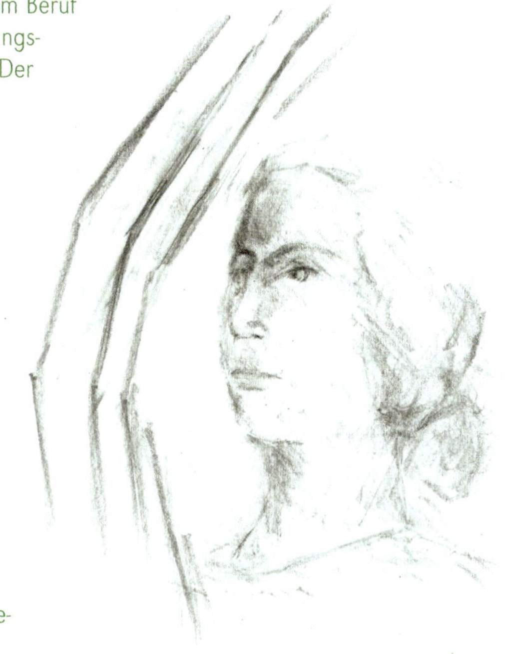

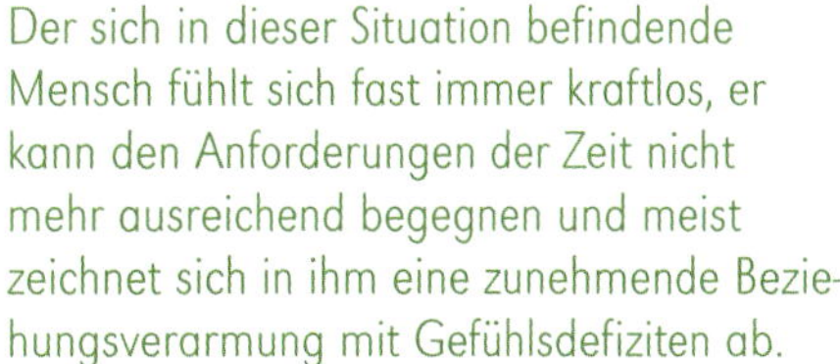

Der sich in dieser Situation befindende Mensch fühlt sich fast immer kraftlos, er kann den Anforderungen der Zeit nicht mehr ausreichend begegnen und meist zeichnet sich in ihm eine zunehmende Beziehungsverarmung mit Gefühlsdefiziten ab.

Die Kräftigung des Atemapparates und eine intensive rhythmische Bewusstseinsanregung, die Anforderungen aber keine Überforderungen stellt, größere Phasen des Rückzuges meidet und themeninteressierte Inhalte eröffnet, würden dieser Konditionierung der schizothymen Symptomatik entgegenwirken und den Menschen langsam im Selbstvertrauen aufrichten.

Das dritte Zentrum schenkt auf natürliche Weise ein Selbstvertrauen in die eigene Aktivkraft des Willens.

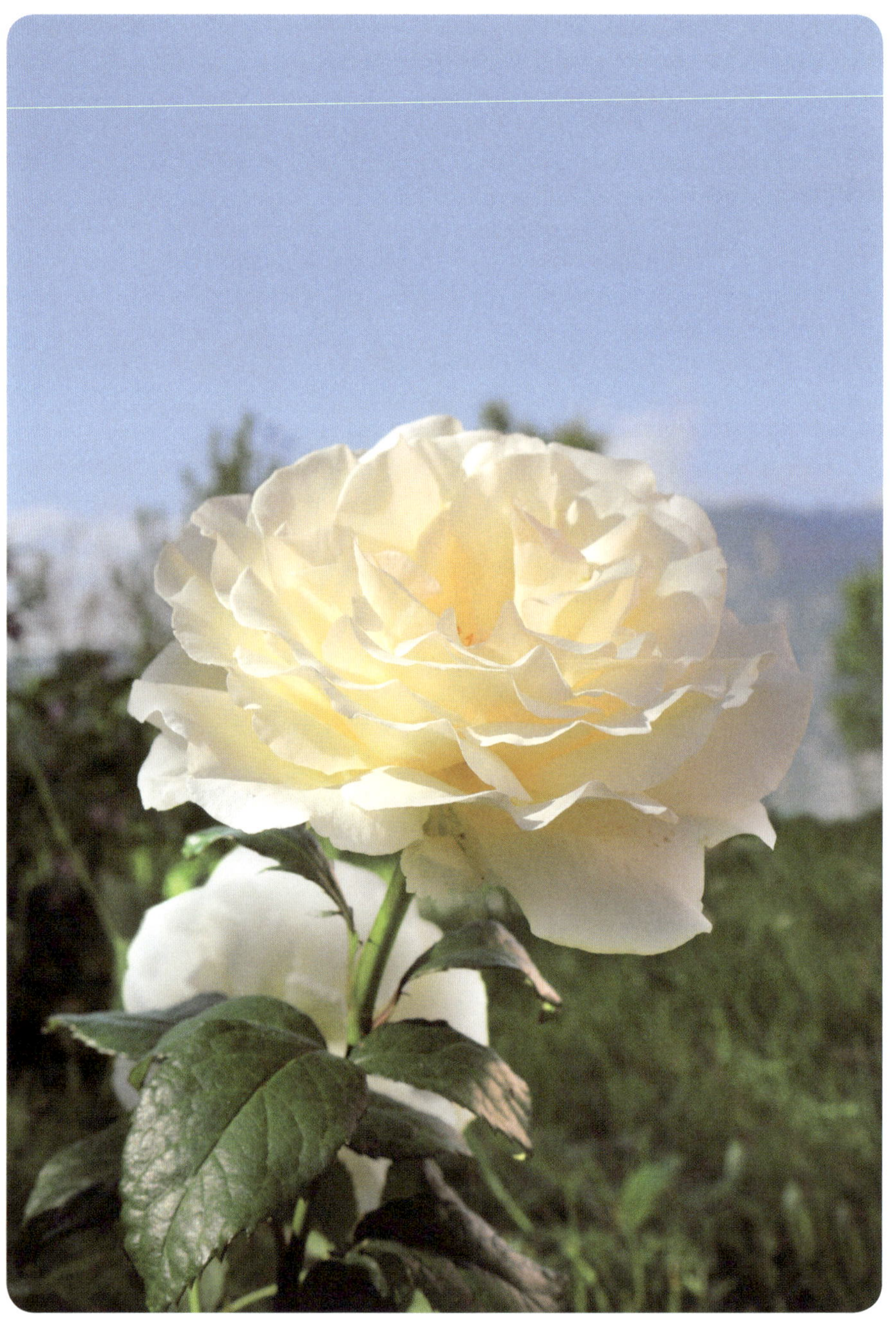

*Die Blüte als sinnbildlicher Ausdruck für **tejas***

Tejas - die Brillanz der Lichtfülle

Sri Aurobindo definiert in seiner „Synthese des Yoga" den Begriff *tejas* mit „Glanz, unbegrenztes Licht, ein Licht von Energiekraft und Machtfülle".

Jener, der das dritte Zentrum entfaltet hat, spürt eine erstaunlich große Kraft und Fülle, die sich aus der Mitte seines Körpers verströmt und eine hohe Interessenslage mit großer Beziehungsfreude nach außen nahezu wie blütenausstrahlend eröffnet.

Die Regenerationsfreude aus dieser Fülle des entwickelten *maṇipūra-cakra*, das dem *tejas* eigen ist und seinen Sitz neben dem plexus coeliacus - einem vegetativen Gangliengeflecht nahe der Nieren - einnimmt, kann man zur Übung vergleichend bei verschiedenen Menschen beobachten: Es gibt Personen, die regenerieren durch ihre bewegungsfreudige physische wie auch mentale Aktivität. Im Gegensatz dazu zeigt sich, dass diese Lebenskraft fehlt, wenn passive Formen mit ihrem erdrückenden Charakter Überhand nehmen.

Vergleichbar mit der lebenskräftigen souveränen Lichtfülle des Menschen, die sich wie quellensprudelnd aus dem dritten Zentrum entfaltet, erscheint im Frühjahr das Blütenmeer der Blumen. Farbe und Anziehungskraft lebt in den verschiedenen Blütenkelchen, die ihre Beziehung zum Licht durch das Streben nach dem Kosmos demonstrieren.

Der Übende kann deshalb die Blüte im Vergleich zum Blatt betrachten und sich eine sensitive Empfindung in der Seele über den Lichtcharakter bilden. Während die Pflanze mit ihren Blättern fast ausschließlich im Grün erscheint, entwickelt sie jedoch mit den Blüten eine unglaublich vielseitige Farbenpracht und verlebendigt die Anmut aller Naturerscheinungen.

Obwohl der nach geistigen Erkenntnissen Strebende die Pflanze nicht mit dem Menschen unmittelbar gleichsetzen darf, so kann dennoch die Betrachtung unterschiedlicher Pflanzenphänomene die Seele mit Empfindungen bereichern. Jene Dimension, die in der Pflanze apersonal hervortritt und die eine Art lichtätherische Wirklichkeit im herabscheinenden Sonnenlicht darstellt, erscheint im Menschen als die Brillanz der Lichtfülle personal und ist von seiner eigenen Aktivität hervorgerufen.

Das vierte Lebensjahrsiebt – *anāhata-cakra*

Die Anlage der ersten drei Chakren gibt ein inneres Fundament für das zukünftige Leben und für das Potenzial der Entwicklung. Das erste Chakra steht in der Verbindung mit dem Willen, mit der ureigenen Willensenergie. Es prägt sich in den ersten sieben Jahren im Wesentlichen die Organkraft als innere Formgestalt im Menschen aus. Im zweiten Lebensjahrsiebt eröffnet sich die Anlage für das innere Empfinden und diese Anlage bildet somit eine Grundlage für das substanzielle Fühlen oder für das spätere stabile Gefühlsleben. Mit dem dritten Lebensjahrsiebt prägt sich die elementare Kraft des begehrenden Denkens, die Antriebskraft, die Qualität und Weite des Strebens nach der Zukunft aus. Somit können wir den unteren drei Chakren mit einer etwas vorsichtigen aber dennoch richtigen Zuordnung die reine Kraft als Kraft selbst, diejenige Kraft, die sich in das Gefühl hineinbegibt und schließlich jene, die sich in das Gedankenleben hineinbegibt, zuschreiben.

Nun entwickelt sich das vierte Zentrum gemäß einer logischen Reihenfolge der kommenden Jahrsiebte. Nicht die Religion, das Credo, das Postulat, der Lehrer oder Guru sollten in diesem vierten Lebensjahrsiebt über das junge Individuum verfügen; es sollten vielmehr die Entscheidungen von dem Einzelnen unter Berücksichtigung der Gesamtheit mutig und selbstständig getroffen werden. Die eigene Entscheidungsfindung innerhalb einer Gemeinschaft oder Ordnung legt die Fähigkeit im Herzen zu glücklichen Empfindungen an.

4. Zentrum, *anāhata-cakra* (Tafelzeichnung)

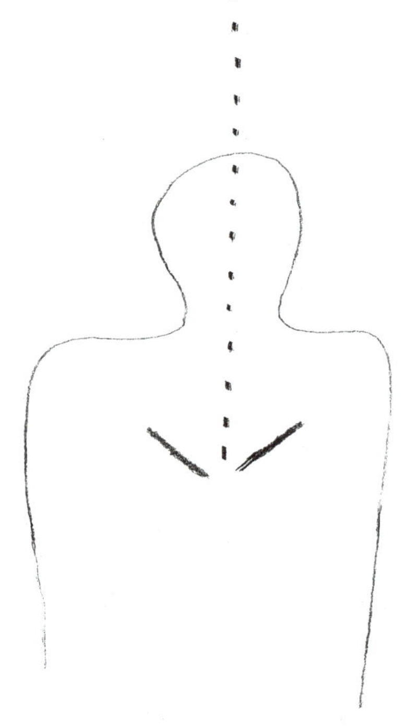

Während die ersten drei Lebensjahrsiebte vorwiegend von einem elementaren Drängen ihre Ausgestaltung erhielten, öffnet sich nun ein bewusster, ordnender Sinn für die Größe des Ganzen und der Schöpfung. Mit dem 21. Lebensjahr beginnt die Zeit des Erwachsenseins. Dieses Lebensjahrsiebt eignet sich für ein gesellschaftlich integriertes Lernen und für Dienstleistungen verschiedenster und vielseitiger Art.

Der Vergleich zwischen drittem und viertem Zentrum

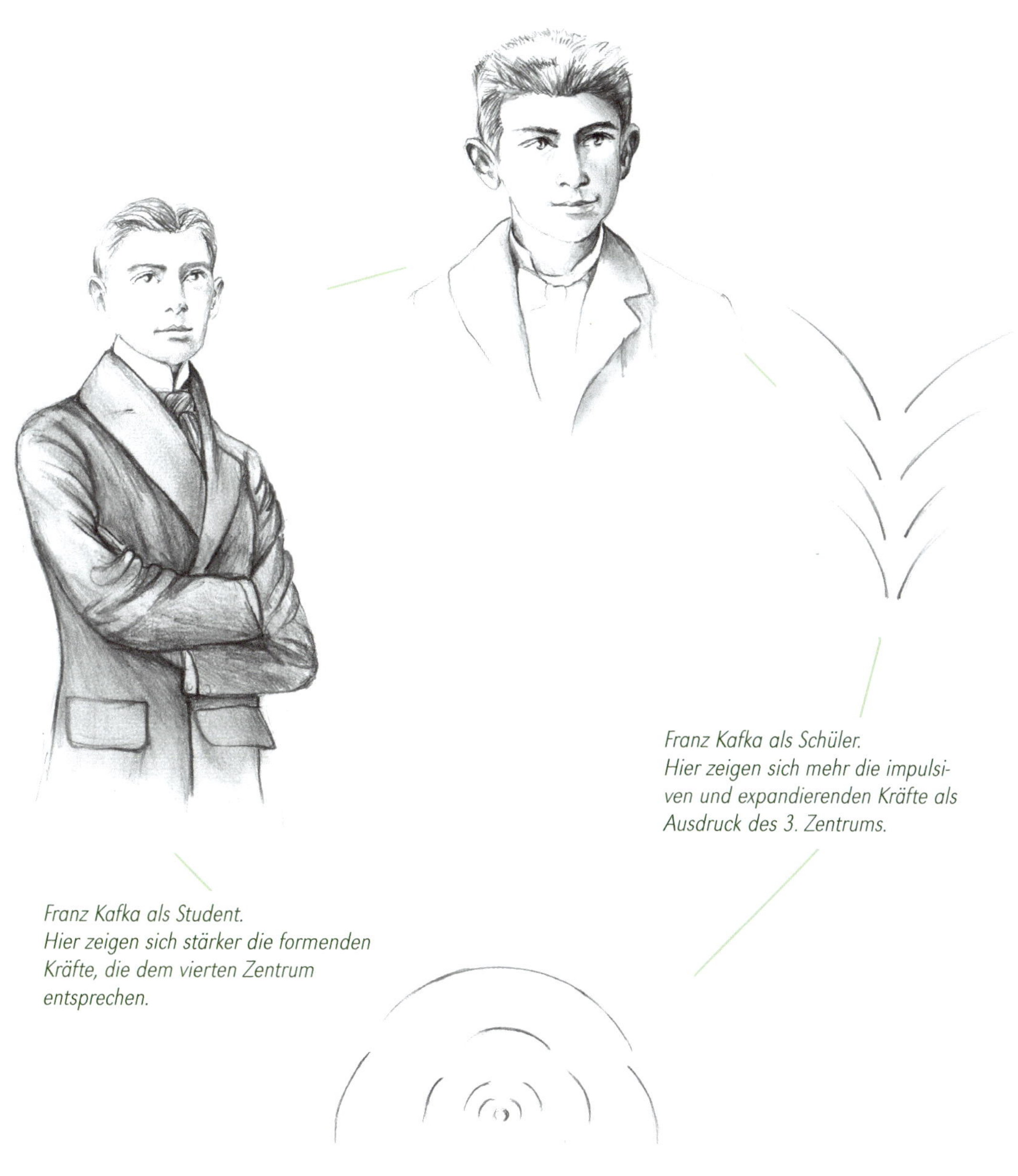

Franz Kafka als Schüler.
Hier zeigen sich mehr die impulsiven und expandierenden Kräfte als Ausdruck des 3. Zentrums.

Franz Kafka als Student.
Hier zeigen sich stärker die formenden Kräfte, die dem vierten Zentrum entsprechen.

Mit dem 21. Lebensjahr endet schließlich die Pubertät, es endet das Wachstum des Körpers und es beginnt somit jener Abschnitt, der die weitere seelisch-geistige Entwicklung im wesentlichen bestimmt. Die Vorgänge im dritten Jahrsiebt, vom 14. bis 21. Lebensjahr, durchaus bis zum 22. Lebensjahr, sind in der Regel sehr expansiver Natur und auch vorwiegend in einer extrovertierten Dynamik. Der Jugendliche kehrt sich nach außen, er weitet sich hin zur Welt, er sucht seine Einordnung, indem er die Grenzen ertastet und indem er sich im Wettkampf mit seinen Mitmenschen befindet. Er misst sich, indem er um Identität ringt, gleichsam wie in den Sportdisziplinen oder in allgemeinen Disziplinen des Lebens. Er ringt um seine Persönlichkeit, um seine erste weltliche Stellung. Diese agonalen Verhältnisse geschehen sehr extrovertiert, sehr expansiv. Die expansiven Vorgänge nun, die über das 21. Lebensjahr hinausreichen, die das nächste Lebensjahrsiebt betreffen, also vom 21. bis 28. Lebensjahr, sind nun nicht mehr so sehr von dieser starken Dynamik und intensiven Weite und jener starken Erregtheit und weit nach außen gewendeten Extroversion gekennzeichnet, sondern mehr von einer tendenziell introvertierten, beschaulicheren Dynamik. Es kommt ein mitfühlendes, ein einfühlendes Licht in die Persönlichkeit hinein. Der junge Mensch wird erwachsen und er gewinnt ein neues Bewusstsein, das für die anderen Menschen offen wird und das sich vor allen Dingen auch mehr in einem sozialen Rahmen, ja in einem mitfühlenden und gebenden Rahmen eingliedert. Dieser Lebensabschnitt vom 21. bis 28. Lebensjahr ist weiterhin sehr bedeutungsvoll. Es ist der erste Lebensabschnitt im wirklichen erwachsenen Bewusstsein und er prägt das ganze weitere Dasein mit entscheidenden Qualitäten: der Anlage zu Soziabilität und Sozialität und mit bedeutungsvollen inneren Noten des gegenseitigen Fühlens. Es sind nun diese Qualitäten sehr innerlicher Natur. Sie strahlen nicht unbedingt in späteren Lebensabschnitten groß nach außen, denn das Licht der Beschauung, das aus diesen geistigen Höhen herabfließt und jenes Menschenherz betrifft und es von innen zum Strahlen und zum Leuchten bringt, wird niemals wie eine große Emotion erscheinen, sondern immer nur wie ein fein schimmerndes Licht leuchten.

Ein wahres Selbstempfinden ohne äußere Emotionalität

In diesem Lebensabschnitt prägt sich das Vermögen zur gesunden Selbstkritik aus. Hier können wir einen Vergleich nehmen, um diese gesunde Selbstkritik in ein rechtes Verständnis zu rücken. Das Gegenteil zu einer gesunden Selbstkritik ist, fast wie ironisch gesprochen, die ungesunde Selbstkritik. Die ungesunde Selbstkritik verbindet sich auf recht ungeschickte Weise mit einem zermürbenden Selbstwertgefühl. Indem sie die Verbindung mit einem zu eigenen gebundenen Gefühl eingeht, kann sie nicht mehr im positiven inhaltlichen Sinne zum Tragen kommen und im soziabilen Sinn das Leben fördern. Die gesunde Selbstkritik im Gegensatz hierzu sollte frei von allen zermürbenden Emotionen sein. Das äußere, emotional gebundene Selbstwertgefühl

Die wörtliche Bedeutung von *anāhata*

Im Unterschied zu den anderen Zentren, die entweder ein Bild, einen Ort oder eine Aktion beschreiben, bezeichnet dieser Name nun das Wesen des Klanges oder allgemein das Klingende. Das Herzzentrum ist mit seinem Sanskritnamen durch den sogenannten kosmischen Klang gekennzeichnet.

Das erste „*a*" beschreibt im Sanskrit eine Verneinung des weiteren Wortes und drückt die geistige Bedeutung eines Klanges aus, der nicht aus der Materie hervorgeht. Einen Klang stellt man sich heute, nach der rein materiellen Forschung, phonogenetisch durch Luftvibrationen, die aus einem sogenannten „Anschlagen der Materie" entstehen, vor. Es handelt sich nun aber um ein Tönen oder Klingen, das nicht aus dem physischen Anschlagen einer Gitarrenseite oder allgemein eines Gegenstandes entsteht. Das erste „*a*" will mit der Verneinung sagen, dass es sich um einen Klang handelt, der immateriell, das heißt kosmisch ist. Der Klang des Herzens wirkt deshalb wie unberührt, wie ein Sein, das im Werden begriffen ist, aber in seinem Sein bleibt ohne der Materie zu unterliegen. Die Idee der Sphärenmusik, die aus dem Weltenkosmos durch die höheren Wesenheiten entflutet, signalisiert die wundersame Lebendigkeit einer sonnenhaften Weltenordnung. Der Klang geht dem Werdenden und dem Physischen voraus und ist in Wirklichkeit eine höhere Seinsentität.

„*Āhata*", das weitere Wort, bedeutet verletzt oder geschlagen und es würde ohne die Verneinung „*an*" tatsächlich ganz auf eine Verletzung oder einen Schlag in der irdischen Welt hindeuten. Die große Weltenordnung in ihrer geistigen Vielschichtigkeit erscheint aber wie unverletzt, sie erscheint wie integer und von den Schwerelasten der weltlichen Zugriffe frei. In der irdischen Welt kann man von Verletzung sprechen und von einem Schlagen eines Tones, während man in der geistigen Welt von dem Erschaffen und dem Werden ausgehen muss.

Das Herzzentrum entwickelt sich ganz aus den schaffenden Kräften des Geistes und des werdenden Mittelpunktes des Menschen. Man kann sich die Bewegungen des Herzzentrums als radiale Bewegungen vorstellen, die von außen nach innen einen Mittelpunkt anstreben. Der schöpferische Prozess ist proportioniert und wie Musik.

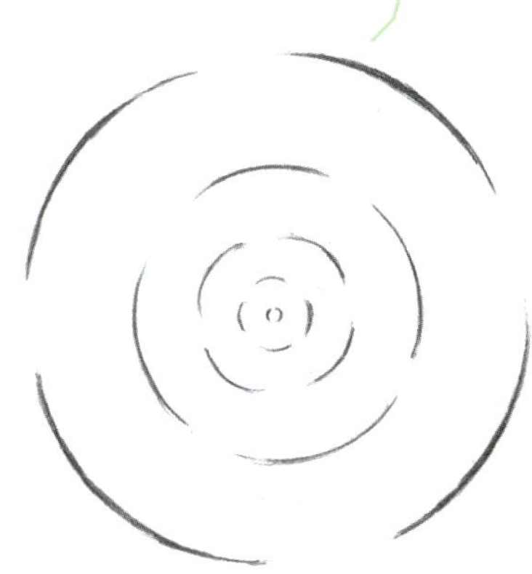

gehört einer anderen Dimension an als die mehr seelische Qualität, die man als Ich-Kraft und Selbstkritik bezeichnen kann. Dieses emotionale äußere Selbstwertgefühl, das den äußeren Zeitbedingungen unterliegt, wäre vergleichbar mit einer blassen Wolke, die am Himmel schwebt. Dieses allgemeine Emotionalgefühl verschwindet bereits am Abend, wenn sich das kräftigere Abendlicht über den Horizont herüberstreut. So verschwindet diese Wolke der äußeren Emotionen. Allgemein unterliegen alle Emotionen sehr schwankenden Einflüssen.

Die Selbstkritik in gesunder Hinsicht betrifft das Menschsein in der Ordnung und in der natürlichen Dynamik seines Ichs. Wenn das äußere Emotionalgefühl damit in Verbindung gebracht wird, hüllt diese Wolke, die da am Himmel oder genau genommen im Astralleib erscheint, das menschliche Leben ein und schafft eine Verblendung, und in dieser Verblendung kann der Mensch nicht mehr zwischen dem, was das wahre Selbst ist und was das irdisch gegebene Selbstbewusstsein ist, unterscheiden.

Er kann nicht mehr auf richtige Weise durch dieses neblige Wolkenlicht die klare Differenzierung treffen zwischen den wirklich gelungenen Gefühlen und dem äußeren Bewusstsein. Das irdische, materielle, vergängliche Bewusstsein sollte in rechtem Maße kritisiert werden, ja es sollte im rechten Maße hinterfragt werden. Hier sollte der Mensch wachsam gegenüber sich selbst sein und sich gegebenenfalls korrigieren, wenn er Fehler begeht. Er sollte sich zu rechten Zeiten selbst betrachten, um in der bestmöglichen Einordnung oder günstigen Zuordnung zu der Gesamtheit seine Stellung zu beziehen. Das äußere, materielle Wertgefühl, das sich in Emotionen spiegelt, repräsentiert jene blasse Wolke, die sich in das Gefühlsleben negativ hineinmischt und das erste wahre Selbstempfinden in eine Verdunkelung bringt. Das wahre Selbstempfinden ist sehr ruhiger Art. Dieses wahre Selbstempfinden entwickelt sich auf sehr reine Weise. Es ist dies das erste Funkeln des Ich. Dieses erste wirkliche Gefühl bräuchte der Mensch niemals zu korrigieren und er bräuchte es niemals zu kritisieren, denn es ist eine erste Identität mit etwas Wahrem, die manifestiert wird und die fern von jenem kleinlichen Bewusstsein ist, das eben manche Korrektur und manche Kritik benötigt. Die Vermischung von einem materialistischen, verängstigten Emotionalgefühl mit dem persönlichen Bewusstsein, mit dem gegebenen Bewusstsein im Erdenleben, bringt eine Widerstandsmacht oder eine Verhüllung, die das wahre Selbst in der Strahlkraft nicht mehr hereinwirken lässt. Dadurch kann eine ungesunde zermürbende Selbstkritik entstehen, und diese ungesunde Selbstkritik ist ein Hindernis für die seelisch-geistige Entwicklung und vor allem ein Hindernis zum ersten Fühlen einer bestehenden Geistigkeit im Leben.

Wie entsteht der Klang ohne Materie?

Die Frage entsteht nun auf berechtigte Weise, wie das Klingen aus dem Weltenkosmos phonogenetisch oder, besser gesagt, metaphysisch zu erklären ist.

Ausgehend von der Tatsache, dass der Mensch nicht vom Irdischen gelenkt und geboren ist, sondern durch den Geist in das Leben hineintritt, entsteht eine große Polarität. Auf der einen Seite existiert weiterhin der geistige Mensch und auf der anderen der irdische Körper, mit all seinen Beschwernissen. Indem sich jeder einzelne Bürger mit der physischen Materie, mit Existenzfragen und Problemen verbinden muss, stellt sich die Frage nach dem Fortbestand der ursprünglichen geistigen Wirklichkeit. Die Materie und die geistige Welt bilden jedenfalls, gemäß ihrer Natur zunächst allem Anschein nach unvereinbare Gegensätze.

Die Wirklichkeit des menschlichen Daseins ist jedoch eine geistige und zugleich während der Lebenszeit auch eine irdische. Diese beiden Ebenen, obwohl sie so schwer durch intellektuelle Schlussfolgerung miteinander vereinbar sind, müssen in jedem Augenblick intelligent und souverän zusammenwirken. Es handelt sich deshalb mit der Entwicklungsfrage um ein faszinierendes Spiel, das innerhalb scheinbar unvereinbarer Polaritäten geschieht.

Der nicht materielle Klang entsteht nun in diesem polaren Spiel von einer progressiven geistigen Auferstehung, Reifewerdung und zugleich bestehender irdischer Arbeit. Das klingende Element in diesem großen bewegenden Prozess ist wie eine Art Synthese, die unmittelbar mit dem Wirken des Geistes in der Materie verknüpft ist. Hingeben, Opfern und Altern sind mit dem physischen Anteil verbunden, während auf der anderen Seite - nur geistig gesehen - ein Reifeprozess wie ein Geburtsprozess im Menschen stattfindet. Alle Entwicklung und alles Geborenwerden trägt in sich die Musik einer höheren Wirklichkeit, einer Logik der übersinnlichen Welten. Es ist ein Sonnenprozess, der im Menschen durch das Herz erklingt. (siehe Anmerk. S. 249)

In der irdischen Welt entsteht der Klang durch die Berührung von Gegenständen und den nachfolgenden Luftvibrationen, in der geistigen Welt erwacht er durch die Gedanken, die in Bewegung und im Verhältnis zueinander stehen und dadurch eine beständige dynamische Proportionalität aufweisen. Entitäten, wie die schöpferischen Engelswesen, erschaffen aus dem Geist das werdende Ergebnis und diese sind wie Architekten des Klanges. Das empfindsame Tönen im Chakra entsteht aus dem realen Wirken des sich ständig neu proportionierenden Ätherleibes, das heißt aus den Kräftebewegungen, die die logischen Abstimmungen der Gedanken bereitstellen.

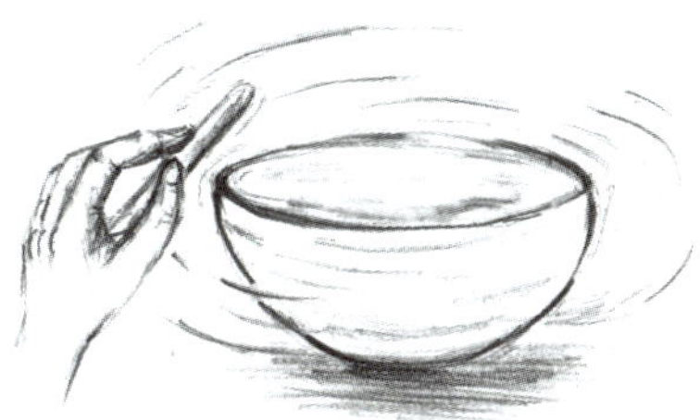

Die Klangschale und ihre Vibration

Geometrische Betrachtung zur Denkübung – 1

Die regelmäßige Figur eines Zwölfecks

Wie nähert man sich der Sphärenmusik an?

Der Klang, der im Herzen ohne Berührung von materiellen Gegenständen und den daraus schwingenden Vibrationen erwacht, ist nichts anderes als die von Pythagoras ehemals genannte Sphärenmusik. Der Kosmos mit seinen Bewegungen von wesenhaften Gedanken ist wie Musik und wie eine Harmonie einer übersinnlichen, großen, allumwaltenden und alldurchdringenden Symphonie.

Indem der Aspirant sein eigenes Denken beobachtet und die logischen Abstimmungen in seinen Denkvorgängen wahrnehmen lernt, erlebt er einen stillen Ausläufer oder leisen Fortgang der ursprünglichen, übergeordneten Sphärenmusik.

Für die Übung beginnt der Aspirant an einem beliebig gewählten Punkt des linksseitig dargestellten Zwölfeckes und folgt aktiv wahrnehmend jeder einzelnen Strecke bis hin zum Ausgangspunkt, bis sich die Figur wieder kreisförmig verbindet und schließt. Weiterhin werde man sich dem Zwölfeck in seiner Gesamtheit bewusst, wie es aus zwölf Einzelstrecken komponiert wurde und eine metrische Gestalt gleich einem gegliederten Kreis ergibt.

Als einen zweiten Übungsschritt wende man sich von diesem sichtbaren Bild ab und lege sich die Mühe auf, das gleiche Zwölfeck in Größe und Form durch die Erinnerung noch einmal vorstellungsmäßig zu kreieren. Das Bild drückt sich nun in seiner abstrakten Form im Gedächtnis ab und die sinnliche Wahrnehmung der Augen erscheint nicht mehr notwendig.

Durch diese Übung kann der Einzelne sowohl die Kreativität seines eigenen Denkens wahrnehmen als auch die Beziehung zu einer gegenständlichen Anschauung. Die Gedanken entfalten sich mit der Betrachtung und der Erinnerung zu dieser Figur in einer logischen Reihenfolge. Sie werden anschaulich und fast wie hörbar.

Jede logische, proportionierte und geordnete Denkvorstellung erscheint wie eine im Geiste getätigte Musikkomposition. Die Sphärenmusik ist die feinere, unsichtbare und stille Wirklichkeit einer nach außen wahrnehmenden, denkenden Bewegtheit und ihrer Erinnerungsstimmungen.

Geometrische Betrachtung zur Denkübung – 2

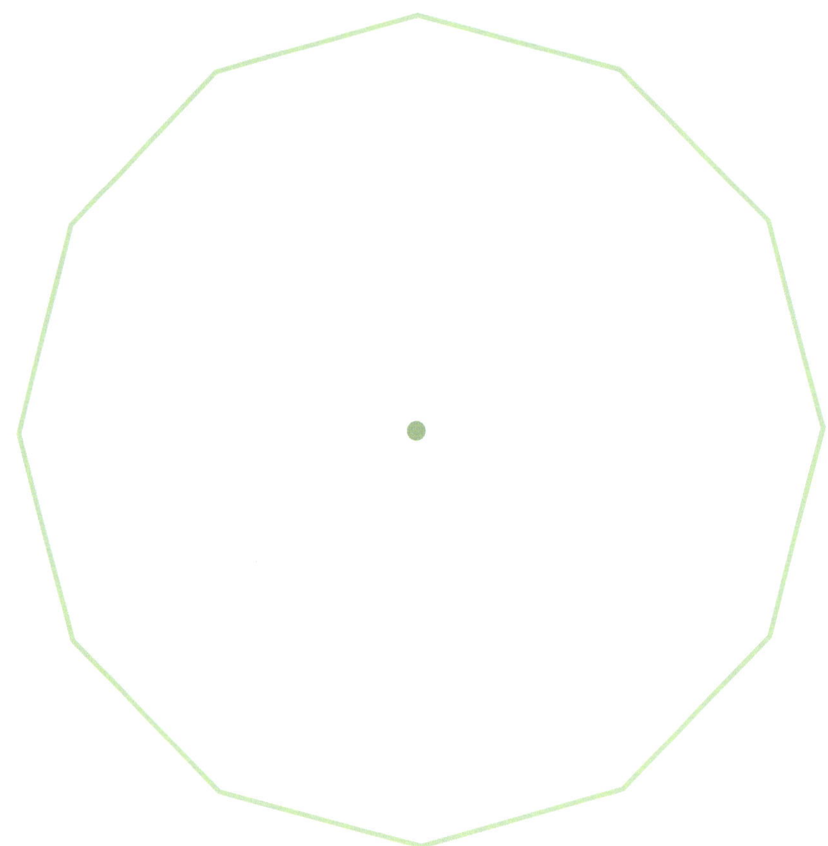

Die geometrische Figur eines Zwölfeckes mit Zentrum

Die Empfindung der Unmittelbarkeit des Klanges

Im menschlichen physischen Herzen strömt das Blut von der Lunge über den linken Vorhof und über die Mitralklappe in das linke Herz. Nachdem die Herzklappe geschlossen wird, vergeht ein kurzer Moment des Stillstandes, bei dem das Blut bewegungslos in der linken Herzkammer ruht. Dieser Moment der rhythmischen Unterbrechung allen Strömens erscheint wie ein minimalster, ungesehener Fall in die Materie. Infolge dieses unmerklichen Augenblickes innerhalb eines gesamten großen Kreislaufzirkulierens bemerkt der Mensch nicht, wie dieses Stillewerden allen Lebens bereits in ihm beheimatet ist und wie es unweigerlich seine Konsequenz bis zum letzten Tag seines Lebens nehmen wird und den Tod hervorbringen wird.

Das Herz-Chakra besitzt, ähnlich wie das physische Herz mit seinem stillen Todespunkt, eine exakte Mitte und wenn derjenige, der sich im geistigen Schauen übt, von dem Begriff der „Herzmitte" gedanklich und vorstellungsmäßig ausgeht, so bereitet er jene geeignete Empfindung einer ruhigen Verinnerlichung der geistig stattfindenden Bewegungen, die am Zentrum geschehen, vor. Der Kreislauf sucht sich nämlich immer eine genaue Mitte, aber nicht nur der Kreislauf mit seinem zirkulierenden Blut, sondern der gesamte Mensch mit seinem Bewusstsein sucht für sich und seine Selbsterkraftung ebenfalls eine Mitte.

Indem man sich das Zwölfeck vorstellt und den Mittelpunkt aus der Peripherie eruieren lernt, bemerkt das empfindsame Gemüt eine große Analogie zum Leben. Eine Mitte entsteht nicht ohne einen Umkreis und eine Materie erwacht nicht ohne einen umliegenden Kosmos. Die von oben und außen kommende Wirklichkeit kreiert den genau angemessenen Punkt als Sinnbild für die Manifestation oder für die Materie. Es ist nicht der Punkt, der die Peripherie erschafft, sondern die Peripherie, die ihre Mitte zentriert.

Indem der Aspirant vom Umkreis der Figur den Mittelpunkt denken und gestalten lernt, ahmt er die Bewegung des weltenkosmischen Klanges nach. Er folgt den Bestimmungen einer Logik, die aus den schöpferischen Kräften des Weltenkosmos entspringen und in ihrer genau bemessenen Form eine Manifestation belegen.

Wie einen Klang erlebt der Übende das Gestalten des Mittelpunktes aus der größeren Gesamtheit. Es ist beinahe wie ein kosmisches Anschlagen eines Tones, nur mit dem Unterschied, dass dieser nicht von der Materie hinwegvibriert und die Luft hörbar in Schwingung versetzt, sondern die Ursache für eine Bewegung gibt, die nun am Ende die Manifestation einer punktuellen Mitte aufweist.

Die innere religiöse Gesinnung entsteht durch die Beziehung

In dem Alter von 21 bis 28 Jahren, also im vierten Lebensjahrsiebt, entwickelt sich durch die rechte Grundhaltung und durch die rechte Beziehungsebene zu den Mitmenschen jene gesunde Art der Selbstkritik. Diese gesunde Art der Selbstkritik erbaut sich auf den innersten Werten, die in der Regel das Gesellschaftsleben und allgemein das ethische Verhalten geben müssten. In Bezug auf die Gesellschaft ist abermals eine Unterscheidung zu treffen. Die Religion, also das religiöse Bewusstsein, bildet eine Grundlage für das zukünftige Leben. Unter Religion könnten wir jetzt bedingt durch Erziehungseinflüsse die Konfession verstehen oder das Formprinzip, das durch die kirchliche Autorität gegeben ist. Wir könnten fälschlicherweise annehmen, es liegt die richtige Religion in der richtigen Konfession, und die falsche Religion läge in einem falschen Bekenntnis. Die Qualitäten, sie mögen vielleicht unterschiedlich in den Religionen sein, beruhen hauptsächlich auf Beschreibung von Gesetzmäßigkeiten und Wertbegriffen, vielleicht geben sie gewisse Äußerungen und Erfahrungen aus unterschiedlichen Kulturen und Traditionen. Zu welcher Konfession, zu welcher Kirche, zu welchem Credo oder zu welcher Gesinnung der Einzelne sich rechnet, das wird einmal nach dem Tode nicht unbedingt das wichtigste Kriterium darstellen. Es wird nach dem Tode für den Menschen relativ belanglos werden, welcher Konfession, einer evangelischen, einer katholischen oder einer ganz anderen, er zugehörig war. Die wahre Religion lebt auf einer viel tieferen, inneren Ebene, die unabhängig von jeglichen Formprinzipien, von jeglicher Kirche und allen Dogmen ist. Der erste Grundstein einer Religion lebt in der individuellen Beziehung und in der ausgewählten Reinheit der Beziehung die der Einzelne zu sich selbst, zu anderen und einem übergeordneten Kosmos besitzt. Die Beziehung schafft sich der junge Erwachsene einmal zu seinen Mitmenschen im Allgemeinen, er schafft sich eine Beziehung zu seinen ihm angetrauten Verwandten, zu seiner Frau oder zum Manne, gegebenenfalls zu den Kindern und weiterhin aber auch zur Natur, zur ganzen Schöpfung und zur Ganzheit selbst. Die Beziehung wird dabei jene tiefe Ebene sein, die mit dem Wasser im Brunnen vergleichbar ist. Der Brunnen ist vom äußeren Aufbau ja nur die Form, das Wasser selbst aber ist das eigentliche Leben, und so ist die Beziehung, die der Mensch in seiner innersten Welt des Herzens trägt, seine in ihm wirkende religiöse Gesinnung.

Es gibt viele Schöpfgefäße. Diese Schöpfgefäße entsprechen den unterschiedlichen Glaubensbekenntnissen und Zugehörigkeiten. Gleich welches Schöpfgefäß der Einzelne auch benützen mag, die wirkliche Religion wird das lebendige Wasser in der Bewegung des Inneren sein, und die Frische dieses Wassers wird die Kraft des Herzens verkörpern.

Zwischen Weltenflucht und Weltenverhaftung

Das Herzzentrum befindet sich genau in der Mitte zwischen den oberen und unteren Zentren und stellt ein Gleichgewicht von den Denkkräften zu dem Willensvermögen her.

Der Wille, der in den elementaren Zonen des unteren Körpers angelegt ist, begleitet den Menschen von Anfang an. Würde er zügellos, ohne jegliche Veredelung der oberen, gedanklichen Orientierung des Bewusstseins zur Entfaltung gelangen, gäbe sich der Mensch ganz der Weltenverhaftung hin: Er würde ein schlechtes, unansehnliches Tier werden, das sich ganz dem Weltenhunger verschreibt.

Die gedankliche Orientierung des Menschen darf jedoch ebenfalls nicht der Einseitigkeit und der Eitelkeit unterliegen. Wie viele Menschen flüchten sich in religiöse Gedanken und in träumende Ideale ohne Wirklichkeitsbezug. Wie eine Katze das Wasser scheut, so kann der Mensch der praktischen Welt ausweichen und sich in Ideenwelten ohne Realitätsbezug beherbergen.

Das *anāhata-cakra* benötigt die Welt und den Geist. Es benötigt des Weiteren einen gesunden Willen und eine geordnete gedankliche Orientierung. Jede Unverhältnismäßigkeit zwischen dem oberen und dem unteren Pol spiegelt sich im Herzen wider.

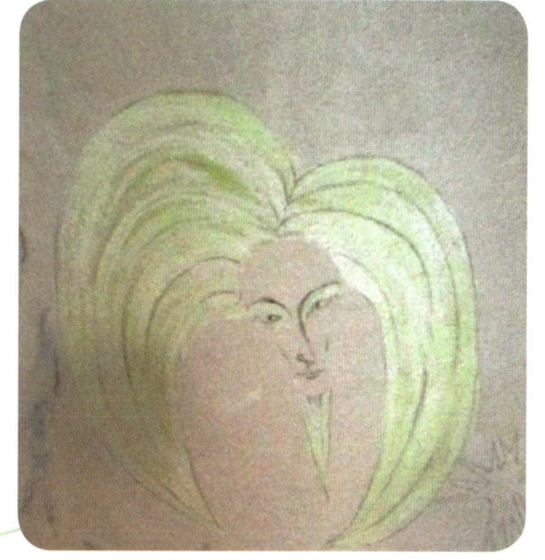

In der Anthroposophie spricht man davon, dass die Seele sich zwischen den zwei großen Versuchermächten solide und gut gründen sollte. Ahriman bezeichnet den Engel, der die Weltverhaftung und Weltengier im Menschen wie ein dunkles Schattengespenst anlegt und Luzifer ist jener hell ausschweifende, eitle Weltenflüchtler, der den Menschen zu allerlei phantastischen Ideen stimuliert. Zwischen diesen beiden großen Versuchermächten muss der leidlich geplagte Erdenbürger seine Mitte aktiv und ausdauernd errichten.

Luzifer und Ahriman, die zwei Versucher

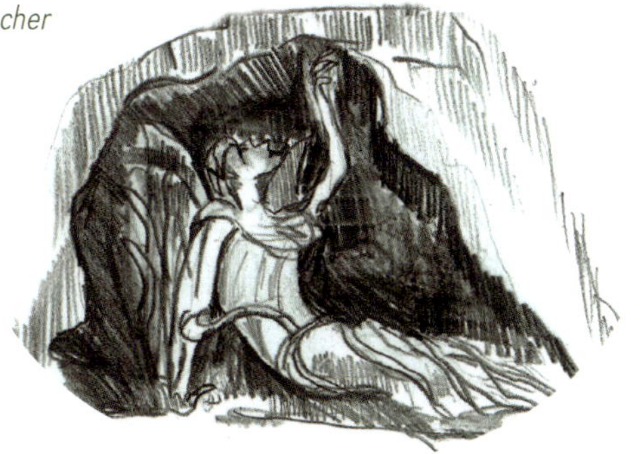

Eine kleine Geschichte mag zu dieser Thematik sehr hilfreich sein, die Religion einmal im Sinngehalt der äußeren Glaubensbekenntnisse, der äußeren Namen, zu dem inneren, wahren Gut zu unterscheiden und zu erkennen. Diese Geschichte wird von Sai Baba erzählt, und es ist auch eine seiner ganz wesentlichen Geschichten. Es war einmal ein Fest, auf dem die verschiedensten religiösen Vertreter zusammengekommen sind. Vertreter aus der hinduistischen Tradition, Vertreter von den buddhistischen Klöstern, Vertreter aus der christlichen Religion, Vertreter aus dem Judentum und Vertreter aus der Sufi-Tradition und aus dem Islam. Sie begegneten sich, feierten ein Fest, und die einen waren durch die Turbane, die anderen waren durch die Mönchskleidung gekennzeichnet, die nächsten waren wieder offenbart durch ein Kreuz und so weiter. Nur einer war unter ihnen, der kein sichtbares Kennzeichen trug. Im Gespräch äußerte er sich ebenfalls nicht über seine Religionszugehörigkeit. Das zurückbehaltene Geheimnis faszinierte einerseits die anderen und machte sie aber genauso neugierig, und so fragten sie ihn, aber er gab ihnen keine konkrete Antwort. Und sie fragten ihn wiederholt und abermals bekamen sie keine konkrete Antwort. Schließlich endete das Fest, alle gingen auf ihre Zimmer und kamen zur Nachtruhe, doch der eine war noch immer nicht identifiziert. Es entfachte sich zunehmend mehr ein tatsächliches, neugieriges Bestreben in den Veranstaltern des Festes, nun unbedingt herauszubekommen, welcher Religion denn dieser Einzelne angehöre. Zum makabren Zwecke der Forschung holten sie ein Brandeisen, mit dem man die Kühe brennt und das Brandmal eindrückt. Sie schlichen sich in tiefdunkler Nacht ins Zimmer, hoben die Bettdecke hoch und fuhren dem nicht-identifizierten Gast mit dem heißen Brandeisen auf die Fußsohle. In dem Moment sprang der Mann, gebrannt an der Fußsohle, einen Meter hoch im Bett und schrie: „Allah". Nun waren die Gastgeber zufrieden und wussten, welcher Religion dieser zugehörig war.

Hier erzählt Sai Baba, dass dies noch immer eine Vorstufe zur Religion ist, denn wer einmal reine Religion lebt, seine reine Seele erlebt, ein reines Geben praktiziert, der wird in seinem Leben nicht mehr einen Namen rufen, sondern er wird in einer Gegenwart sein, in der er nur unmittelbar das nötige Leben selbst sieht und in diesem Leben auch die unmittelbare Klarheit und Handlungskraft nach Entwicklung und Geben hervorbringt. Er wird sich nicht mehr auf einen Namen stützen, sondern er wird unmittelbar die gegebenen Verhältnisse nehmen und diese in eine Verwandlung führen.

Ein anderes Beispiel mag ebenfalls diese Unterscheidung von der reinen Religion, die dem Herzen, der Herzmitte entspricht, zu den religiösen Aspekten, die nur den Traditionen oder den Formprinzipien entsprechen, darstellen. Es gibt verschiedene Bemühungen auf dem Lebensweg, um zu größerem und zu tieferem Leben zu gelangen. Dabei kann man eben diese verschiedenen Möglichkeiten für sich aufgreifen

Wie lässt sich das *anāhata-cakra* im übergeordneten Prozess erkennen?

Die übersinnliche Erkenntnis zum *anāhata-cakra* erfolgt über die Entwicklung eines spezifischen Beobachtungsvorganges, den der Übende am besten bei sich selbst erleben lernt. Das eigene Denken entwickelt sich aus einer Idee zur Vorstellung oder allgemeiner ausgedrückt aus einem Grundgedanken zu einem vorstellbaren Bild. In der Regel ist ein Beobachtungsvorgang gegenüber dem eigenen Denken, wie es verläuft und wie es beständig zu Vorstellungen gerinnt, durch die Informationslust und des Weiteren durch vielerlei Emotionen überdeckt. Es gilt jedoch nun diesen Denkprozess, der sich zu den verschiedensten Vorstellungen und Bildern entwickelt, so real zu beobachten wie man beispielsweise einen äußeren Handlungsablauf wahrnehmen kann.

Die Beobachtung des Denkens und Vorstellens im individuellen Ablauf, schenkt unmittelbar eine angenehme, erhebende, nahezu sensibel selige Empfindung, die eine helle, vielleicht hellblaue oder goldfarbene Ausstrahlung äußert. Das Denken ist wie ein übergeordneter steuerbarer Aktivitätsvorgang, der in der Folge dem Menschen die verschiedensten Gefühle gibt. Das Herz als physisches Organ befreit sich aus Spannungen und Einschnürungen, sobald der Mut und die Ruhe zu diesem Beobachtungsprozess gegenüber dem Denken eintritt. Grundsätzlich kann man am Herzen oder in der Mitte der Brust jenen gelungenen Vorgang des beobachtenden Denkens durch das Denken selbst wahrnehmen. Er wirkt immer auf die mittleren Partien des physischen Körpers befreiend und erleichternd.

Das Chakra selbst, das nahe dem Herzen an der Wirbelsäule liegt, beginnt sich in lebendiger Drehung im Uhrzeigersinn zu bewegen, sobald die erleichternde Beobachtungskraft des Denkens in die Tat einsetzt. Wie aus der Schwere und Verdichtung erhebt sich eine runde, kreisförmig wirkende Umkreisbewegung vor der Brust, die nach innen ein nahezu heiteres, fließendes Strömen von Kräften in alle Richtungen ermöglicht. Das Herz-Chakra wirkt in der Regel mit seiner Aktivierung harmonisierend und beruhigend auf das physische Herz.

Es ist günstig den übergeordneten Denkvorgang im Bilde ausreichend zu beobachten, denn in der Folge dieses Erfassens des aktiven Vorstellungslebens kann das Chakra leichter in seiner Farbnuancierung und bewegenden Form erfasst werden. Es ist ein regelrechter Sonnenprozess, der sich über das Denken bis hin zur leiblich aktiven Bewegung verströmt.

und für sich in irgendeinem Sinne benützen. Die Ernährung gibt dazu eine recht wesentliche Grundlage, damit man dem Leben wirklich eine gute Basis verschafft und aus dieser sich eine gewisse Gesundheit sicherstellt, und dass damit darüber hinaus auch einigermaßen Frieden in der Seele gewährt ist. Dadurch, dass man die Nahrung immer nur nach gesunden Prinzipien zusammenstellt, kann man sich durchaus sicher sein, dass viele Krankheiten fernbleiben. Weiterhin kann man sein Bewusstsein auf eine gehobene Stufe heben. Wenn nun die Religion im Herzen noch nicht weit und verinnerlicht ist, wenn sie noch nicht tief gegründet ist in der Substanzkraft des Geistes selbst, dann wird man diesen äußeren Möglichkeiten sehr viel Gewicht beimessen. Man wird durchaus der Art und Weise der äußeren Lebensführung oder, besser gesagt, der rituellen Qualität oder der Norm einen großen Wert beimessen. Es wird der Betreffende, der noch nicht tief in seinem Herzen gegründet ist, versuchen, sich dadurch eine bessere Position im Leben zu eressen, eine bessere Bedingung also durch die rechte Nahrungszufuhr zu gewähren. Der aber, der tief im Herzen gegründet ist, wird andere Aspekte bewerten. Er wird die Beziehung, die er zur Nahrung hat, vordergründig werten und die Qualität zweitrangig. Er wird das äußere Nahrungsmittel nicht primär auf die Waagschale legen und die Vitamine, die Kalorien, die Mineralien und so weiter berechnen, sondern er wird sich von innen heraus fragen: „Welche Beziehung hat mein Wesen zu diesem anderen Wesen, zu dieser Nahrungspflanze?" Er wird schließlich zu der Antwort gelangen, dass es wichtiger ist, eine eigenständige Beziehung zur Nahrung aufzubauen, und dass diese produktive Beziehung ihm das Licht der Seele schenkt, als eine Beziehung zu schaffen, die nur auf Konsum beruht, die nur zum Nehmen ihr Alleinrecht nimmt. So wird er die Art und Weise seiner Beziehung, die er ausprägt, höher werten als die äußere Form oder die äußere Qualität, die ihm von besseren Möglichkeiten entgegengebracht werden. In dieser eigenständigen Beziehungsebene lebt das innere Glück, es atmet das innere Herz, es emanzipiert sich die religiöse Seite des Menschen und somit lebt hier der tiefere Frohsinn und der schon zum Seelischen gereichende Friede.

Eine anerkennende und gebende Haltung erbaut sich als Herzenskraft

Es ist tatsächlich ein Seelenlicht, das dem Menschen erstmals vom 21. bis 28. Lebensjahr zuteil wird (zum Begriff Seelenlicht siehe S. 113). In diesem Seelenlicht findet der junge Erwachsene erstmals eine Anerkennung für die Menschen. Das, was mit den stürmischen Bedrängnissen noch von einer Vitalkraft und Vitalmacht in den Jugendjahren übertönt war, das gewinnt jetzt durch die mehr introvertierte, mitfühlende und einfühlende Seite ein erstes beschauliches Licht. Somit sieht und fühlt der junge Erwachsene sein Gegenüber. Er erkennt mehr die Probleme seiner Mitmenschen. Er

Das Tiersymbol im *anāhata-cakra*

Die Gazelle in ihrer Leichtigkeit und Eleganz, Scheuheit und Sensibilität erscheint in den alten indischen Abbildungen über das Herzzentrum. Es wäre auch möglich, das wohlbekannte weibliche Reh an die Stelle der Gazelle zu platzieren.

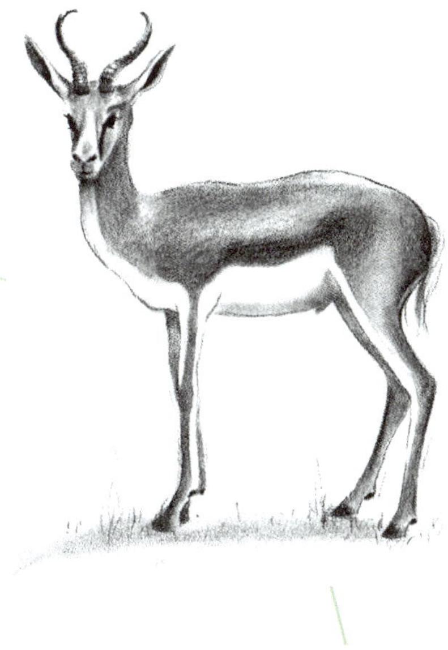

Das Reh ist wie ein Sinnesorgan im Wald, leichtfüßig und reaktionsfreudig. Es registriert jede Bewegung und antwortet mit einer schnellen Flucht auf den Menschen. Man könnte meinen, dass das springende Reh oder die Gazelle kaum eine Bodenberührung aufweisen. Sie berühren mit den Sprüngen und leichten Beinen die Erde, aber sie sind nicht an sie großartig verhaftet. Es ist eine Bewegung, die sich sinnesfreudig und empfindsam durch diese Tiere entfaltet.

Das Element des Chakra ist nach diesen Ausführungen das Feuer. Die Gazelle, wie sie im *anāhata-cakra* abgebildet wird, ist jedoch dem Element der Luft geweiht, denn sie bewegt sich durch die Sprünge so lebendig wie eine erdlosgelöste Materie und das wäre vergleichbar mit den Bewegungen der Lüfte.

kann sich mehr in seinen Nächsten einfühlen und ihn in seiner Individualität gewähren lassen. Die Anerkennung, die ein tatsächliches Himmelslicht ist, die Anerkennung, die ein hervorragendes Empfinden darstellt, das durch das Herz durchströmt und von höherer Warte, von höherem Geist geboren ist, zeigt sich so wunderschön in der Gabe des Gewährenlassens. Prägt der junge Bürger in diesen Jahren ein soziales Bewusstsein aus, ein tendenziell mehr gebendes Bewusstsein, prägt er diese Anerkennung und diese Reinheit in der Beziehungsebene aus, die dem religiösen Leben entspricht, so wird er für später dieses wunderschöne Licht des Gewährenlassens in seiner Seele tragen. Er kann den anderen tolerieren, er muss den anderen nicht verurteilen, er muss den anderen nicht in ein kritisch nörgelndes Licht rücken. Er kann den anderen in seiner Individualität akzeptieren, er kann ihn anerkennen, er kann ihn achten. Hier gedeiht auch das erste Licht der tiefen seelischen Befreiung. Es ist das Licht, das sich erstmals individuell religiös verkündet, es ist das Licht, das sich in Freiheit verströmt, es ist das Licht, das erstmals etwas Seelisches auf stille Weise in das Leben hinausstrahlt.

Auf das Himmelslicht der Anerkennung folgt das so würdige Licht der Achtsamkeit. Auf dieses so würdige Licht der Achtsamkeit erfolgt die so wunderbare Geistesgabe der Unterscheidung. Die Fähigkeit verschiedene Gefühlsqualitäten – und damit das Höhere und Wesentliche von dem Unwesentlichen – zu unterscheiden, ist eine Geistesgabe. Auf diese Unterscheidung der Gefühlsqualitäten, auf diese hohe Geistesgabe entsteht allgemein ein Respekt vor dem Bösen und eine Wertschätzung für das Gute von innen heraus. Der Respekt wieder mündet in die Toleranz ein, die allumfassend ist, die kein Ende, keine Makel aufweist, die eine Toleranz ist, die tatsächlich aus der Mitte strömt, die aus dem Lichte selbst entflammt, aus dem geborenen Herzen hervorquillt. Auf die Toleranz erfolgt schließlich die schon so weit und edel gefasste Tugend der Barmherzigkeit. Auf die Tugend der Barmherzigkeit, auf das Fühlen für den anderen, auf das Einfühlen und Verstehen für den anderen erfolgt zuletzt tiefste Ehrfurcht, und diese tiefste Ehrfurcht ist die Liebe zum Geiste. So beginnt in diesen Lebensjahren vom 21. bis zum 28. Lebensjahr die innerste Anerkennung, und es erbaut sich damit die Grundlage im Herzen für das ganze weitere Dasein.

Von dieser inneren Bedeutung ausgehend ist es auch leicht einzusehen, dass gerade jene Lebensjahre, die dem jungen Erwachsenen relativ frei zur Verfügung stehen, sehr positiv gefördert werden sollen. Dieses positive Fördern geschieht vor allen Dingen in einer natürlichen Haltung, die sich zum Geben und allgemein zum sozialen Interesse bereitmachen soll. Ein ganz tiefes Geheimnis ist es, dass jene jungen Menschen, die sich unkompliziert auf innere und klare Weise in das sogenannte Geben hineinleben, die in sozialen oder dienstleistenden oder auch in anderen Berufen tätig werden, die auf ganz natürliche Weise den anderen achten, den anderen respektieren, die den Sinn für die Soziabilität entfalten, dadurch Erfolg gewinnen. Der

Die Organe, die dem Herzzentrum zugeordnet sind

Die Region um das Mediastinum und dem inneliegenden Herzorgan gehorcht neben anderen Einflüssen am meisten dem Herzzentrum. Überwiegen beispielsweise die elementaren Impulse aus dem Willen, entwickelt sich sehr häufig eine relativ schnelle Pulsfrequenz und bei einem Überwiegen des denkenden Menschen verlangsamt sich im Gegensatz dazu häufig der Herzschlag.

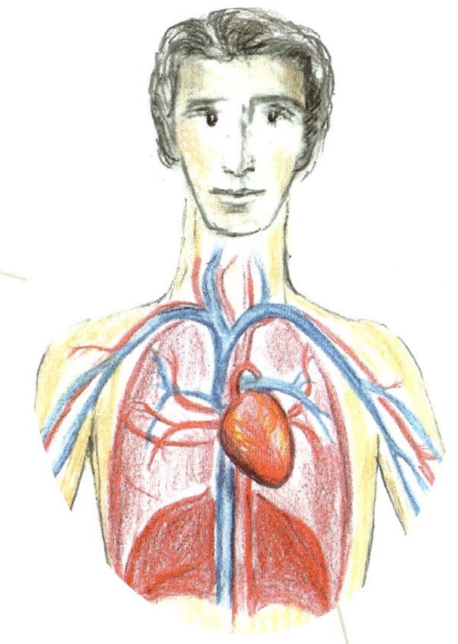

Nervositäten, die aus intellektueller Überforderung oder allgemein aus der Unruhe des Stoffwechsels entspringen und eine Art Disharmonie im gesamten Denken, Fühlen und Wollen darstellen, wirken auf das Kreislaufsystem, auf den Blutdruck und zuletzt auf die Pulsleistung.

Man könnte des Weiteren aus der Lage der Lungen schließen, dass diese mit dem Herzzentrum direkt verbunden sein müssten. Die Organe besitzen jedoch eine oftmals sehr vielseitige Zuordnung.

Die Lungen korrespondieren mit der Willenskraft des Menschen und sind deshalb dem ersten und teilweise dem zweiten Zentrum zuzurechnen.

Das Innenohr mit seinen Sinneszellen und der achte Hirnnerv, der nervus vestibulocochlearis, stehen mit dem Herzzentrum eng im Zusammenhang. Allgemein reagiert das Herz äußerst empfindsam auf alle Gleichgewichtsprozesse des physischen Leibes. Zur Heilung des so lästigen Tinnitus müsste das Herzchakra entwickelt werden.

Schließlich sind es die sensiblen Nerven mit ihrer Empfänglichkeit und Wahrnehmungsfähigkeit, die dem Herzzentrum und seiner Steuerung unterliegen.

Erfolg kommt auf ganz geheimnisvolle Weise zustande. All das, was der junge Erwachsene für den anderen tut, das, was er in natürlicher Selbstverständlichkeit entscheidet, das, was er in einfacher Frömmigkeit gegenüber dem Mitmenschen tätigt im Sinne eines Gebens oder im Sinne eines Mitfühlens, das gereicht ihm zum Positiven. Wogegen aber gerade die Kehrseite, das Fixierte, das Nehmende oder Egozentrisierende in diesen jungen Erwachsenenjahren in der Regel schon zu einer ersten geistigen Schwerfälligkeit und einer gewissen Entwicklungseinschränkung hinführt.

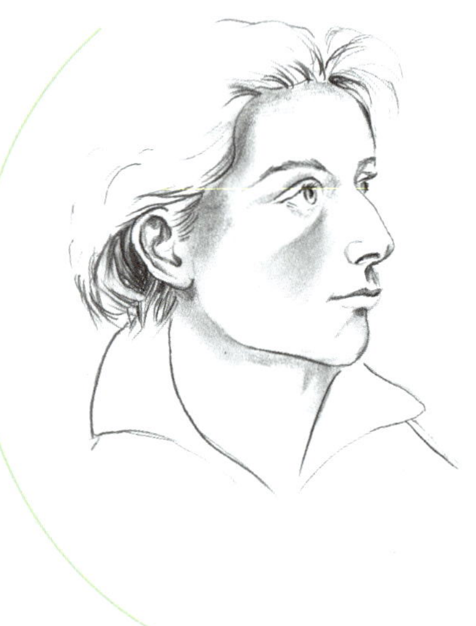

Portrait Schillers als 21-Jähriger (1780) nach einem Gemälde von Tischbein.

Es ist ein Geheimnis des Geistes selbst, dass gerade in diesen ersten Erwachsenenjahren das Leben leicht von der Hand geht. Es geht spielerisch von der Hand. Der junge Bürger braucht eigentlich gar nicht viel zu investieren. Er ist von diesen Herzenskräften, von diesem Licht, das von oben oder besser gesagt aus dem geistigen Inneren in seine Herzensanlage hineinflutet, getragen, und somit kann er sich auf ganz natürliche Weise interessiert und gebend in Beziehung bringen. Derjenige, der dieses weite, religiöse Empfinden besitzt, hat vorweg schon eine günstige Entwicklung durch die Eltern mitbekommen. So ist für ihn nahezu eine selige Freude in der Beziehungsaufnahme zum Anderen im Sinne eines selbstkritischen und objektiven Bewusstseins möglich. Dieses beziehungsfreudige Bewusstsein ist durchaus vielleicht unkompliziert, weil es meist wie getragen erscheint. Durch die Natürlichkeit erhält es eine recht schöne, ästhetische Note. So ist es für den jungen Erwachsenen, wenn er sich zu früh enge Fixierungen schafft und zu früh nur um des Herren der Angst willen, um des verführenden Erfolges willen, um des weltlichen Machtgefühles willen irgendwelche Aktionen startet, immer von Nachteil. Das Ausprägen von einem weiteren, geordneten, gebenden Bewusstsein, das Ausprägen von vielen Lernschritten ist gerade in diesem Altersabschnitt etwas sehr Förderliches. Wer viel und solide in Beziehung zu Anderen tritt, wird im späteren Leben ein weites, religiöses Herz in die Tat umsetzen können.

Auf diesem Weg gilt es aber zu beachten, dass diese Sozialität und Beziehungsaufnahme nicht ein Zwang sein soll. Eine Art Selbstlosigkeit, in dem sich der Einzelne in seinen Bedürfnissen leugnet, sollte nicht unter den strengen Formen einer dogmatischen Religion stehen. Das natürliche Bedürfnis des Menschen wäre es ja gerade in diesem Lebensabschnitt, dass er sich auf mehr feine und sensible Weise in dieses Mit-

Die denkende Forschungsarbeit als Grundbasis zur höheren Erkenntnisbildung

Die Verwendung der Begriffe in einem logischen Zusammenhang ist für denjenigen, der eine Hellsichtigkeit erstrebt von fundamentaler Bedeutung. Indem die Begriffe nicht nur nach schnellfertigen Benennungen, neugierigen Informationen und utilisierendem Gebrauch konstatiert werden, sondern diese bis in ihre Tiefe hinein charakterisiert und umfangreich definiert werden, sie zu ganzen Bildern in die Wahrnehmung rücken und schließlich ihre Lebenskraft und inneliegende Empfindung äußern, beginnt sich die Seele des Menschen zu regen, zu interessieren und zu erbauen. Jeder Begriff, der anschaulich und logisch herausgearbeitet wird, der zum Bild und erlebbaren Gefühl erhoben wird, beflügelt das Seelenleben und schafft erstmals die Grundlage zu jener Logik, die eine geordnete Basis im Denken, Fühlen und Wollen gibt.

Man nehme beispielsweise den Begriff „Licht", der in esoterischen Kreisen sehr häufig schlagfertig und ohne große Reflexion benützt wird.

Man kann diesen Begriff nun erarbeiten und ihn in ein einfach ausgearbeitetes Bild bringen. Um welches Licht handelt es sich, um ein Seelenlicht oder um ein in der Welt erscheinendes Licht? Wenn es sich um ein in der Welt erscheinendes Licht handelt, stellt sich die Frage, ob es sich um ein Morgen-, Mittags- oder Abendlicht handelt, um ein helles, strahlendes Licht oder um ein gedämpftes, verschleiertes Licht. Schließlich kann man sich die Frage stellen, ob es sich um ein sogenanntes wesenhaftes Licht handelt, wenn es durch Schleier gedämpft ist.

Indem nun diese Frage in der Beobachtung des Begriffes „Licht" und auch des Phänomens des Lichtes erscheint, erregt sich im Menschen ein differenziertes und lebendiges Forschen. Was bedeutet es, wenn man den Begriff „wesenhaftes Licht" entwickelt? Langsam beginnt sich der Übende auf einen Weg der sehr aktiv gewählten Vorstellungsbildung, die ihn schließlich zu erweiterten Wahrnehmungsvorgängen führt. Seine Seele gewinnt an Lebendigkeit und zugleich steigert sich das Einfühlungsvermögen in die Phänomene dieser Weltenschöpfung.

Jeder Begriff, vor allem das verwendete Substantiv, sollte deshalb in eine logische Ausarbeitung gebracht werden.

Das Herz-Chakra beginnt sich in seiner Bewegung zu verlebendigen, wenn esoterische Begriffe in eine konkrete praktische Ausarbeitung geführt werden.

fühlen und Hineinfühlen hineingibt, dass er sein erstes erhaltenes Licht, das aus dem Geiste geboren ist, in eine soziale Weite verströmt und dabei jedoch sich selbst als Individuum und als ein eigenes Sein erlebt. Entwickelt er nun ein Verständnis für die möglichen Ordnungen der Beziehung, besitzt er ein Vertrauen in das eigene Leben, entfaltet er ein Empfinden für den Wert des Individuums des Eigenen und auch des Individuums des Anderen, von seinem Ich zum anderen Ich, von seinem Ich zur Umwelt, so erlebt er natürlich ein ganz gesundes Selbstvertrauen und Selbstwertgefühl. Dieses gesunde Selbstvertrauen schenkt ihm später die Hoffnung, die sich in einer stillen Grundlage für das Leben gebiert. Dieses einfühlende und mitfühlende Licht, diese Herzenskraft und Herzenswärme, die erstmals in einer nahezu stillen Form auftritt, nicht in einer offensichtlichen, sondern mehr in einer jugendlichen, verborgenen und stillen Form auftritt, schafft aber schon in diesen jungen Jahren ein sehr weiches und ästhetisches Empfinden. Die Ästhetik ist ein Ausdruck des Herzens. Es gibt nicht verschiedene Formen von Ästhetik. Ästhetik ist Ausdruck eines reinen Empfindens, ein Ausdruck des Herzens, der Herzenskräfte, der Herzenswärme. Dieses tiefe Mitfühlen, dieses tiefe Einfühlen, das Verströmen eines mehr gebenden Lichtes aus dieser verborgenen, empfindsamen Seele gibt allen Bewegungen des Individuums somit Anmut und schenkt allgemein ein schönes Aussehen, da den Menschen dann ein recht bescheidenes und klares Licht zeichnet. Die Ästhetik ist jene tiefe Offenbarung, die sich in diesem Lebensabschnitt stärken und entfalten möchte.

Der Begriff Ästhetik

Im Rahmen der über zwei Jahrtausende währenden Philosophiegeschichte gelangt die Ästhetik erst in der Ära von F. Schleiermacher und G.W.F. Hegel im 18. Jhdt. zu ihrer wesentlichen Blüte. In dieser Epoche des Idealismus fasst Hegel die Ästhetik als das Schöne auf, welches sich zeigt, wenn die Idee in einer begrenzten Erscheinung Form annimmt. In der Natur findet sich lediglich ein unbewusster Ausdruck von Ästhetik. Erst in der Verwirklichung der Phantasie als des sinnlichen Geistes des Menschen entsteht Ästhetik als bewusst geschaffene Kunst. Die Ästhetik umfasst das ganze Reich des Schönen, die Künste sind hingegen Teilbereiche dieses Schönen (siehe Anmerk. S. 249).

Rudolf Steiner schließlich spricht von Goethe als den „Vater einer neuen Ästhetik". Wie diesem kommt es ihm nicht nur auf das Was an, das der Wirklichkeit entnommen ist, sondern vor allem auf das Wie. Das Wie ist Ausdruck der gestaltenden Kraft des Menschen. Deshalb möchte der Künstler nicht nur einer abstrakten Idee sinnliche Gestalt geben, sondern er möchte auch die Erscheinungsformen der Sinneswelt ganz im Lichte eines Ideals erscheinen lassen.

Um ein ästhetisches Lebensziel zu verfolgen, muss man kein professioneller Künstler sein, sondern jeder Mensch kann auf seine Weise ein Lebenskünstler werden, sei es in der Kommunikation, im Bewegungsleben, am Herd in der Küche, bei der Gestaltung der persönlichen Räume, usw. Allein die Bemühung darum, dass man eine hochwertige Empfindung zum Ausdruck bringt oder ein Objekt der Wirklichkeit in einem idealeren Licht erscheinen lässt, führt bereits zu einer angenehmen, verbindenden und entspannteren Atmosphäre. Die Ästhetik ist deshalb zu allen Lebensphasen ein wertvolles Element, das im gesamtgesellschaftlichen Bereich gesehen kulturschaffend wirkt.

Das Sonnenstadium des entwickelten Herzens

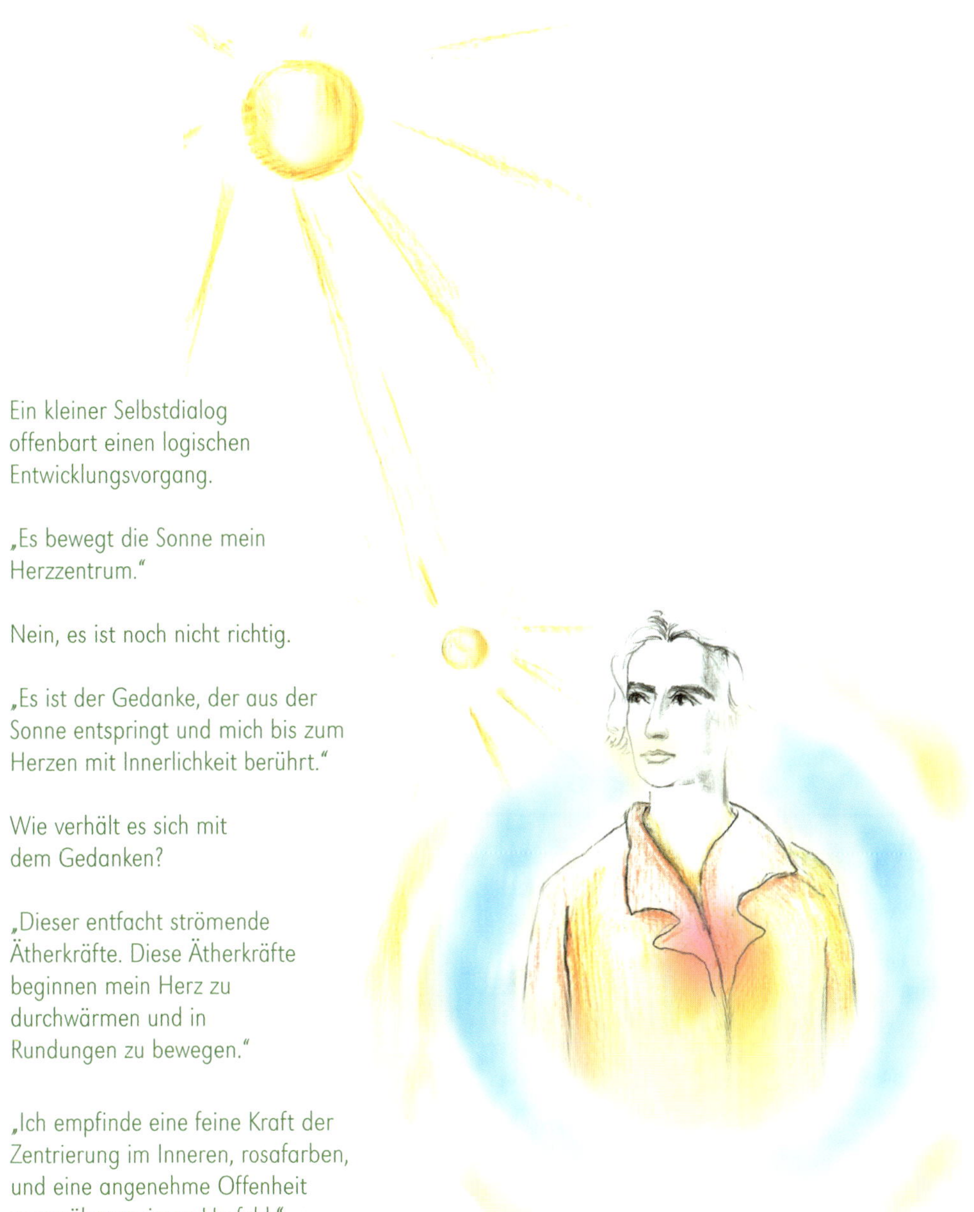

Ein kleiner Selbstdialog offenbart einen logischen Entwicklungsvorgang.

„Es bewegt die Sonne mein Herzzentrum."

Nein, es ist noch nicht richtig.

„Es ist der Gedanke, der aus der Sonne entspringt und mich bis zum Herzen mit Innerlichkeit berührt."

Wie verhält es sich mit dem Gedanken?

„Dieser entfacht strömende Ätherkräfte. Diese Ätherkräfte beginnen mein Herz zu durchwärmen und in Rundungen zu bewegen."

„Ich empfinde eine feine Kraft der Zentrierung im Inneren, rosafarben, und eine angenehme Offenheit gegenüber meinem Umfeld."

Das Chakra dreht sich in harmonischer Weise, wenn man auf den Menschen von außen blickt, von links nach rechts. Diese Drehung entspricht dem Uhrzeigersinn.

Das fünfte Lebensjahrsiebt – *viśuddha-cakra*

Krisensituationen in Übergangszeiten

Das neu ankommende Lebensjahrsiebt bringt eine ganz besondere Voraussetzung, die nur aus der menschlichen Entwicklung heraus verständlich wird. Es tritt eine Vorsehung einer undefinierbaren Selbstkraft in die Gegenwart, damit das individuelle Leben Unabhängigkeit, Eigenständigkeit und Vertrauen in bestimmte Vorstellungen und Denkprozesse erhält. Die Übergänge, die dabei jeweils von einem Jahrsiebt zum nächsten entstehen, sind meist sehr kritisch. Sie sind anstrengende Phasen der Entwicklung und somit gerne mit mehreren Krisenprozessen verbunden. Gerade der Übergang vom 21. Lebensjahr nach vergangener Pubertät hinein in das erste Erwachsensein bringt in der Regel immer eine gewisse Spannung mit sich. Die expansiven Entfaltungsvorgänge der Jugendzeit gelangen meist nicht ganz zu Ende, und der Jugendliche findet noch nicht die Einordnung in das Leben und erfährt einen vielleicht unbewussten Mangel in der Persönlichkeit. Mit dem Beginn aber des vierten Lebensjahrsiebtes und der tendenziell mehr introvertierten, ersten Seelensicht fordert der höhere, vorgegebene Lauf des Bewusstseins eine schon beginnende Besinnlichkeit und somit eine Art Beziehungsdynamik, die das eigene persönliche Leben sorgfältig mit dem Anderen ordnen lernt. Diese Ordnungsaufgabe oder ruhigere Seelenhaltung kann der Erwachsene leichter leisten, wenn er in seinem willentlichen Denken die Grenzen ertastet und seine Identität im persönlichen Leben erkundet hat. Da aber meist das eine Lebensjahrsiebt nicht ganz zu Ende geführt wurde und von der zeitlichen Entwicklung die neue Phase im vierten Lebensjahrsiebt herankommt, entwickeln sich gerne Spannungen.

Die größte oder wesentlichste psychische Lebenskrise aber erfahren die meisten Menschen im 28. Lebensjahr, im Hinüberschreiten zum 29. und 30. Jahr und somit am Beginn des einsetzenden fünften Lebensjahrsiebtes. Es ist dieser Übergang etwa vergleichbar mit einer Bergtour von einem Gipfel zum nächsten. Wenn man auf einem Gipfel steht, so sieht man vielleicht mit den Augen schon hinüber zur nächsten Bergspitze, aber beide Berge sind durch eine Schlucht voneinander getrennt. Um nun auf den nächsten Gipfel hinüberzukommen, der in Reichweite der Augen liegt, bedarf es erst einmal eines Abstieges, eines Durchgehens durch die Schluchtengründe und eines erneuten Aufstieges. Dieses Durchgehen durch die Schluchtengründe erscheint in der Wahrnehmung des begrenzten Verstandes vielfach mit Gefahren, Anforderungen und mit Bedrängnissen verbunden. Es ist das Absteigen in einen dunklen oder ungemütlichen Zustand aber nur ein charakteristisches Merkmal, dass sich ein altes Erfahrungsgut loslöst und eine neue Perspektive mit Idealen in die Seele hineinfluten möchte. In der Regel ist ein solches Durchschreiten durch einen ungewissen oder auch leeren Zustand, der weder einen Halt im Vergangenen noch eine Berechtigung im Zukünftigen schenkt, ein Krisenzustand. Im ausstrahlenden Lichte der Entwicklung des Geistes erscheint dieser Zustand jedoch außerordentlich notwendig und auch logisch

Der Begriff der Körperfreiheit

Im Yoga existiert der Begriff von Körperfreiheit wie ein großes zu erstrebendes Ideal. Allzuleicht wird dieser im Sinne einer wörtlichen Bedeutung aufgefasst. Naturgemäß empfiehlt es sich für jede Lebensstufe, dass man sich nicht zu sehr von Hungergefühlen, Bequemlichkeiten und allerlei körpergeprägten Emotionen abhängig macht. Manche Yogins lassen sich während ihrer Meditation von lästigen Mückenstichen nicht aus dem Aktivsein werfen. Sie halten eisern an der Disziplin der Übung fest und nehmen die schmerzlichen Stiche zum Stählern des Körpers.

Die Körperfreiheit bezieht sich aber auf die gelöste und freie Haltung des Bewusstseins, die sich in ihrem vorzüglichen Maß entfaltet, wenn der Übende seine Vorstellungen nach sachbezogenen und thematischen Beziehungen formen lernt und dabei seine subjektive Neigung zurückstellt. Die gute und richtige Vorstellungstätigkeit, die einen Aspekt des fünften Zentrums darstellt, orientiert sich nicht an den persönlichen Gefühlen und in keinster Weise an Emotionen, sie entwickelt sich vielmehr aus der Denktätigkeit selbst und diese wird unabhängig im freien Vollzug zu dem gewünschten Thema getätigt.

Sagt jemand beispielsweise, er glaube an eine höhere Wirklichkeit, da er diese aus verschiedenen esoterischen Lehren propagiert erhielt, so besitzt er noch keine wirkliche Vorstellung und der Glaube ist tatsächlich nur ein passives Festhalten an Worten und Wortformeln. Im fünften Lebensjahrsiebt sollte der Übende zu einer wirklich eigenständig erworbenen Vorstellung über Glaubensfragen gelangen und er sollte möglichst keine autoritativ übernommenen Dogmen dulden.

Die Körperfreiheit entwickelt sich aus einem bewegten, selbstständigen Aktivsein im Bilden von Vorstellungen. Der Unterschied von einem schnellen Übernehmen von Informationen zur wirklichen Entwicklung einer gediegenen und logischen Vorstellung ist groß. Informationen kann man passiv akkumulieren, während man wirkliche Vorstellungen kreativ und mit größtmöglicher Unterscheidungsbildung aktiv bilden lernen muss. Die Freiheit des Menschen entwickelt sich aus der Beweglichkeit und Unabhängigkeit des Bewusstseins.

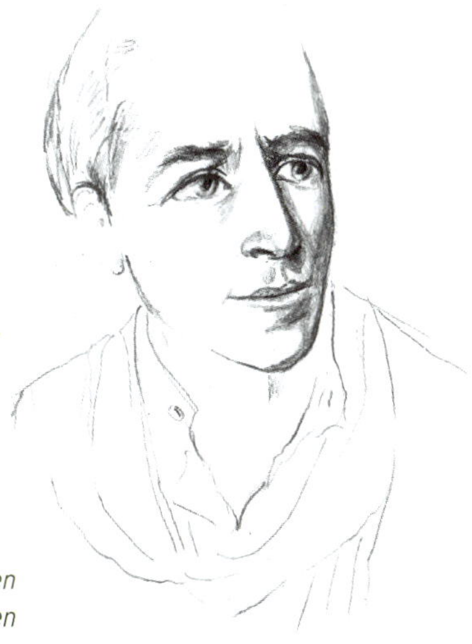

Im aktiven Bilden von Vorstellungen bewegt sich der Mensch im Denken und bleibt frei vom Körper.

für die Entwicklung. Denn gerade dieses Durchgehen durch eine dunkle, spannungsreiche Lebenssituation oder durch eine belastende, bedrängende unbekannte Wirklichkeit bringt dem Menschen eine ganz neue Willensorientierung und somit eine innere Grundlage für das vorstellende Denken. Auch entfalten sich gerade in diesen ungewissen Lebensabschnitten die so sehr geheimnisvollen, tiefen Gedanken der Einsicht, die dann für später zu wertvollen, phantasievollen Funken werden und die ein helleres und größeres Feuer aus ihrer selbstseienden Mitte entfachen.

Warum gerade der Übergang vom 28. und 29. Lebensjahr – meist dauert er etwas länger – in das nächste Lebensjahrsiebt recht kritisch ist, zeigt die Tatsache, dass gerade mit diesem neuen Jahrsiebt das beginnende Seelenlicht eines freieren, abstrakten Denkens in die Gegenwart hereintritt, und mit diesem ein ganz anderes Wahrnehmen zur Umwelt erfolgt. Es beginnt mit dem fünften Lebensjahrsiebt ein tieferer Reifeabschnitt, der in den ersten Erwachsenenjahren noch nicht Einzug hätte finden können. Diese Reife, die sich mit diesen Lebensjahren entwickelt, entsteht durch die erteilte Erlaubnis, mit mehr Eigenaktivität im Denken, das sich auf objektiven Werken und Erfahrungswerten einer tieferen Logik erbaut, in die Welt zu gehen. Hier zeigt es sich, ob ein wirkliches Vertrauen in die eigenen Kräfte nun schon gewährleistet ist, oder ob dieses Vertrauen in die eigenen Entscheidungen und eigenen Handlungen, überhaupt in die ganzen eigenen Wahrnehmungen und Empfindungen noch nicht richtig gegeben ist. Ein Vertrauen auf die eigenen Entscheidungen, die zu treffen sind, und auf die Richtigkeit einer Anschauung ist eine gewisse Kraft, die sich schon aus den vorhergehenden Lebensjahrsiebten erbaute, die aber nun aus der einenden Dimension des vorstellungsgemäßen Denkens in das Bewusstsein hineindrängt.

Die Fähigkeiten, die im fünften Jahrsiebt entwickelt werden

In diesem Neubeginn zeigt sich auch eine psychische Kraft zur Unterscheidung. Die Unterscheidung ist nicht unbedingt bereits im Sinne der Spiritualität zu sehen, denn nicht jeder Mensch schreitet sogleich in ein spirituelles Dasein hinein. Die Unterscheidung ist mehr dahingehend zu bemerken, dass man eine Situation im Leben in ihrer Differenziertheit und in den verschiedenen Bezügen denken lernt. Die Gedanken, die das vierte Lebensjahrsiebt bewegen, waren noch ineinander vermengt und schienen daher recht unkompliziert gewesen zu sein. Im fünften Lebensjahrsiebt aber trennen sich viele Konventionen heraus, damit der junge Erwachsene in sich eine größere Reife eines vorstellungsfreudigen und auch unabhängigen Denkens erfährt. Sein Bewusstsein muss nun für alle seine Handlungen, für alle seine Verrichtungen mehr Eigenaktionskraft aufbringen. Seine Wahrnehmung kann sich nicht mehr auf eine natürliche, von innen heraus fließende Gefühlslage verlassen oder sich dieser überantworten. Sein mentales Umfassungsvermögen bedarf einer selbständigen

Sicherheit im Glauben bei Institutionen

Würde die Entwicklung des Menschen die Erfahrungen, die im fünften Lebensjahrsiebt naturgemäß eintreten, aufnehmen, und würde sich eine hohe Ausstrahlung aus dem fünften Zentrum entwickeln, müssten sich unweigerlich alle Dogmen und institutionellen religiösen Verbindlichkeiten auflösen. Wie suchen jedoch Menschen Sicherheiten in Kirchen und wie häufig flüchten sie sich in esoterische Gruppen, die eine scheinbare Sicherheit für das Leben geben? Welche Sicherheit kann es aber für das Bewusstsein des Menschen wirklich geben?

Der Begriff „Sicherheit" dürfte sowohl in religiösen Institutionen als auch in Staatssystemen einer der häufigsten sein. Kirchen und Staatssysteme reichen sich in besonderer Sympathie die Hände, denn wie die Geschichte zeigt, waren es weltliche Herrscher wie beispielsweise der Kaiser Justinian im 6. Jhdt. n. Chr., der die Zwangstaufe für die Kinder einführte. Die Menschen sollen dem Wohl, dem Heil und zuletzt dieser Sicherheit dienen.

Ist es für die Sicherheit des Menschen geeignet, sich den kollektiven Emotionen und meinungsbildenden Medien passiv anzuschließen, um sich dadurch nicht in die Gefahr eines plötzlich frei werdenden Bewusstseins zu geben? Mit einer guten Vorstellung begleitet muss sich der einzelne Mensch trotz mancher Schwierigkeit zu einer Bildekraft im Vorstellungsleben entwickeln und er muss von seinem Bewusstsein Gebrauch machen.

Es ist tatsächlich eine eigenartige Paradoxie, wenn man die institutionellen Kirchen betrachtet und mit etwas sorgfältiger Analyse zu der leidlichen Sicht gelangen muss, dass diese keineswegs ein Bewusstsein für seelische und geistige Erfahrungen eröffnen, sondern genau das Gegenteil bewirken und das Bewusstsein des Menschen vor einem Unabhängigwerden zurückhalten. Der Austritt aus einer Kirche oder Glaubensgemeinschaft könnte nur ein Schritt zur ersten Reifebildung darstellen. Die wesentliche und befreiende Aktion entsteht erst durch die bewusste Formung von Vorstellungsinhalten und eigenen Erfahrungen im Sinne der sich unterscheidenden Glaubensbegriffe.

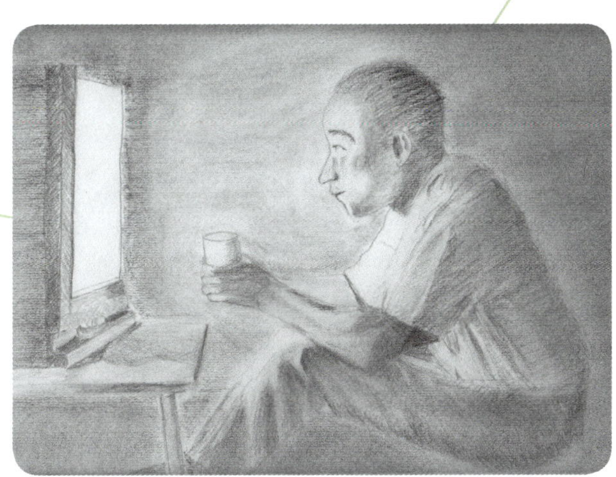

Die Meinungsbildung geschieht heute durch passiven Informationskonsum. Ähnlich wie die meinungsbildenden Medien wirken heute die Angebote von Kirchen und verschiedenen Glaubensbewegungen.

Unterscheidung zwischen den Einflüssen, die von außen an ihn herangetragen werden, zu denjenigen, die in ihm als bisheriges Gewohnheitsvermögen ruhen. Das in dieser Hinsicht schwankende Bewusstsein bedarf vor allen Dingen auch einer schon gegründeten Logik. Diese Logik, die in praktischer und zugleich abstrakter, objektiver Ausrichtung zum Leben erfolgen soll, ist eine recht schwierig zu erlangende Fähigkeit, eine für das menschliche Gemüt recht ungewöhnliche Dimension, denn das menschliche Bewusstsein erschafft sich, gemäß seiner eigenen begrenzten Erfahrung eine über die Jugendjahre beginnende und über die frühen Erwachsenenjahre anhaltende, selbstgenannte Logik. Es schafft sich eine Logik, die zu sehr auf unbewusst übernommenen Gefühlen und auf emotionalen Bindungen beruht. Dadurch aber entsteht die Gefahr, dass jenes fünfte Lebensjahrsiebt nicht im richtigen Beginn eintreten kann und sich somit auch das Wesentliche vom Unwesentlichen in den eigenen Denkprozessen nicht klar herausdifferenziert, nicht klar herauskristallisiert.

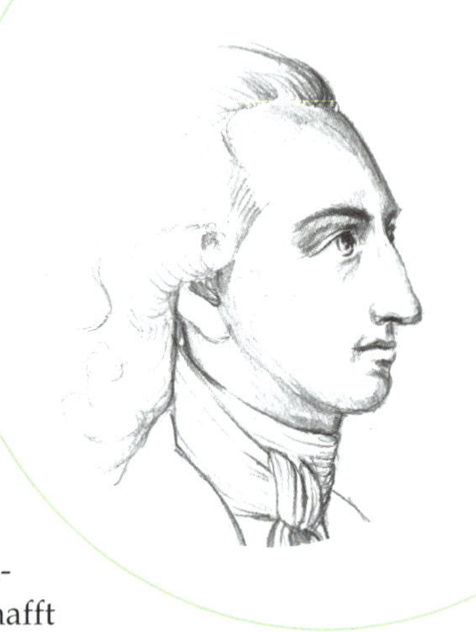

Goethe im Alter von 30 Jahren

Sehr nahe erscheinen die Denkprozesse des fünften Lebensjahrsiebtes mit denen des dritten verwandt zu sein. Jedoch besteht ein charakteristischer Unterschied in der Logik und Reife dieses Denkens. Dies mag ein kleines Beispiel beschreiben: Es ist ein häufig zu beobachtendes Zeichen, dass ein junger Mann oder eine junge Frau um das 30. Lebensjahr mit einem stürmischen, revolutionären Geist in eine Institution kommen und dabei viele Fehler bemerken. Es ist eben das Zeichen der Institutionen, gleich welcher Art sie sind, dass nicht alles perfekt sein kann, dass vielleicht das Ideal von den direkt gegebenen Umständen entfernt ist. Wenn nun ein solch eifriger junger Mann oder eine junge Frau mit einem revolutionären Geist in eine derartige Institution kommen, dann bemerken sie die Disharmonien, bemerken sie einige sinnwidrigen Umstände und wissen sogleich, wie alles zu verbessern ist. Sie haben tollkühne Formeln parat, wie die Sachlage oder die Umstände in der Einrichtung korrigierbar sind. Sie wissen sogleich, was zu tun ist, wie ein Ideal manifestierbar eintreten kann. In der Regel aber sind die Institutionen hart wie ein Granit, das haben Institutionen so an sich, und sie reagieren auch mit einer gewissen Strenge und Härte gegenüber jeglichem Eindringling. Es fehlt den Institutionen, zum Beispiel ganz besonders der kirchlichen, die Fähigkeit eines differenzierten Anschauens und Denkens und gerade aufgrund dieses Fehlens entwickelt sich eine Art systemabhängige Verhärtung.

Der Entwicklungskampf in der astralen Sphäre um das Bewusstsein

Die astrale Kampfbewegung, die übersinnliche kreative Werdekraft, die sich über dem Menschen äußert, lässt sich erklären, wenn man von der Tatsache ausgeht, dass es zwei große Pole gibt, die miteinander unvereinbar und sogar unerträglich sind. Das Bewusstsein ist in Wirklichkeit durch Vorstellungen und Gedankeninhalte gelenkt und bildet einen Pol, während der Körper nicht nur ein physischer Körper gleich wie ein Stein oder ein Stück Materie ist, sondern ein lebenskräftiges und somit ebenfalls ausstrahlendes Wirken von sich gibt. Aus diesem lebenskräftigen Körper steigen die verschiedensten Impulse nach oben und stoßen nun an die Schwelle des Bewusstseins.

Der Übende bemerkt durch Innehalten, wie dieses ständig aufsteigende, unruhige Lebensfließen das ganze Dasein lenkt und leitet. Durch Beobachtung, Ruhe und durch die Entwicklung von logischen und klaren Vorstellungen entmündigt der Übende dieses meist unbewusste und begehrensvolle Treiben aus dem Körper und errichtet ein klareres Bewusstsein gegenüber diesem. In jenem Moment, in dem er diese Leistung mit Beobachtungen und klaren Vorstellungen erfolgreich bewältigt, wird es um seinen Halsbereich tatsächlich heller. Das Eingreifen des Bewusstseins durch klare Gedanken führt zu einer ersten lichten Bewegung im Kehlkopfzentrum.

In der astralen Wirklichkeit, die unmittelbar auf das fünfte Chakra wirkt, zeigt sich eine ähnliche Situation wie jene des klassischen Michaelskampfes mit dem Drachen. Der Unterschied ist lediglich, dass es sich um ein starkes Kräfteringen handelt. Die befreiende Bewusstseinskraft muss die Stärke unentwegt gegenüber den bindenden und vereinnahmenden Kräfteverhältnissen aufbringen. Wie ein Arbeiter, der mit dem Stock einen Stier von sich schieben muss, erscheint das Ringen um die rechte Oberhand. Die Vorstellungsbilder des Menschen benötigen einen bewussten Einsatz von Disziplin, damit Emotionen mit ihren treibenden Kräften das menschliche Gemüt nicht übertönen. Dieses astrale Bild liegt dem Ringen des Bewusstseins, das die unbewussten Neigungen überwinden und zurückweisen muss, zugrunde. Das Bewusstsein ist wirklich ständig im Kämpfen um sein eigenes reines Sein begriffen.

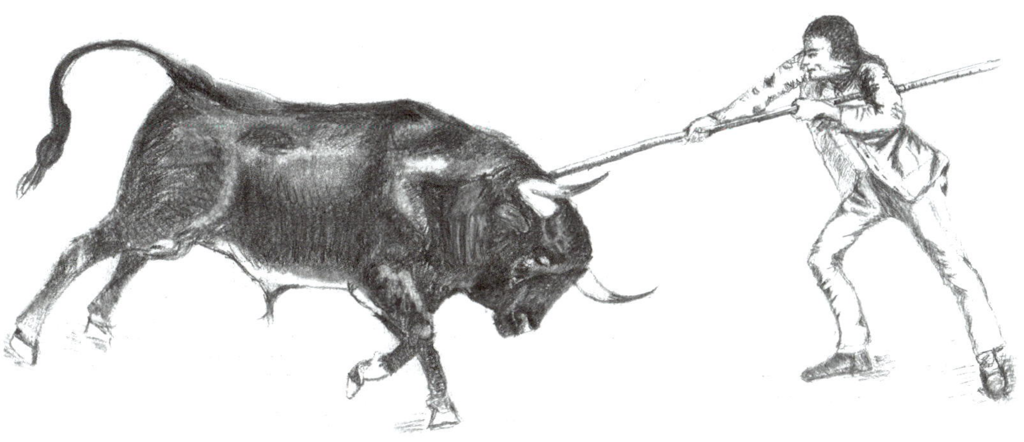

Das ganze Leben der Menschheit gründet sich auf einer tiefen, der Mathematik gleichkommenden Logik. Gemeinschaftsbildungen unterliegen solchen Gesetzen. Kirchliche Systeme, soziale und politische Einrichtungen können sich aus diesen Gesetzen nicht herausnehmen. Dadurch neigt das Leben in den Einrichtungen zur Verhärtung und die Lebendigkeit verliert sich auf Kosten der Formprinzipien. In diesen Tendenzen liegt eine gewisse Stagnation und eine Art Konservation aller Entwicklungsprozesse. Die äußere Bedeutung ist vor allem darin zu sehen, dass die Einrichtungen von außen unangreifbar werden und ihre eigene Struktur und Machtposition behalten können, wie es beispielsweise im besten Sinne das Kirchensystem ist. Der junge, revolutionäre Mann oder die junge, idealistische Frau sehen die wirkliche Logik und die daraus resultierenden Schwierigkeiten sicherlich zu einem gewissen Grad und wollen sie von außen durch ihre Gedankenideen verbessern. Diese Verbesserungsvorschläge gleichen jedoch häufig dem Jugendlichen, der sich noch im dritten Lebensjahrsiebt befindet und der eben mit einem noch wettkampfmäßigen Bewusstsein vorwärts strebt, aber noch gar nicht die Erfahrung dieser wirklichen Unterschiede im Denken besitzt. Er kennt meist noch nicht die Logik, es fehlt ihm die Reife aus dem geistigen Lichte des fünften Lebensjahrsiebtes. Und so ist es bei vielen Menschen, älteren und jüngeren, dass ihnen die wirkliche Logik, die wirkliche Sicht zu den unterschiedlichen Denkprozessen, die manifest sind, fehlt. Eine Art des idealistischen Denkens würde den Jugendjahren entsprechen, nicht aber dem Erwachsensein im fünften Lebensjahrsiebt. Das fünfte Lebensjahrsiebt kennzeichnet sich durch die in der Vorsehung erteilte selbsteigene Dynamik der Achtung und Ruhe im Denken und Geduld im denkenden Erschauen der Wirklichkeit.

Das fünfte Lebensjahrsiebt ist ein recht kritisches Lebensjahrsiebt, da es den Menschen zu jener eigentümlichen Eigenaktivität im Inneren, im Sinne eines erstmaligen imaginativen Bewusstseins oder vom Körpersinn freien Denkens, auffordert. Durch Bequemlichkeit und eine konsumierende psychische Haltung entwickeln sich keine Fortschritte. All diese Verrichtungen, die im vierten Lebensjahrsiebt so einfach von der Hand gegangen sind, führen nun im fünften Lebensjahrsiebt nur unter größeren psychischen Anstrengungen zu einem wirklichen, brauchbaren, gediegenen Ergebnis.

Die sechzehnblättrige Lotusblume

Mit dem fünften Lebensjahrsiebt kommt eine wunderbare Blüte in den Menschen hinein. Wir könnten sie beschreiben als eine sechzehnblättrige Blüte gleich der Seerose. Sie ist eine wunderbare Blüte, die sich lokal im Bereich des Kehlkopfes anlegt und die die Inder oder die Yogins als das fünfte Chakra, das *viśuddha-cakra* beschreiben (siehe S. 125). Diese sechzehnblättrige Lotusblüte schafft nicht nur ein logisches

Wie erkennt man die Unterschiede von freien Vorstellungen zu aufsteigenden Projektionen?

Das *viśuddha-cakra* erscheint im entwickelten Zustand wie ein außerordentlich lichtvolles, blütenhaftes Zentrum, das über die Schulter- und Halsregion hinweg sehr hell leuchtet. Der Prozess, der diesem hellen Leuchten zugrunde liegt, entwickelt sich aus dem großen Kampffeld des Bewusstseins, das seine Emanzipation über den Körper beständig gewinnen möchte.

Ein schönes, beruhigendes, helles Blau kann als erfolgreiches Ergebnis des sich emanzipierenden und neu schaffenden Bewusstseins erlebt werden. Über den Körper hinaus findet dieser Kampfesvorgang zwischen elementaren unbewussten Lebensströmen und dem für Ruhe und Klarheit sorgenden Bewusstsein statt. Projektives Denken wird durch reales Wahrnehmen überwunden.

Das Chakra erscheint in der Regel bei älteren Darstellungen mit tiefem Königsblau gezeichnet. Die blaue Farbe jedoch findet sich nicht unbedingt im Chakra, sondern mehr als Ergebnis einer beruhigenden Wirkung über dem Menschen, der erfolgreich das Bewusstsein mit Vorstellungsinhalten platzieren lernt.

Das Zentrum erscheint meistens blütenhaft und licht ausstrahlend. Es wirkt sehr stark nach außen und darf nicht zu eng am Körper vermutet werden.

Häufig ist bei der sorgfältigen Betrachtung der Kehlkopfregion des Menschen der Eindruck wahrnehmbar, dass das äußere Licht von der Umgebung nicht ganz an dieses Zentrum herantritt und deshalb feine Abschirmungen um die Region des Halses und der Schultern empfindbar sind. Diese Kondition entsteht, wenn der Einzelne noch nicht ausreichend frei mit seinen Vorstellungen in Beziehung mit der Außenwelt tritt.

Anders erscheint jedoch die gesamte Halsregion, wenn eine Vorstellung anhand von differenzierten Begriffen sorgfältig erwogen wird und die Sinnesaktivität nach außen ausreichend eine sensible empfangende Beziehung aufnimmt. Das fünfte Energiezentrum erscheint dann für das hellsichtige Auge bereits intensiver im Lichte kommunizierend.

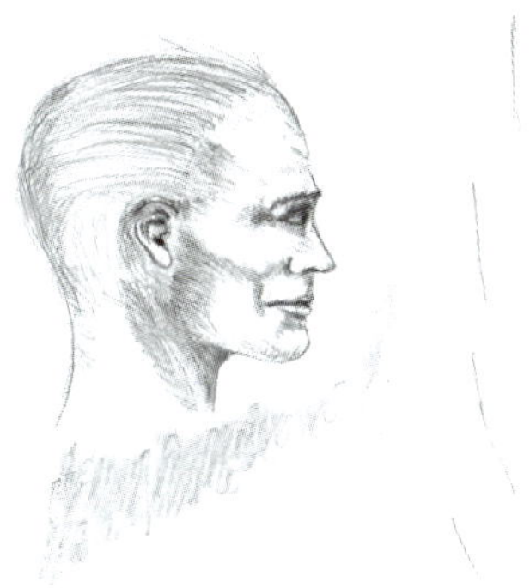

Das entwickelte Zentrum zirkuliert mit Licht, während das noch nicht entwickelte Zentrum oftmals wie leer erscheint oder auch mit feinen Schattierungen. Die Leere jedoch des Zentrums setzt sich nicht nur belanglos fort, sie erlaubt ein nach unten gleitendes Dunkelwerden des Lungenraumes und des Stoffwechsels. Das von Emotionen eingenommene Bewusstsein zirkuliert nicht frei mit der Außenwelt.

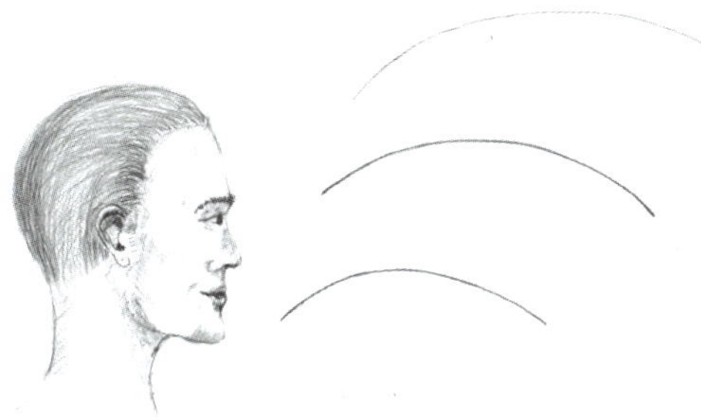

Das durch Vorstellungsarbeit frei gewordene Bewusstsein wirkt wie wenn es sich durch sich selbst aufhellen würde. Der Kopf und die Halspartien erscheinen farbig und erhellt und man kann sich dies wie Verbindungen im Sinne von schalenförmigen Bögen vorstellen.

Denken, sie schafft auch eine innere Kraft in diesem Denken, sie schafft eine innere, selbstdynamische, lichtvolle, freie und schöne Ausstrahlung in diesem Denken. Das Denken wird gerne gegenüber dem Gefühlsleben als minderwertig betrachtet. Es ist durchaus richtig, dass das Denken, wenn es ohne Logik und ohne Reife und Reinheit gegründet ist, etwas sehr Kaltes darstellt. Kalt und unangenehm wird es durch den sogenannten Intellektualismus, der im Vergleich zum wirklichen, anschaulichen Denken etwas sehr Negatives darstellt. Denken aber kann befreiend oder auf der anderen Seite, wenn es in Intellektualismus verhaftet ist, einengend wirken. Wenn die Lotusblume im Lichte der reifen Logik zur Entfalten kommt, wenn jenes Licht, das aus dem Himmel naturgemäß heruntersteigt, gerade eben am Übergang vom 28., 29. und 30. Lebensjahr in den Menschen hineinflutet, so wird ihm eine tiefere Selbstkraft gewährt. Und diese Selbstkraft aus einer vertrauensvollen Quelle schenkt ihm schließlich eine sehr solide Art des Denkens, eine Geschmeidigkeit im Denken, die sich nicht disharmonisch zu der gesamten Entwicklung zeigen muss, sondern die in jeder Hinsicht für Konkretisierungen und beziehungsthematische Ebenen brauchbar ist. Gerade in diesen Lebensjahren, vom 28. bis zum 35. oder 36. Lebensjahr, ist der Mensch zu sehr großen Taten fähig. Er kann aufgrund seiner nun unabhängigen Denktätigkeit reife Werke vollbringen, er kann auf künstlerischen Gebieten Erstaunliches leisten und auf anderen Gebieten, die eine fachliche Eigenständigkeit in der Verantwortung erfordern, recht viel schaffen, recht reife und gute Werke vollbringen.

Der Neuanfang

Ein tiefes Geheimnis ist mit dem Übertritt von den jungen Erwachsenenjahren in die erste reife Zeit des Erwachsenseins gegeben. Dieses tiefe Geheimnis kann etwa mit einem Ablösen von alten Mustern und einem völligen Neuwerden mit reiferen Gedanken und ganz neuen Eindrücken gesehen werden. Derjenige, der sich in dieser Altersphase befindet, schreitet durch einen Torbogen hindurch. Es ist ein Torbogen, der ihm tatsächlich ein neues Leben gewährt. Von diesem Torbogen aber ist die kommende Weite noch nicht einsehbar, noch nicht einschätzbar, und so neigt der Betreffende sogleich wieder zur Umkehr. Er neigt hier zum Umkehren, da ihm das bisher bekannte Leben eine gewisse Sicherheit darbietet und das neue Leben ihn vor Fragen stellt, die ihm ohne mutige Selbständigkeit noch gar nicht richtig zur Beantwortung kommen können. Dieses neue Leben ist angreifbar und die Resultate eines Fortschrittes sind noch nicht abschätzbar. Perspektiven, die hinter dem Torbogen warten und neue Richtlinien mit neuen Gesetzen aufweisen, zeigen sich erst nach Durchtritt durch das Tor.

Hier mag eine kleine Geschichte recht schön das Gesamte bereichern: Es ist ein Mann seit längerer Zeit im Gefängnis, und es kommt der Gefängnisdirektor zu ihm und

Das *viśuddha-cakra* bedeutet übersetzt das „reine Zentrum". Die Frage, warum dieses Zentrum als sehr rein bewertet wird, lässt sich relativ leicht beantworten, wenn man die Bedeutung des Bewusstseins noch einmal sehr genau betrachtet. Dieses Bewusstsein bildet das Kernstück des Seelenlebens und es ist durch die geistige Dimension des Menschen, durch seine Selbstkraft steuerbar. Das Bewusstsein ist tatsächlich Bewusstsein und nicht Unbewusstsein.

Jegliche Form der Bewusstseinsentwicklung zu klaren Gedanken- und Vorstellungsinhalten sowie zu geordneten Empfindungen und Handlungen erfordert eine Anstrengung und es muss sich der Übende mit den verschiedensten Phänomenen, physischen, metaphysischen und ideellen, auseinandersetzen. Eine sinnvolle Aktivierung des Denkens, Fühlens und schließlich zuletzt des Wollens führt zu einer größeren Reinheit. Jede Form der Bewusstseinstätigkeit reinigt die bisherige Kondition des Leibes und führt dadurch zu einer lichteren Ausstrahlung.

Eine Fastenkur beruhigt ebenfalls die körperlichen, begehrenden Lebensströme und führt zu einer Reinigung der Gefäße, Gelenke und Organe. Die aktive Tätigkeit am und im Bewusstsein selbst, besitzt eine weitaus tiefere Wirkung im Sinne einer Reinigung, und kann den Menschen intensiv durchlichten und zu einer größeren Flexibilität führen. Das Bewusstsein will zu neuen Möglichkeiten der Wahrnehmung und des Wissens vordringen, und selbst wenn dieser Weg nur schrittweise gelingt, so kann sich der Mensch dadurch auch von alten Traumen, Lasten und Begehrensimpulsen reinigen.

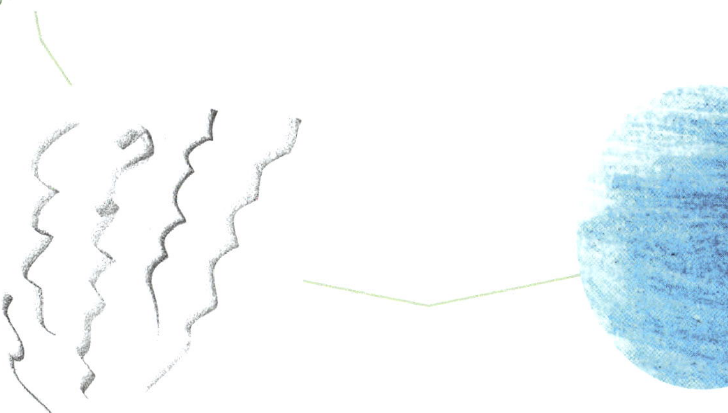

Im Gegensatz zu diesen Vorstellungstätigkeiten stehen die Begehrenskräfte des Leibes, die aus dem Organischen aufsteigen.

Die blaue Farbe ist das Ergebnis der aus dem Bewusstsein entwickelten Vorstellung.

sagt ihm: „Nun, Sie sind ab heute entlassen. Es ist der Beschluss gefasst worden, dass Sie wegen guter Führung ab heute Ihre Freiheit wiederhaben sollen. Sie wissen, was zu tun ist. Sie haben Ihre Zelle aufzuräumen und Sie haben alle Sachen, die darin liegen, mitzunehmen." Da sagt der Gefangene: „Die Sachen lasse ich lieber hier, denn es wird nicht lange dauern, dann werde ich wieder zurückkommen." So ergeht es jenem, der durch den Torbogen schreitet und erstmalig mit seiner Selbstverantwortung des Denkens konfrontiert wird. Im vierten Lebensjahrsiebt ging der Lebensrhythmus noch leicht von der Hand. Es gingen die Schritte der Planungen noch mit relativ wenig Verantwortung wie automatisch vor sich. Aber im fünften Lebensjahrsiebt wird ihm diese Lotusblüte, dieses herrliche Geschenk aus dem Himmel zuteil, und somit ist jener autonome Fluss, jener Fluss aus dem Herzen, um der weiteren Entwicklung der Selbständigkeit eines freien Denkens willen unterbrochen. Jetzt bedarf der Erwachsene einer klareren Unterscheidung und mutigen Anschauungsbildung für all sein Handeln. Er bedarf einer klareren differenzierten Auseinandersetzung, damit er selbstführend mit seinem Lebenswerk beginnen kann. Mit dieser Konfrontation in der eigenen zuströmenden Selbstkraft erfährt er plötzlich eine gewisse Angst. Durch diese Aufgabe, die ihm jetzt zuteil wird mit dem Geschenk eines selbstseienden Lichtes, mit dem Geschenk der dynamischen Gedankenmanifestation, ist er häufig überfordert und so möchte er lieber wieder zurück in sein Gefängnis, er möchte lieber in der alten „Sicherheit" bleiben, damit er durch das Tor der Selbstverantwortung eines eigenständigen Bewusstseins nicht hindurchschreiten muss. Aber der Gefängnisdirektor lässt ihm keine Wahl. Mit dem beginnenden Lebensjahrsiebt muss er das Gefängnis räumen, und gerade für den, der zurückgehen möchte, kommt der wirkliche Konflikt in die Geburt. Nicht das Neue gibt den wirklichen Grund zum Konflikt, sondern die Neigung des Menschen sich in alten, gewohnten Mustern Sicherheit zu verschaffen, bewirkt die unangenehme Misere des Menschseins.

Warum diese Ablösung so charakteristisch gerade in diesen Lebensjahren ist, erklärt die tiefere Sicht des Geistes. In den ersten 28 oder 30 Jahren wird im Menschen all dasjenige wiederholt, das er von seinen Erbanlagen mit hereinnimmt, oder wenn wir es jetzt im östlichen Sinne nach den Gesetzen der Wiedergeburtslehre benennen: Es kommt all das erstorbene Können noch einmal auf modifizierte Weise zum Tragen und zur Entfaltung, das der Mensch von früheren Leben mitgenommen hat. Es manifestiert sich das *karma*. Dieses frühere Gut oder dieses Erbgut lebt eben die ersten dreißig Jahre vorwiegend im Menschenherzen und Menschenleibe und bestimmt in der gewählten Modifikation seine Gedanken, führt seine emotionalen Bewegungen und gibt dem Leben eine grundsätzliche Richtung. Damit aber der Mensch in der seelischen Entwicklung vorwärtskommt, muss er einmal an jene Schwelle herankommen, an der er seine Eigenkraft einsetzen muss und eine neue, objektive Logik, die nichts mehr mit seinen bisherigen Erfahrungswerten zu tun hat, ausprägen muss. Hier bangen die Gefühle der Menschen. Wie viele Menschen gehen an diesem

Vergleichende Betrachtung

Rudolf Steiner nennt zur Entwicklung der sechzehnblättrigen Lotusblüte am Kehlkopf acht Eigenschaften, die in aktiver Disziplin geschult werden sollen; das sind der Reihenfolge nach:

1. Die Bildung von richtigen Vorstellungen zur Selbsterziehung – Vorstellungen sollen nicht durch Zufall entstehen, sondern durch bewusste Auseinandersetzung, und sie sollten über alle Erscheinungen eigenständig getätigt werden.

2. Die Entwicklung von Entscheidungen durch eine reifliche und seriöse Auseinandersetzung

3. Die Formulierung aller Worte muss dem Bewusstsein unterworfen werden und leichtfertige Unterhaltungen sollen gemieden werden

4. Die sorgfältige Abstimmung aller Handlungen in logischer Übereinstimmung oder Verantwortung mit der Außenwelt

5. Das eigenständige Führen der Entwicklung durch klare Beobachtungen, sowohl für die Welt als auch für die geistige Notwendigkeit

6. Das Erstreben von immer größeren und weiteren Vollkommenheiten auf verschiedenen Gebieten

7. Das Lernen sollte nicht nur in der Schule sondern in jeder Lebenssituation geschehen

8. Die Selbstreflexion gegenüber den Pflichten, Notwendigkeiten und Regeln

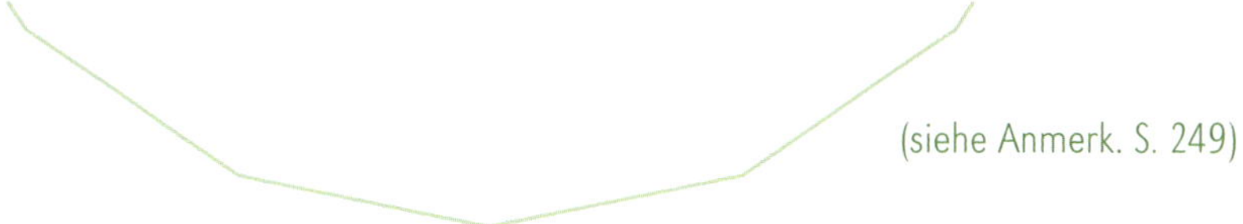

(siehe Anmerk. S. 249)

Im Allgemeinen der Yogalehre erfordert die Entwicklung des fünften Chakras eine gute Sinneskontrolle, eine emotionale Ordnung und es sollte der Mensch nach Wissen und Weisheit sein Leben organisieren. Die Ablenkungen der Welt und die Versuchungen werden nach dem alten Wissen der Yogalehre durch die Vernunftkraft des *viśuddha-cakra* überwunden.
(siehe Anmerk. S. 249)

mutigen Ablösetag zurück ins Gefängnis? Dadurch nehmen sie keine größere Verantwortung auf und sie entwickeln keine objektive Dynamik, sie können die unabhängige Reinheit im Gedankenleben, im ganzen Bewusstsein nicht entfalten. Das fünfte Lebensjahrsiebt ist die Geburtsstätte für das Bewusstsein, das nicht mehr vom Körper sondern vom Menschen selbst geleitet werden soll.

Es sind diese Kräfte, die die erste Lebenshälfte bestimmen, keimende Kräfte, die sich noch relativ undifferenziert zeigen. Sie enthalten schon ein höheres und feineres Gut, das eine Basis für die zukünftigen Welten bilden soll, aber sie enthalten auch noch das ganze alte Erfahrungsgut in der Masse aus dem Erbgut, das sich im Gesamten in gewisser Weise für jeglichen Neubeginn als Belastung oder als Hindernis verhält.

5. Zentrum, *viśuddha-cakra* (Tafelzeichnung)

Die Vorstellungsbilder als zentripetale, das heißt aus dem Gedanken sich organisierende mentale Formen, erscheinen in einem Gegensatz zu den expansiven, zentrifugalen Prozessen des dritten Lebensjahrsiebtes. Jene Einflüsse, die früher von unten nach oben wirkten, gestalten sich nun von oben nach unten. Diese formenden und strukturierenden Einflüsse des fünften Lebensjahrsiebtes führen zu einer wesenhaften Neugestaltung des Antlitzes und allgemein der Erscheinung. Wenn die Individualität in der Einordnung geschwächt ist, so mögen häufig diese zentripetalen Einflüsse das Gemüt mit Kummer, Angst und Depression belasten.

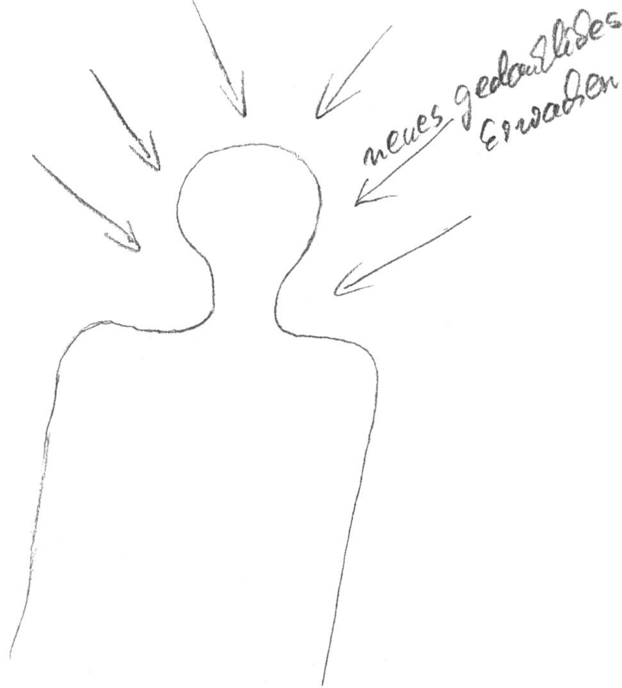

Kräfte wirken sehr stark in ihrer Kalkbildetendenz. Der Verstand prägt seine reife Gestalt aus. Diese wirkt zentripetal.

Die Entfaltung des 5. Zentrums bildet eine Grundlage zur Hellsichtigkeit

Die Kraft zum Erschauen einer metaphysischen Wirklichkeit im Sinne einer Wesensgestalt, die hinter einer sichtbaren Erscheinung liegt, erfordert von dem Übenden eine unbedingte Freiheit von allen leiblich-geprägten Emotionen und von allen psychischen Vorurteilen. Diese Freiheit darf man wohl als unabhängig von der eigenen psychischen Bindung bezeichnen. Mit jedem Schritt zur geistigen Erkenntnis löst sich der Übende von sich selbst und genau genommen von unbewussten Willensimpulsen, assoziativen oder emotionalen Gefühlen und bisher geprägten Vorstellungen los, damit er in unvoreingenommener Weise das Objekt seiner Betrachtung wahrnehmen lernt.

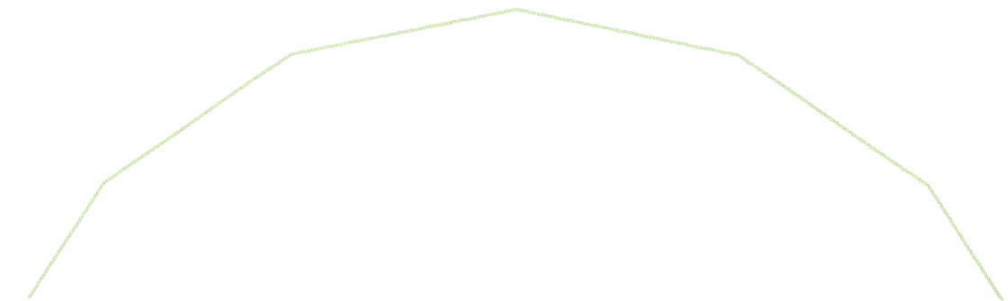

Loslösung und Aktivität des Bewusstseins stellen für den Aspiranten, der sich um Hellsichtigkeit bemüht, eine recht große Anforderung dar. Im einfacheren Sinne lernt der sich auf dem Weg zur höheren Erkenntnis Übende, sich vom Körper loszulösen, indem er diesen beruhigt und in seinen Bequemlichkeiten, Anflügen von Müdigkeit, ausschweifenden Unruhen und allerlei Schwächen beobachtet. Das Bewusstsein entwickelt sich gegenüber dem Körper, richtet sich auf und emanzipiert sich.

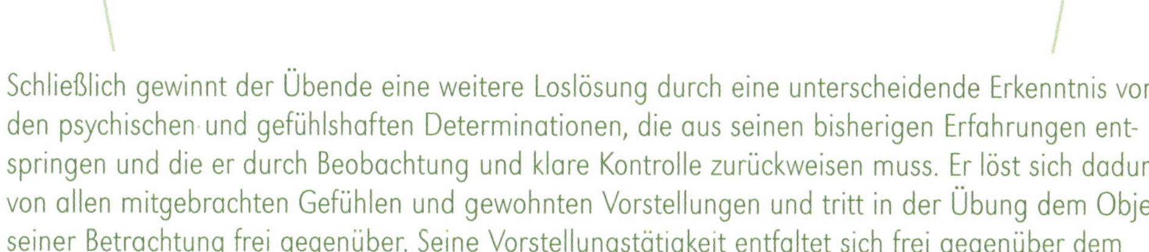

Schließlich gewinnt der Übende eine weitere Loslösung durch eine unterscheidende Erkenntnis von den psychischen und gefühlshaften Determinationen, die aus seinen bisherigen Erfahrungen entspringen und die er durch Beobachtung und klare Kontrolle zurückweisen muss. Er löst sich dadurch von allen mitgebrachten Gefühlen und gewohnten Vorstellungen und tritt in der Übung dem Objekt seiner Betrachtung frei gegenüber. Seine Vorstellungstätigkeit entfaltet sich frei gegenüber dem Körper.

Der unbefangene Blick auf das zu betrachtende Objekt bildet eine erste Voraussetzung zur sicheren und reinen Erkenntnis. Mit jeder Übung zum geistigen Schauen bedarf es deshalb der Loslösung und des Neuanfangs.

So bildet das vierte Lebensjahrsiebt das Ende des Inkarniertseins, und es kommt im fünften Lebensjahrsiebt erstmals zu einem Neubeginn. Dieser Neubeginn kann leicht vollzogen werden, wenn das vierte Lebensjahrsiebt mit einer kommunikativen und sozialen Haltung stattgefunden hat. Auch wenn das dritte Lebensjahrsiebt mit einer positiven Expansion und mit einem lebendigen Eingeordnetsein stattfindet, so ist es dann leichter, jenen anstehenden Neubeginn mit einem sensiblen Hindurchschreiten durch das Tor der Bewusstseinskräfte zu beginnen.

Hindernisse auf dem Weg

Vor dem Tor des objektiven Neubeginns steht ein Wärter und dieser sagt „Öffne bitte deine Koffer, denn ich will den Inhalt deiner Sachen überprüfen, ob diese für die kommenden Jahre tauglich sind.“ Es sind all diese Fallstricke der symbiotischen oder emotionalen Abhängigkeiten, die der Einzelne sich in den bisherigen Lebensjahren geschaffen hat, ein arger Hinderungsgrund für die Entfaltung klarer Logik, eines objektiven Denkens und einer daraus neu resultierenden Verantwortung und einer adäquaten Sicht zum Leben, das in einer Entwicklung eines eigenständigen Bewusstseins steht. Gerade die Symbiosen und die emotionalen Bindungen sind ein ganz hartes Hindernis zum Selbstwerden. So spricht der Wärter: „Das Denken, das in emotionalen Bindungen entstanden ist, muss aus deinen Koffern heraus, denn für die neue Erfahrungsebene hat dieses keinen Platz.“ Jene Glaubenswerte, die sich der Einzelne geschaffen hat, jene Ideale, die sich so mancher zurechtgerichtet hat, werden nun weiterhin von diesem Torhüter geprüft, ob sie nun überhaupt für den kommenden Lebensabschnitt tauglich sind. Und er spricht: „Alle geschaffenen religiösen Ideale und Denkformen hindern dich an dem sicheren, objektiven und vertrauensvollen Erfassen einer Sache. Deshalb nehme die religiösen Erziehungsinhalte aus dem Koffer heraus und lasse sie in der Vergangenheit zurück.“ Welche hinderliche Dimension bewirkt die gewöhnliche kirchliche Erziehung! Oder welche eigenartigen subjektiven Neigungen haben sich durch esoterische Halbwahrheiten in Dir eingekerbt! Diese gesamten Denk- und Gefühlserfahrungen, die auf verschiedenen Erlebnissen beruhen, die in irgendeiner Weise im inneren Leibe und den inneren Organen, im Herzen aufgespeichert sind, und die der Einzelne nicht gerne loslassen möchte, müssen aus dem Koffer des Erbgutes heraus, sie müssen relativiert werden, damit das ersehnte Tor zu einem Neuanfang passiert werden kann.

Das Hinüberschreiten in ein reineres, objektiveres Verantwortungsgefühl, in eine innere, schöpferische Logik und somit in eine erste Selbstkraft, ist meist mit dem, was wir als unbewusste Ängste bezeichnen, verbunden. Diese unbewussten Ängste können aber durchaus durch den sogenannten Materialismus leicht zur Kompensation kommen. Gerade die materiellen Sicherheiten oder emotionalen Bindungen geben hier

Das Denken vermittelt Licht in die Dunkelheit

Metaphysische Bogengestaltungen entwickeln sich mit dem viśuddha-cakra.

Das *viśuddha-cakra* gehört, wenn es entwickelt ist, zu den farbenfrohesten Zentren. Die Farben entstehen durch die Entwicklung von realen und geistvollen Vorstellungen, die schließlich zu Empfindungen koagulieren. Was sind aber diese Empfindungen? Sie sind nicht körpergeprägte Emotionen sondern Sternenkräfte des Kosmos, die den einzelnen Menschen mit ihren lebendigen Farben umkleiden.

Depressionen sind häufig die Folge, wenn das Denken und die Vorstellungstätigkeit nicht durch das Bewusstsein geführt werden können. Es zeigen sich durch Depressionen dunkle Schattengebilde oder regelrechte Abschattungen des Kopf- und Halsbereiches bis hinunter zum Brust- und Bauchraum.

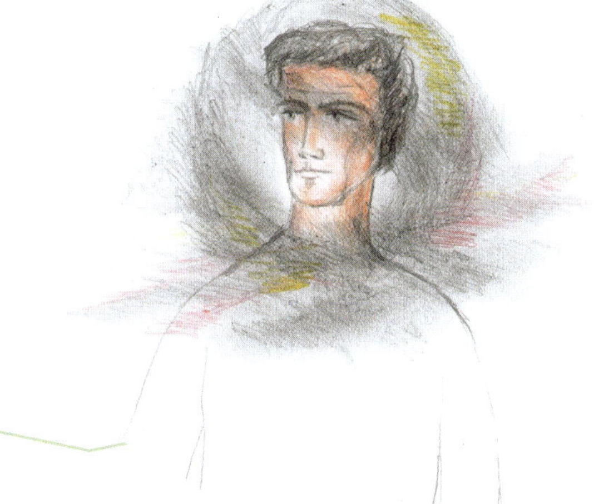

Das Bild zeigt eine partielle Auflockerung im Bewusstsein, jedoch noch keine geordnete Vorstellungsbildung. Das viśuddha-cakra erscheint in kleinsten Ansätzen in ersten Auflockerungen.

eine Ablenkung und jenes wünschenswerte reife Denken mit einer bewussteren Reife im eigenen Erwerben von Urteilen kann im Menschen nicht ausreichend gedeihen.

So bemerkt es zum Leidwesen der Entwicklung die menschliche Wahrnehmung gar nicht, dass ein Lebensjahrsiebt in das nächste hinüberschreitet. Wie dem aber auch immer sei, der ernste Geist des Strebenden erlebt intensiv die verschiedenen Phasen des Bewusstseins. Es ist eben wie ein Weg von einem Gipfel über den Talgrund hinüber zum nächsten Gipfel. Dabei muss zuerst der Abstieg genommen werden und erst dann kommt der Aufstieg. Dieser erneute Aufstieg auf den nächsten Berggipfel ist wieder mit neuen Kennzeichen versehen, mit neuen Eigentümlichkeiten, und durch die Wahl des bevorstehenden Gipfels zeigt sich eine neue Perspektive der Seele. Leise löst sich das alte Erfahrungsgut ab, und somit löst sich auch ein Gefangensein des bisherigen Bewusstseins. Ein unbewusstes Abhängigsein löst sich in der Vergangenheit auf und eine erste Freiheit tritt mit dem Aufstieg aus dem Schluchtengrunde des Verzagtseins ein. Der neue Gipfel gewährt einen faszinierenden, weiten Ausblick. Das neue Lebensjahrsiebt birgt in der Vorsehung des geistig-kosmischen Willens die Erlaubnis zum erweiterten Denken und Handeln im Lichte eines herabsteigenden, selbstschöpferischen Lichtes. Rudolf Steiner beschreibt diesen Entwicklungsabschnitt mit der Geburt der sogenannten Verstandesseele. (siehe Anmerk. S. 249)

Vergleichende Betrachtung des Begriffes vom Bewusstsein bei Sri Aurobindo

Moderne Wissenschaft und tradierter Yoga gehen darin konform, dass es sich bei dem Phänomen des Bewusstseins grundsätzlich um Prozesse handelt. Der Weg der Wissenschaft widmet sich in der Folge dem Zerteilen und Untersuchen verschiedener Bewusstseinsprozesse wie Wachheit, oder Vigilanz, Integration, Selektion u.a.m. Der Weg des Yoga nimmt im Unterschied dazu einen umfassenden Blickwinkel ein und stellt die Frage nach Sinn und Ziel der Bewusstseinsprozesse. Differenziert wie kaum ein anderer beschreibt Sri Aurobindo das menschliche Bewusstsein und die Evolution, in die es eingebunden ist. In einfachen Worten schreibt der indische Weise Sri Aurobindo, der Mensch ist dem animalischen physisch-vitalen Bewusstsein entwachsen und strebt unter Anwendung seiner mentalen Kräfte auf die Entwicklung eines „Supramentalen Bewusstseins" zu.

Um diese Art Bewusstseinsaufstieg muss er sich unablässig bemühen und die in ihm weiterhin vorhandene dunkle, unterbewusste Welt einer äußeren physischen, vitalen und mentalen Natur zugunsten seiner wahren, bewussten physischen, vitalen und mentalen Natur verwandeln. Während das äußere Vital nach Sri Aurobindo eng, nichtwissend und beschränkt ist, so ist hingegen das wahre vitale Wesen weit, unermesslich, still, stark, usw. Zugleich kann der Mensch sich für die Herabkunft des höheren „Supramentalen Bewusstseins" öffnen, das dann „herabkommt, wenn du eine aufnahmefähige Ruhe in den verschiedenen Ebenen deines Wesens für seinen Empfang vorbereitet hast." *(siehe Anmerk. S. 249)*

Verdunkelung im Verdauungsbereich durch die Leere des *viśuddha-cakra*

Aktive und selbstständig entwickelte Vorstellungen würden das Licht für den Leib kreieren.

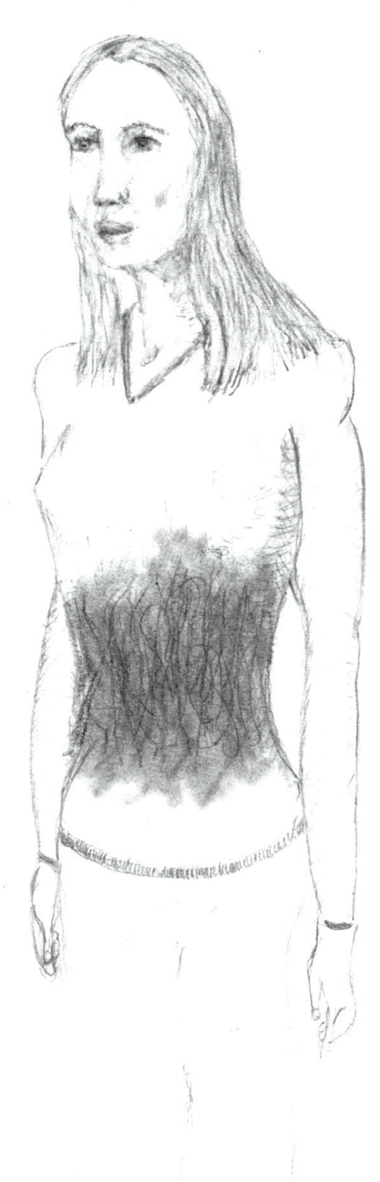

Solange das *viśuddha-cakra* inaktiv ist und sich um die Halsregion eine Art Leere zeigt, offenbaren sich nach innen in den Brustraum und hinunter bis in den Stoffwechselbereich, einschließlich des Colons, abdunkelnde Kanäle. Der physische Körper braucht deshalb die denkende Aktivität des bewusst getätigten Bildens von Vorstellungen.

Das fünfte Zentrum kann aus diesen Gründen mit der aktiven Erkraftung des „Lichtstoffwechsels" gleichgesetzt werden.

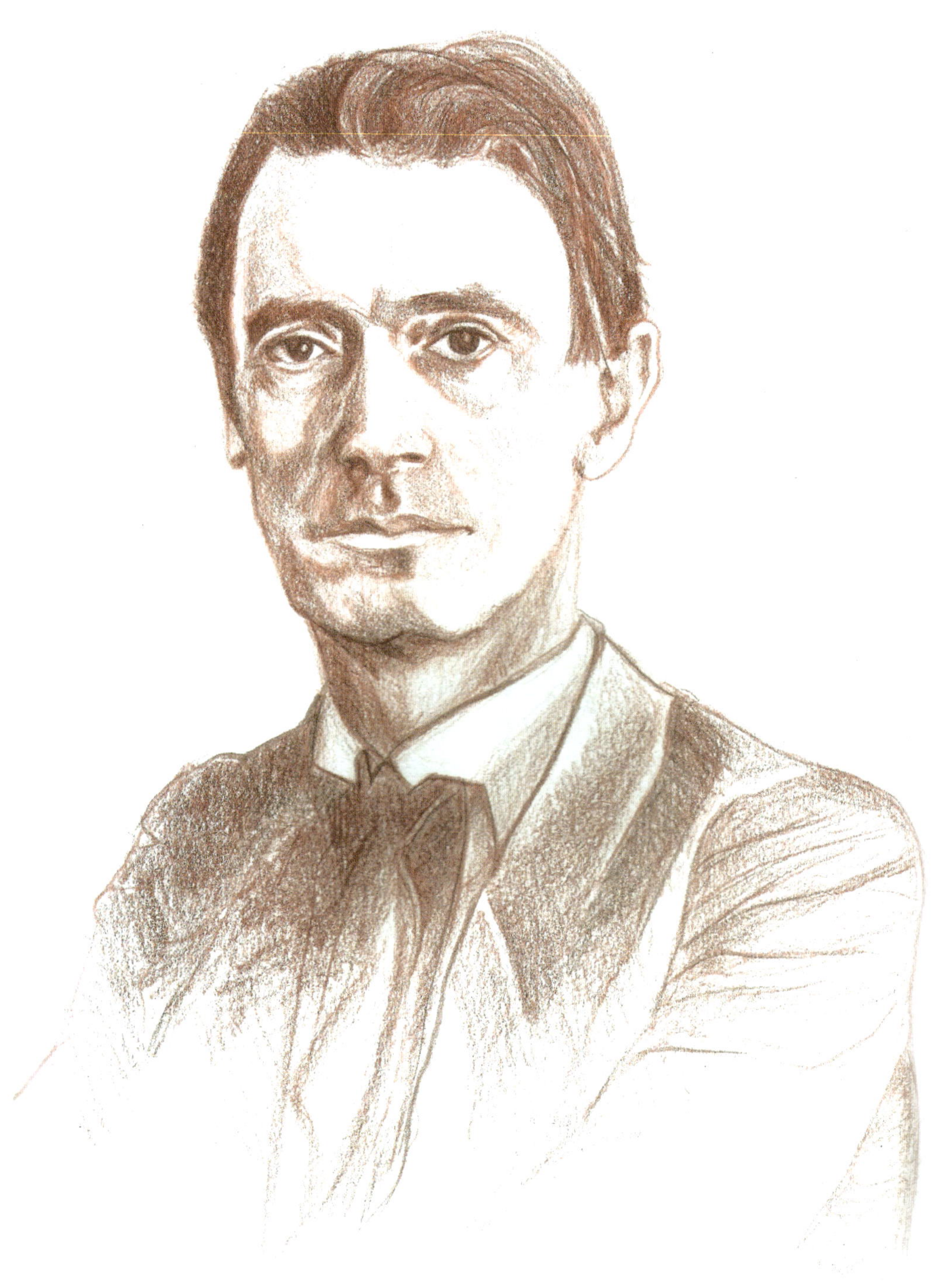

Formkräfte entstehen durch das klare Denken

Die Zeichnung von Rudolf Steiner lässt starke, formbildende Kräfte in der Aura erkennen oder, besser ausgedrückt, erahnen. Der Kopf enthebt sich förmlich aus dem übrigen Leibgebilde, er scheint wie getragen und lichte Elemente erhellen die Umgebung.

Diese Formkräfte wirken von außen nach innen und geben der Physiognomie ebenfalls eine sehr klare Struktur. Wenn man von dem Begriff Formkräfte spricht, so sind es keine leibgebundenen materiellen Kräfte, sondern Gedanken, sonnenhafte Entitäten, die durch das Bewusstsein organisiert werden und auf ihre spezifische Weise auf den Körper zurückwirken. Die formbildenden Kräfte wirken immer von oben nach unten oder von außen nach innen. Ihr Charakter ist zentripetal.

Die Zeichnung selbst gibt nur in übertragenem Sinne eine Andeutung über die Formen und Farben in der Aura. Bei Rudolf Steiner besteht eine hochgradige, schöne, farbenfrohe Ausstrahlung, die sehr wechselseitig ist, die sich jedoch ganz besonders um den Hals- und Kopfbereich akzentuiert. Das fünfte Zentrum erscheint im besten Glanze der Entwicklung.

Die Sonne mit der starken Lichtradiation trägt formbildende Kräfte auf die Erde, während der Mond mit seinem schattenhaften Licht Wachstumsimpulse motiviert.

Die Sonne wirkt auf die Peripherie des Menschen, der Mond hingegen auf die inneren Körperverhältnisse und erweckt Begehrenskräfte.

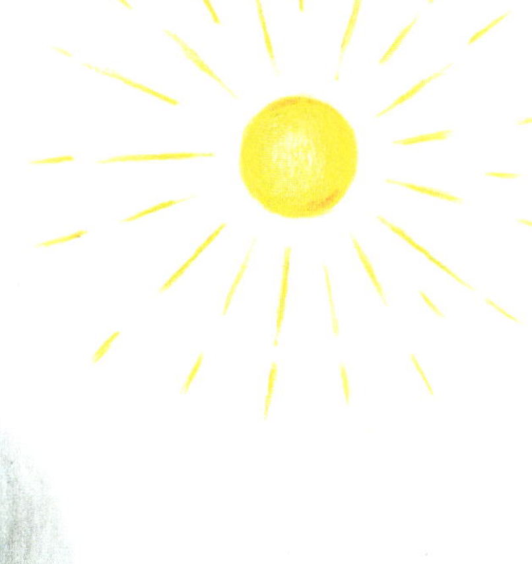

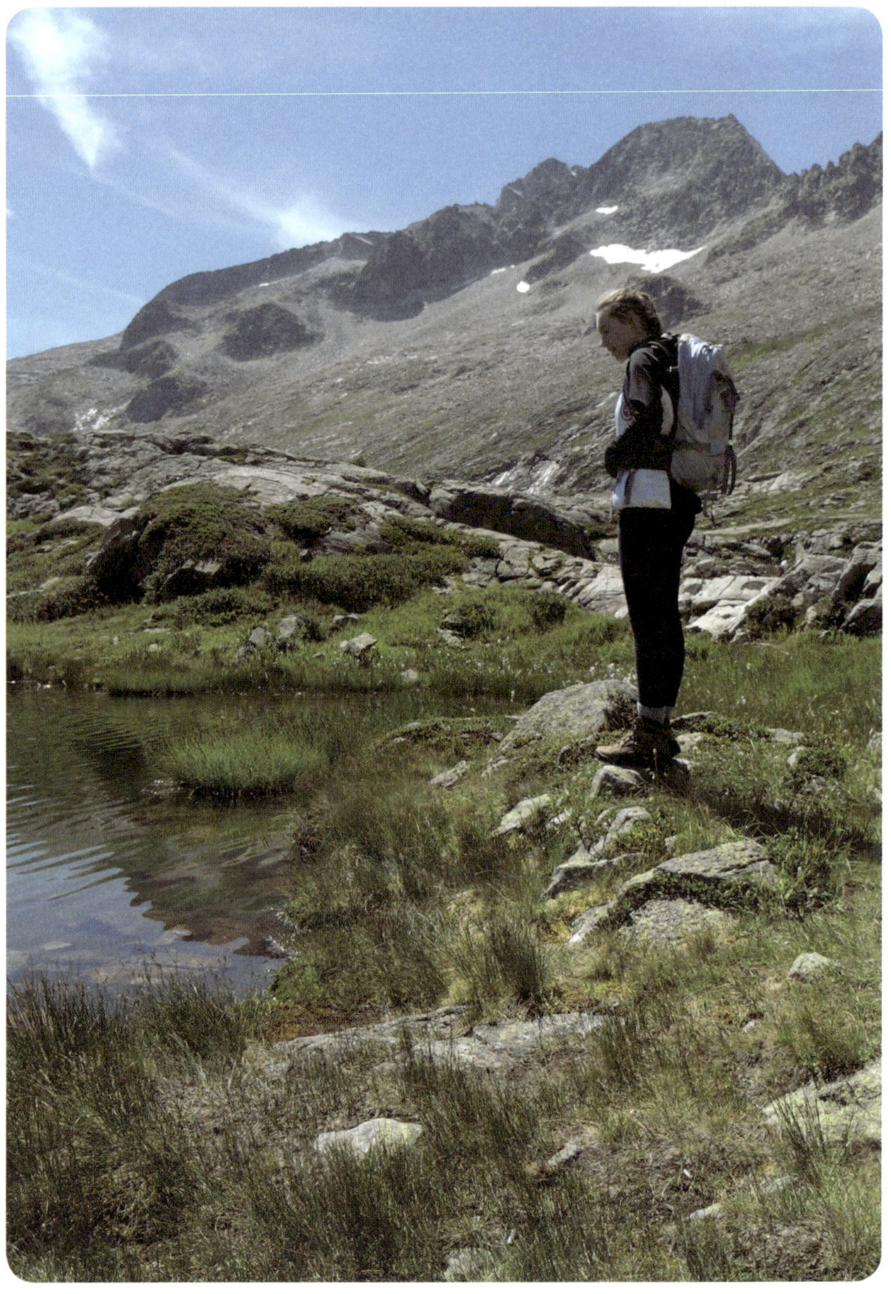

Beobachtungsprozesse gleiten gewissermaßen zwischen sensorischen und motorischen Sinnesaktivitäten von außen nach innen (= sensorisch) und von innen nach außen (= motorisch).

Das fünfte Zentrum in Bezug zu den Sinnesorganen

Nach einem Prinzip des Yoga wird dem Schüler, der sich zur höchsten Selbsterfahrung verwirklichen möchte, der sogenannte Rückzug der Sinne von den Objekten der Außenwelt gelehrt.
Diese Disziplin benennt die klassische Schrift des *rāja-yoga* mit dem Begriff *pratyāhāra*.

Würde man den Begriff des *pratyāhāra* aus dem Yoga wörtlich auf das Leben übertragen, so müsste man alle Wahrnehmungen, die die Sinne bieten, eliminieren und in zunehmendem Maße in einer rein geistigen Idee aufgehen. Das *viśuddha-cakra* steht in Verbindung mit den hauptsächlichen Sinnestätigkeiten, wie dem Sehen, Hören, Tasten, Schmecken und Riechen. Eine besondere Eigenschaft des Zentrums bildet die Fähigkeit zur differenzierten Wahrnehmung wie auch zu einem differenzierten Denken. Für das Verständnis von *pratyāhāra*, dem Rückzug der Sinne, muss die geschickte Kraft eines differenzierten Denkens und Wahrnehmens zur souveränen Ausgestaltung gelangen.

Man betrachte den Sinnesvorgang auf eine gegliederte Weise. Indem der Betrachter eine Naturerscheinung beobachtet, nimmt er unweigerlich in dieses sein eigenes Wünschen und Wollen mit hinein. Er sieht beispielsweise den Baum und ist sich dabei nur sehr dürftig bewusst, dass er seine bisher bekannten Vorstellungen und eventuell seine in ihm liegenden Emotionen mit den Augen auf diesen projiziert. Eine unbewusste Willensaktion lebt deshalb in jedem Sinnesvorgang.

Die Kunst der Wahrnehmung liegt nun darin, dass der sich Übende alle unbewussten Wünsche, Projektionen und Emotionen zurücknimmt und das Objekt seiner Betrachtung frei und unbeeinflusst wahrnimmt.

Der Aspirant kann sich selbst oder auch andere innerhalb dieses unbewussten Eingebundenseins beobachten lernen. Wie erlebt er die Natur? Projiziert er seine emotionalen Schwärmereien unbewusst auf diese oder spiegelt er innerhalb des Sinnesvorgangs auf intellektualistische Weise die Namen der Pflanzen und Bäume zurück auf sein Gemüt?

Der gesunde und zu erstrebende Sinnesprozess, der zur differenzierten Wahrnehmung führt, entwickelt sich durch wiederholte Betrachtungen der Sinnesobjekte, bei gleichzeitiger Aktivierung von verschiedenen Fragen und Vorstellungen. Durch die sorgfältige Herangehensweise zu den verschiedenen Betrachtungen und ihrer Wiederholung, erweitert sich das Bewusstsein des Aspiranten und es entstehen relativ zügig die ersten richtigen Vorstellungen. Die betrachteten Sinnesobjekte sprechen sich mit der Disziplin der Wiederholung gegenüber der Seele des Menschen aus.

Das sechste Lebensjahrsiebt – *ājñā-cakra*

Weitere Sensibilitätsvorgänge in den ansteigenden Jahren

Wir wollen zu den Betrachtungen des sechsten Lebensjahrsiebtes kommen. Jedes Lebensjahrsiebt trägt ein inneres, aus dem Willen des ungeoffenbarten Selbst ausströmendes geistiges Keimgut, das zur Ausgestaltung des Lebens eine Dynamik und Kraft entfaltet. Dieses ausströmende geistige Keimgut entfaltet sich zum Teil auf geheimnisvolle, unsichtbare Weise und manchmal direkt auf offensichtliche Art. Die Jugend beispielsweise ist geprägt von der ersten Individualisierung. Das erste Erwachsenenalter trägt in der Mitte ein soziales Bewusstsein und eine noch etwas undifferenzierte Hingabe oder ein undifferenziertes allgemeines Geben und Verströmen des persönlichen Lebens. Im fünften Lebensjahrsiebt schließlich erwacht eine intensivere Selbstkraft und Logik, die die Lebensaufgabe erkundet und zu einer klaren Lebensform führen soll. Im fünften Lebensjahrsiebt sollte der Mensch seinen Beruf auf richtige Weise durch die eigene Logik und durch die eigene Individualität führen lernen. Der Beruf sollte beispielsweise nicht allein von dem Kollektiv geleitet sein, er sollte eine freie Note beinhalten, er sollte etwas aus dem eigenen Wissen und den eigenen Anschauungen tragen, sodass durch die Berufung eine Individualisierung in weiterer Hinsicht möglich wird. Es ist nicht unbedingt zu entscheiden, dass der Beruf dann verändert wird, wenn man von einem Lebensjahrsiebt zum nächsten hinüberschreitet. Es kommen nur neue Aspekte und neue Möglichkeiten aus dem Werden des stillen Geistes und treten in die menschliche Psyche ein. Diese weisen dem Arbeiten eine spezifische Richtung oder geben einen besonderen Klang.

Mit dem sechsten Lebensjahrsiebt erfolgt aus dem rhythmisch arbeitenden Kosmos eine besondere Art der Ausströmung, ein weiteres Grenzüberschreiten und somit eine weitere Intensivierung der innersten Selbstkraft. Dieser Lebensabschnitt ist von einer bewussteren Sensibilität gezeichnet. Die Sensibilität wird in diesen Jahren meist so intensiv, dass eine gewisse Bedrohung für das eigene Wesen spürbar werden kann, da sie zu einer weiteren Offenheit führt und, wenn sie nicht positiv beantwortet werden kann, zu einem sogenannten Exkarnieren, einem starken Losgelöstsein der Seele vom Körper, führt. Dieses Exkarnieren bildet einen Gegenpol zum sogenannten Inkarnieren, das wäre eine sehr starke Verbindung von der Psyche zum Körper. Eine positive Antwort auf dieses Lebensjahrsiebt stabilisiert den Menschen, während eine negative den Einzelnen tatsächlich zur Destabilisierung der Psyche führen kann.

Die weise und geistige Selbstkraft steigt intensiv an, und so drängt das bewusste Seelenleben im Sinne der Sensibilität des Denkens weiter in die Geburt. Eine geistige verfeinerte Anlage aus dem höheren Rhythmus des Kosmos will den Einzelnen in seiner fortschreitenden Entwicklung öffnen, sodass er das alte, bisher geformte Gut, das sich in seine Individualität oder in sein Leben hineingearbeitet hat, noch weiter loslassen muss und somit alle psychischen Sicherheiten, die damit verbunden sind, nicht mehr in dem Maße für sich zu beanspruchen vermag.

Die Wortbedeutung von *ājñā*

Im allgemeinen, umgänglichen Sinn sprechen viele esoterisch orientierte Personen von dem sogenannten dritten Auge, das auf der Stirn zwischen den Augenbrauen lokalisiert ist. Es ist das hellsichtige Sinnesorgan, das sich verborgen im Zentrum des Astralleibes an der hohen Stelle des Kopfes befindet.

Das Sanskritwort *ājñā* heißt so viel wie Kommando oder Befehl und es will das Zentrum an der Stirn als die oberste Befehlsstelle des Bewusstseins oder Astralleibes markieren.
Die Wortwahl und warum dieses Zentrum mit der Befehlskraft benannt wird, lässt sich erklären, wenn die Bedeutung des Gedankens und seine zentrale Rolle für die seelische Entwicklung eruiert wird.

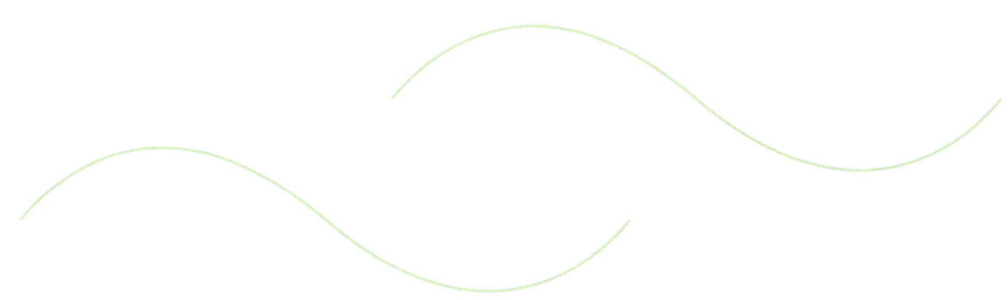

Die beiden Wellen sollen das Fließen des Ätherleibes darstellen. Bewegung und Gegenbewegung ergänzen sich durch die Zweiheit. Die oberste Befehlsstelle, die den Ätherleib eigenständig dirigieren kann, liegt im sechsten Zentrum.

Am Anfang aller Entwicklung erstrahlt der Gedanke und dieser bewirkt die verschiedensten Bewegungen des Denkens, Fühlens und Wollens. Wenn es diesen Gedanken zur Initiation nicht geben würde, wäre die Weltschöpfung ohne eine Idee und somit ohne Ordnung und Bedeutung. Das Denken in seiner Qualität führt jedenfalls zu den Bewegungen des Äthers.

Die Welt der Gedanken bezeichnet man nach dem Sanskrit mit *brahman* (siehe Anmerk. S. 249).

Die Wirklichkeit der Konzentration

Eine außerordentlich lichte Konzentrationsdimension steigt mit dem sechsten Lebensjahrsiebt aus der weisen Hierarchie der geistigen Gestaltbildekräfte auf den Menschen herab. Diese lichte Dimension trägt in ihrer Form zwei Blütenblätter und wirkt farbenprächtig und intensiv strahlend. Sie nimmt den Sitz zwischen den Augenbrauen und stellt das Zentrum der Meditation dar (siehe auch S. 149). Im fernöstlichen Land Indien meditieren die Menschen auf den Punkt zwischen den Augenbrauen. Dieses Zentrum, das die Meditation im Wesentlichen begleitet oder direkt den Konzentrationspunkt darstellt, ist im Sinne eines mentalen Bewusstseins zu erklären, das die Wachheit für den Gedanken selbst als Wesenheit erfährt und in den Mittelpunkt stellt. Es prägt sich mit dem sechsten Lebensjahrsiebt eine Art der Aufmerksamkeit aus, eine Art der Wahrnehmung, die ganz über das gewöhnliche Routinebewusstsein zu dem direkten Erleben der Gedanken führt. Im fünften Lebensjahrsiebt ist der Mensch noch kompakter eingebunden in seine neu gegründete Logik. Er ergreift erstmals eine Führung und gibt dem Leben eine Richtung aus seiner durch die Beobachtung und durch die Anschauung geprägten Logik heraus. Hier im sechsten Lebensjahrsiebt beginnt sich das Bewusstsein direkt und unmittelbar bemerkbar zu machen. Dieses Bewusstsein, das so unmittelbar lebendig wird, ist eine Lichtkraft, die sehr sensitiv wirkt und das Gefühlsleben wie auch das ganze Gedankenleben in ein lebendiges, bewegtes, spürbares Erleben hineinrückt. Die Fähigkeit das eigene Denken als Vorgang zu beobachten entwickelt sich auf zunehmende Weise.

In der Regel ist ein vitalkräftiges Gefühl oder ein körperabhängiges Selbstbewusstsein mit den Gedanken sehr stark in Verbindung. Dadurch kann der Einzelne sein Denken als einen instrumentalen Vorgang nicht direkt erleben. Er bemerkt nicht das Wesenhafte hinter diesen Gedanken und er bemerkt den Gedanken als eigenständige Realität nicht. Dieses Lebensjahrsiebt bringt aber nun eine sensitive Leibesloslösung der Psyche mit einer Intensivierung des Bewusstseins, sodass das Bewusstsein durch sich selbst aktiv wird. Und dieses Bewusstsein lässt den Gedanken mehr als Wesen erstrahlen, lässt das Gefühl mehr als Kreation leuchten. Somit zeigt sich eine gewisse Bedrohung für den Einzelnen, und es ist nicht verwunderlich, wenn viele Menschen hier in gewisse Schwankungen geraten, Depressionen produzieren und sich starker Kompensationsmechanismen bedienen, damit sie diese Sensibilität und diese Bewusstheit nicht unmittelbar miterleben müssen.

Das Wunderbare aber, das sich mit diesem intensiven Bewusstseinsprozess ereignet, ist, dass nun der Einzelne ein lebendiges Offensein für sein Gegenüber empfindet. Der Sinn des sechsten Lebensjahrsiebtes liegt im lebendigen Erspüren des Anderen

Das *ājñā-cakra* und seine Entwicklung durch das Bewusstsein

Solange der einzelne Mensch sehr unbewusst in seinen Betrachtungen, Vorstellungen, Entscheidungen und Handlungen lebt, treten die Impulse, Triebe, Emotionen, Suggestionen und Anweisungen, die Dritte geben, durch den Bauchraum in ihn hinein. Die unbewusste Lebensweise macht den Einzelnen zu einem Medium für viele kollektiven Einströmungen und er wird in der Regel zu demjenigen Massenmenschen, den die Zeit hervorbringt.

Die konzentrierte Arbeit mit dem Bewusstsein entwickelt sich immer aus einem konkreten Gedanken, der in seiner möglichen Wirklichkeit erfasst wird und in die weitere Ausarbeitung zu einem Thema oder zu einer praktischen Umsetzung in die Welt gebracht wird. Diese Arbeit mit dem konkreten Gedanken fordert den Menschen zu größter Wachheit, sensibler Unterscheidung und beständiger anhaltender Bewusstheit heraus. Die oberste Befehlsstelle, das *ājñā-cakra*, tritt in die Geburt und der sich Übende gestaltet das Leben nicht mehr ausgehend vom Leibe, sondern von dem besten Ideal, das der Gedanke ermöglicht.

Durch die Entwicklung des bewusst geführten Gedankens erwacht die menschliche Kraft zum individuellen Dasein. Der konkrete Gedanke, durch zentrale Bewusstseinsaktivität entwickelt, führt den Menschen zur reifen individuellen Selbstbestimmung.

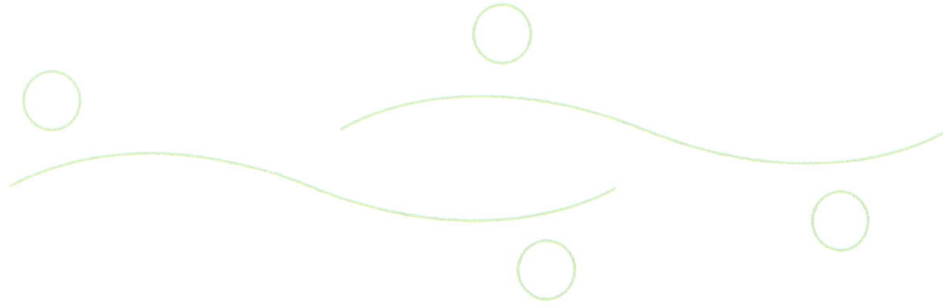

Solange der Mensch den Außeneinflüssen hingegeben ist, erscheint die ätherische Bewegung wie passiv motiviert. Die Ätherwellen sind darum flacher gehalten, die Kreise stellen die unbewusst getätigten Gedanken dar.

Der Unterschied, ob der Übende mit einem Gedanken seine Ziele und Handlungen im Leben begleitet, sie führt, ordnet und weiterentwickelt oder ob er sich unbewusst den verschiedenen Einflüssen hingibt, ist sehr groß. Er kann sich selbst organisieren oder sich durch Unbewusstheit von Außeneinflüssen lenken lassen.

Die Energiebewegung des sich passiven Überlassens erscheint schematisch wie eine geschlossene Welle. Es fehlt der neue Schwung einer Unterbrechung oder, wenn man es anders ausdrückt, es fehlt die freie Dimension des Fließens.

und gleichzeitig in einer eigenständigen Lenkung der Gedanken. Durch das intensive Erwachen des Bewusstseins und der Sensibilität der Wahrnehmung, bemerkt der Erwachsene die Gedankenwelt bei sich selbst und bei den Anderen in unmittelbarer Gegenwart. Die Schwingung seines Gegenübers kommt an ihn heran. Er erlebt diesen Anderen durch die Schwingung seines eigenen Atems beziehungsweise durch das Gewahrsein der feinen instrumentalen Prozesse.

Die nun herein- oder herabkommende neue Lebensführung bleibt somit nicht nur im eigenen Rahmen und in der bisher geschaffenen Logik, die sich über die Jahrsiebte hinweg erbaute und die im fünften Lebensjahrsiebt auf eine erste objektive Selbstkraft hinarbeitete; die Lebensführung bekommt nun eine sensitive, neue melodiöse Note, indem der andere erlebt wird. Indem das Bewusstsein schwingend im Atem und in der Gegenwart des Anderen erfahren wird, kann die gedankliche Sensibilität eine neue Erfahrungstiefe, Innerlichkeit, Reinheit, Lenkung und schöpferische Kreativität ausprägen. Es kann der Einzelne seine eigene Identität nicht mehr so sehr von seinen Mitmenschen abgrenzen. Er muss seine Mitmenschen für seine eigenen Entscheidungen noch mehr berücksichtigen als bisher und daraus seine eigene Gedankenbildung formen. Er wird seine entschiedenen Handlungen viel mehr in Bezug zu den sensiblen Schwingungen des Bewusstseins stellen und somit von einer weit werdenden, körperfreien Ebene seinem Leben eine tiefere Richtung weisen. Der vitale Körper weicht durch das kommende Bewusstseinslicht zurück. Indem die Schwingungsvorgänge des Gedankens so fein erlebt werden, indem das Bewusstsein jene Sensibilität der Beobachtung erfährt, entsteht ein dynamisch bewegendes, künstlerisches Sein, und somit erwacht die Kraft zu einem lebendigen und bewussten Gestalten mit der Gedankenkraft zu einem objektiven mentalen Austausch im hohen Gewahrsein und Wissen, dass Gedanken und Empfindungen lebendig existierende Realitäten sind. Es ist die Zeit des Bewusstseins, es ist die Gelegenheit des Erwachens eines eigenständig geformten Lichtes. Es ist die hohe Blüte des schöpferischen Bewusstseins, die der transzendenten Quelle, der reinen Selbstlosigkeit (siehe unten) vorangeht. Diese Blüte erwacht durch das Wesenhafte der Gedanken, durch das Kreative der Gefühle, durch das schöpferische, dynamisch bewegte Empfinden für den Anderen. Aber der Einzelne muss seine eigene Bewusstseinsbildekraft entfalten, lenken, weiter gestalten und eine Antwort auf die Außenheit geben.

Der Begriff Selbstlosigkeit

Dieser Begriff könnte mit Selbstaufgabe, das heißt mit der Aufgabe der Persönlichkeit verwechselt werden. Die Selbstlosigkeit, wie sie in dem Kontext gebraucht wird, ist in Wirklichkeit eine besondere vorzügliche Selbstkraft, die niedrige Neigungen zurückweist und Kräfte zur höheren Entwicklung erstrebt.

Die Darstellung des Yoga mit den feinstofflichen Nervenkanälen

Nach den klassischen Beschreibungen des Yoga enden drei große feinstoffliche Nervenkanäle im Haupt und im Bereich der Stirn. Sie bezeichnen das mehr männlich sonnenhafte Prinzip mit dem *piṅgala*-Kanal und das tendenziell weiblich geprägte Potenzial mit *iḍā*. Die Kanäle werden *nāḍī* genannt und sind nicht zu verwechseln mit physischen Nervenbahnen. Es sind Energiebahnen des Astralleibes, in denen unbewusst die feinstoffliche Lebenskraft fließt. Der dritte und für den Yoga interessanteste Kanal ist die *suṣumṇā-nāḍī*, die am untersten Ende der Wirbelsäule beginnt, mit dem zentralen Inneren der Rückenmarksflüssigkeit gleichzusetzen ist und bis hinauf zum sechsten Chakra reicht. *Iḍā* und *piṅgala* winden sich dreieinhalb mal um die Wirbelsäule herum und enden schließlich im *ājñā-cakra*.

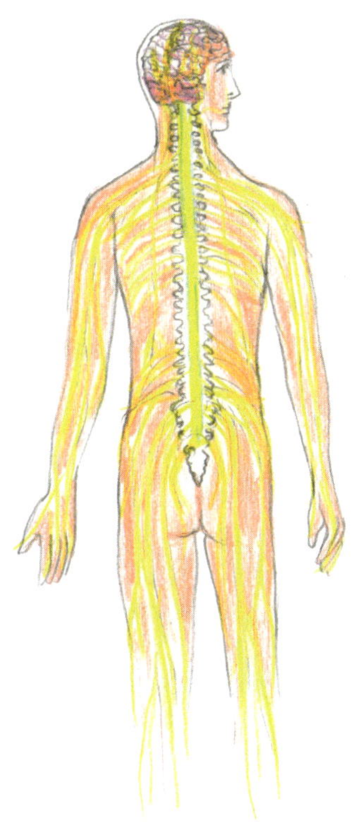

Die Aktivierung der Lebenskräfte durch die verschiedenen Übungen wie *prāṇāyāma*, *āsana* und Meditation, soll die beiden sich gegenseitig ergänzenden Nervenkanäle von *iḍā* und *piṅgala* harmonisch anregen und zuletzt die Kräfte der *kuṇḍalinī*, durch Zentrierung im Nervenhauptkanal erwecken und einen höchsten Energiefluss entzünden.

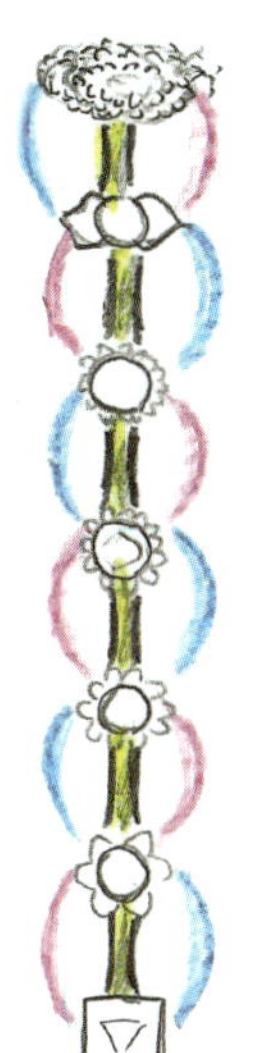

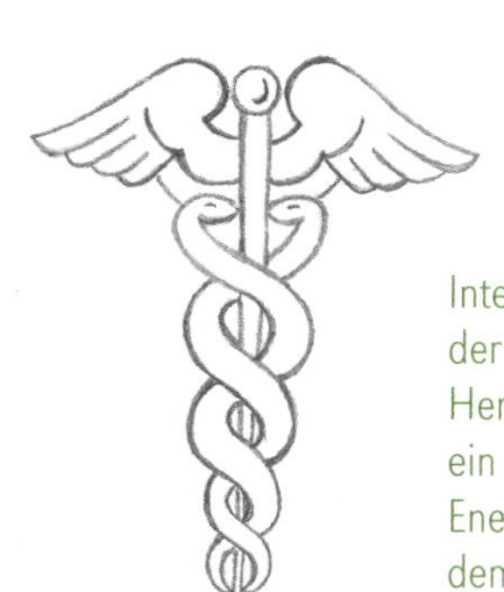

Interessant erscheint der Merkurstab oder Hermesstab, der ein ähnliches Bild der Energieverteilung demonstriert.

Die neue Identität im Menschen durch die Idee und Realität des Gedankens

Die Identität, die normalerweise den Menschen begleitet und die in jungen Jahren auf recht impulsive Weise nach außen drängt, die dann auf mehr introvertierte Weise im vierten Lebensjahrsiebt sich leise zu verströmen beginnt und im fünften Lebensjahrsiebt ein selbstaktives und neu geformtes Anschauen ausprägt, löst sich in diesem sechsten Lebensjahrsiebt mehr und mehr auf. Im Grunde sieht der Mensch nicht, welcher Vorgang dem Denken zugrunde liegt und er sieht nicht, woher die Gefühle kommen, er kann sie nicht von der leiblichen Ausstrahlung trennen. Je sensibler aber jenes Licht im Bewusstsein erwacht, je sensibler das Keimgut des vollbewussten Denkvorgangs hervorsprießt, desto mehr werden der Gedanke und das Gefühl unmittelbar erlebt und sie werden durchaus als körperfreie, instrumentale und phänomenale Kräfte anschaulich erfahren und können – und müssen sogar – mit weiser Lenkung benutzt werden.

6. Zentrum, *ājñā-cakra* (Tafelzeichnung)

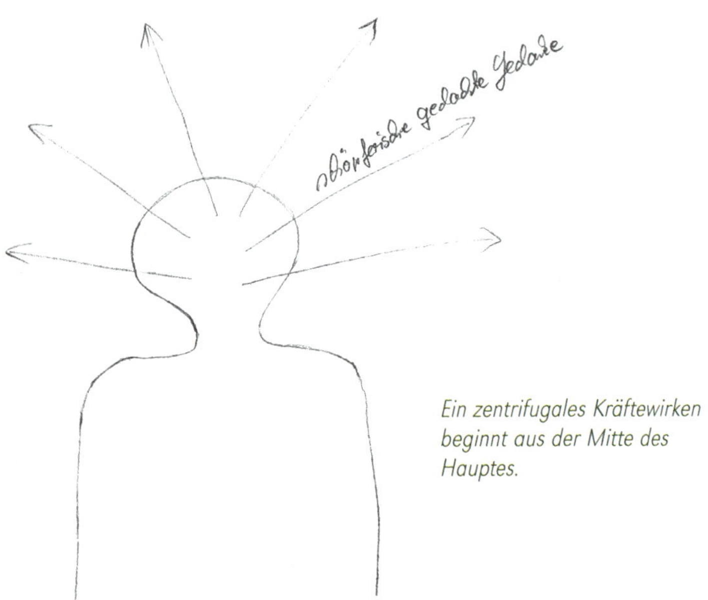

Ein zentrifugales Kräftewirken beginnt aus der Mitte des Hauptes.

Mit dem sechsten Lebensjahrsiebt entfaltet sich das schöpferische Denken in einer konkreten, selbständigen Gedankenbildung, die unabhängig vom Leibe oder losgelöst von der Vergangenheit ihren Vollzug nimmt. Das fünfte Lebensjahrsiebt ist hierfür vorbereitend.

Wie lässt sich das Stirnzentrum hellsichtig erleben?

Von den Darstellungen des Yoga könnte sich der Betrachter leichtfertig in die Irre führen lassen, denn er müsste nahezu glauben, dass das sechste Zentrum ein Ergebnis der von unten aufsteigenden, aktivierten Energien sei. Infolge der Tatsache, dass man meist ein oberes Chakra höher als ein unten liegendes bewertet, gleiten die Vorstellungen in eine inkonstruktive Richtung. Das sechste Zentrum aktiviert sich nicht und niemals von unten nach oben, sondern im eminentesten Sinne von außen und zentriert sich punktuell nach innen.

Der einzelne Mensch beginnt durch sein geschultes Denken, das freier von triebhaften Impulsen wird, in der Stirn empfänglich zu werden. Er übernimmt nicht mehr über den Bauchraum unbewusst äußere Impulse und Einflüsse, sondern er erlebt eine feinste Licht- und Feuerkraft an der Stirn, die ihn zu größter Wachheit bewegt und die ihm in der Folge eine freie, sich weitende Sicht eröffnet. Die Energie gewinnt Harmonie.

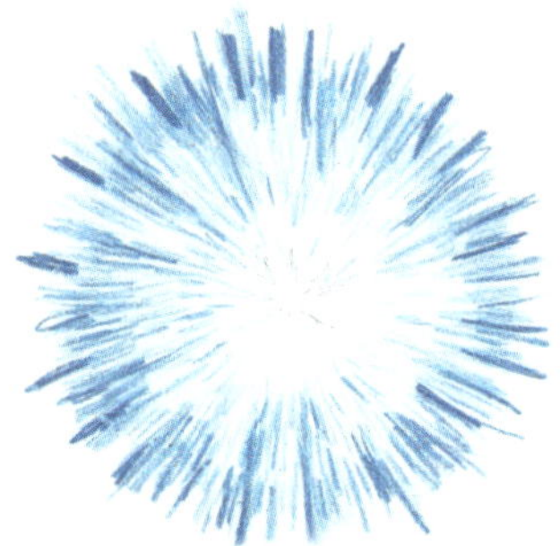

Durch das Denken im konkreten Gedanken und in ruhiger Konzentration entfaltet sich tatsächlich die sich bewegende, geistige Welt im farbenfrohen, lebendigen Sein um das Haupt. Der Unterschied zwischen einem inhaltlich denkenden Menschen und einem unbewussten, emotionalen Handeln ist außerordentlich groß und indem man sich die verschiedenen Beobachtungen im Leben vergegenwärtigt, erlebt man bald die nahezu bis in das Grobstoffliche reichenden Unterschiede.

Das Farbenspiel des konkret erwachenden und in der Konzentration gehaltenen Gedankens ist meist hellbläulich oder allgemein wie weiß und erstrahlend.

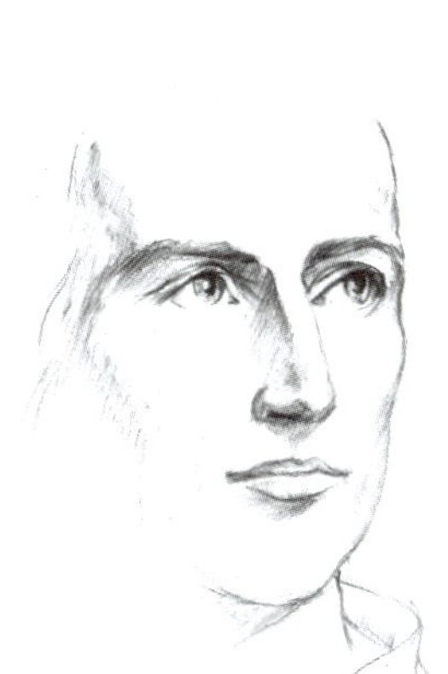

Die Gefühle sind Kreationen oder eine bestimmte Art von Wesen. Die Gedanken sind ebenfalls Wesen, eine etwas andere Art von Wesen als die Gefühle. Die Gefühle besitzen eine noch stärkere Verbindung zur Organwelt. Das wesentlichste Organ, das mit diesen astralen Strömungen, die in der Gestaltbildung des Gedankens vorkommen, in Verbindung steht, ist die Leber. Die Leber ist das blutreichste Organ und für die Schweregefühle des Körpers verantwortlich. Die Leber ist auch das Organ, das, wenn man es metaphysisch betrachtet, am meisten für Depressionen und durchaus auch für Psychosen ausschlaggebend ist. Rein schulmedizinisch sucht man die sogenannten Nervenkrankheiten nicht im Organischen des Stoffwechsels, sondern im Bereich des Gehirns und der Nerven. Es erstrahlt jedoch das organische Leben aus den verschiedensten Organen bis hinauf in die Gehirnanlage und bewirkt die erstaunlichsten Konditionierungen. Die Leber steht in Verbindung mit unseren Gedankengängen und mit unseren Gefühlen. Es strahlt der Blutprozess auf geheimnisvolle Weise ständig in das Denken, das Fühlen und das Wahrnehmen hinein. Die Leber belastet im Allgemeinen das ganze Leben, während jedoch der frei werdende Gedankenprozess, und das ist das Besondere, der wirklich frei werdende Gedankenprozess, der in diesem Lebensjahrsiebt als mögliche Entwicklungsform hereintritt, das Leberorgan entlastet und den Menschen zu einer ganz neuen Identität führt. Er wird mehr zu dem, was der Gedanke im Geiste ist, als zu dem, was er im Körper ist.

Im sechsten Lebensjahrsiebt entsteht erstmals die lichte Grundlage zu einer guten Gedankenkontrolle, zu einer richtigen Meisterschaft und Führung über das Leben. In den früheren Abschnitten ist eine exakte Meisterschaft über die Gedanken und über die ganzen leidenschaftlichen Gefühle des Leibes kaum möglich. Es muss also erst einmal eine gewisse Reife erworben werden, bis sich ein freier Konzentrationsprozess mit Lenkung und Führungskraft sinnvoll erweist und bis vor allem die Gedanken, ohne dem Leben eine Enge aufzudrängen, in eine klare Kontrolle kommen können. Eine Gedankenkontrolle ist in früheren Zeiten schon durchaus sinnvoll, eine Kontrolle vor allem auch der leidenschaftlichen Gefühle. Es sollte aber nicht ein Lebensrückzug und eine zu starke Askese mit den verschiedensten Meditations- und Konzentrationsübungen verbunden sein, nicht ein Weg in die isolierende Einsamkeit, nicht ein Weg, der einseitig und abseits von den expansiven Lebensvorgängen liegt. Ein Weg, der durch Meditation, Yoga und allerlei esoterische Gebräuche in die Enge führt, wird im Nachhinein schwerer über dem ganzen Leben lasten.

Die Leber, die hier die Gedanken und die Gefühle mit einer unbewussten Schwere belastet, wird meist sehr intensiv erlebt. Dass Depressionen oder sensible psychische Reaktionen in diesem sechsten Lebensjahrsiebt auftreten, ist durchaus ganz häufig, denn der in den sensiblen Ablösungsvorgängen stehende Mensch muss sich erneut mit der Identität seiner selbst auseinandersetzen.

Der Filtrationsprozess im Gedanken

Der Begriff der Filtration entspringt aus der Physik und beschreibt einen materiellen Vorgang der Läuterung eines Stoffes. Er wird nun in einem übertragenen geistigen Sinn für den Gedankenkonzentrationsprozess verwendet. Wenn in dieser Beschreibung die Rede von einem Gedanken ist, so stellt dieser in seiner Wirklichkeit immer ein Geheimnis dar. Was ist der wirkliche Gedanke? Sieht man diesen? Erlebt man diesen? Ist der Gedanke tatsächlich so frei, unverhüllt und deutlich wie ein leicht zu erfassendes materielles Objekt?

Der Gedanke bildet eine geistige Einheit und Initiationskraft.

Nein, der Gedanke, der der Urstoff des Geistes selbst ist, unterliegt der Verhüllung und deshalb ist er für den Menschen nicht wirklich erkennbar und verfügbar. Wie an einem nebligen und wolkenverhangenen Tag dennoch das Licht der Sonne so weit zum Tage gelangt, dass die Erscheinungen der Natur für das Auge sichtbar werden, so wirkt auch der Gedanke und führt zu Bewegungen im Intellekt. Der Ursprung des Denkens jedoch ist ebenso wie die Sonne hinter den Wolken nicht mehr sichtbar. Grundsätzlich erscheint aber der Gedanke, wenn er ausreichend von allerlei Lasten, Verschleierungen, Emotionen und Begehren filtriert ist, wie die Sonne rein und unverhüllt erstrahlend.

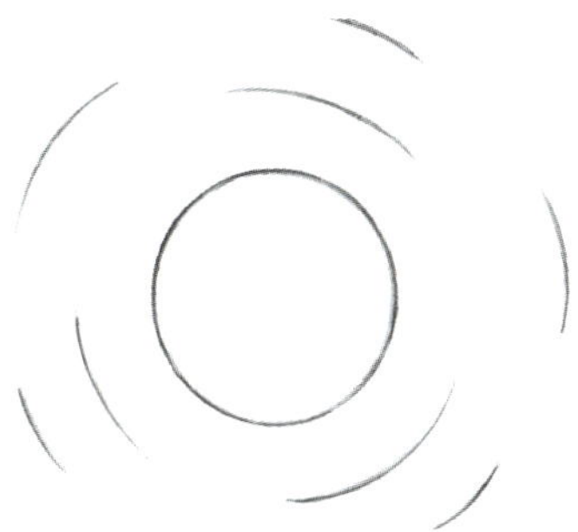

Der frei gewordene Gedanke erscheint sonnenhaft.

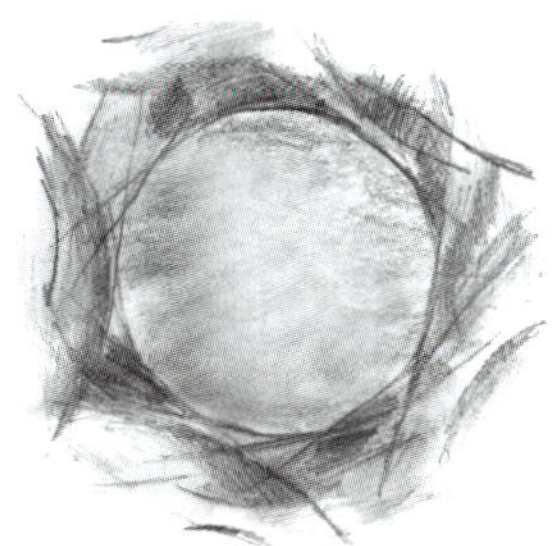

Der bedeckte Gedanke wäre vorhanden, aber er bleibt der Wahrnehmung verborgen.

Hier sei an die Geschichte aus den griechischen Mythen erinnert, in der Prometheus an einen Pfahl gekettet wurde und ihm ein Adler die Leber aus dem Leibe pickte. Diese Geschichte beruht auf einer ganz tiefen Wahrnehmung. Die Leber ist jenes Organ, das durch die depressive Anlage das ganze Gedankenleben und Bewusstsein überschattet. Es muss diese Leber durch geeignete Konzentration innerhalb des Gedankens zum Zurückweichen gebracht werden, ansonsten verliert das Bewusstsein die Oberhand in der Führung. Die Leber ist auch für jene leidenschaftliche Lebensbegehrlichkeit ganz wesentlich verantwortlich.

Der indische Heilige Sivananda sprach sehr viel über die Gedankenkontrolle, über das Zurückweisen der unruhigen mentalen Bewegungen, das rechte Verhältnis zu den Gefühlen und somit über diese rechte Lebensführung. Die Nicht-Identität mit allen Gefühlen, mit allen Stimmungen, mit allen Launen war für diesen indischen Meister das wesentlichste Lehrgut. Er selbst war ein ganz tiefer Meister über die Gedanken und über die Gefühle. Er maß dem einzelnen Gefühl keine belastende Bedeutung bei. Eine Woche vor seinem Tod markierte er im Kalender ein besonderes Datum: Es war sein Todestag und er hatte es vorweg im Kalender vermerkt. Er sang mit seinen Schülern *kīrtana*, die *mantrāḥ* und Lieder. Dann sangen sie: *„OM śrī śivanandāya namaḥ"*, also seinen Namen, und er setzte mit besonders lauter Stimme ein, als es gerade um seinen Namen ging. Alle waren erschrocken, warum gerade Sivananda bei seinem eigenen Namen mit besonders lauter Stimme einsetzte. Er sagte: „Seid nicht so eitel, das ist nicht die körperliche und rein nominative Identität." Sivananda hatte einen hohen Gleichmut und eine erstaunliche Konzentration, in der er die personale Nichtidentität erfuhr, die für den indischen Yogin bezeichnend ist. Für unsere abendländische Mentalität sollte diese nicht wörtlich gelten, denn die Nichtidentität bezieht sich auf den sogenannten Bewusstseins-Seelen-Prozess im sechsten Zentrum, der dann richtungsweisend eintritt, wenn das Bewusstsein den Gedanken als eigene Wesenheit erschaut. Sivananda besaß die Kraft aus dem inneren Selbstwahrnehmen der Gedanken und wusste mit jenen Wesen, Stimmungen und Launen, mit all jenen menschlichen Wertgefühlen auf rechte Weise umzugehen.

Durch den ausströmenden Willen des geheimnisvollen Ewigen findet im Laufe der Lebensjahre ein Exkarnieren etwa vom beginnenden 30. Lebensjahr statt. Langsam findet die Seele in die Geburt, und die Vitalmacht weicht zurück. Bis hin zum 30. Lebensjahr ist mehr der Inkarnationsprozess vorherrschend. Die Individualität arbeitet sich mehr in das Leben hinein und schafft sich einen gewissen Ankerboden, ein gewisses Integriertsein und somit eine natürlich gegebene Sicherheit. Ab dem 30. Lebensjahr aber erfolgt das Selbstwerden aus intensiverer Eigendynamik und es müssen die Sicherheiten langsam zurückgelassen werden (zum Begriff „Selbst" siehe S. 150). Es beginnt die Exkarnation und damit die Geburt der reinen Seelendimensionen, die weiterhin dann die Führung des Lebens übernehmen sollen. In jedem Menschen geht

Die Farbe Weiß erhellt das *ājñā-cakra*

Während das *viśuddha-cakra* durch sehr viele unterschiedlichen Farben nahezu wie blütenhaft zur Entfaltung kommt, zeigt sich im *ājñā-cakra* die Reinheit der weißen Nuancierungen. Der Kopf gestaltet sich jedoch nicht unmittelbar leuchtend, sondern wie weit und rein.

Die weiße Gestaltung entwickelt sich zu Rundungen mit plastischem Charakter. Die Formen, die mit diesen Rundungen entstehen, entheben den Stirnbereich, gleichsam als ob sie nicht am Körper ihren Bezugspunkt nehmen, sondern in der um das Haupt gelagerten Atmosphäre wirken. Wenn der Übende die Konzentration mit einem konkreten Gedanken vornimmt, befreit sich gewissermaßen seine Stirn, da er im Denken nicht mehr in sich selbst, sondern in der Sphäre des Geistes frei vom Körper gegründet ist. Die Formgestaltungskräfte durch Rundungen, die im Konzentrations- und Bewusstseinsvorgang entstehen, wirken jedoch aus der Sphäre ohne Berührung auf die Körperlichkeit und schenken dieser ebenfalls Form und Vitalität.

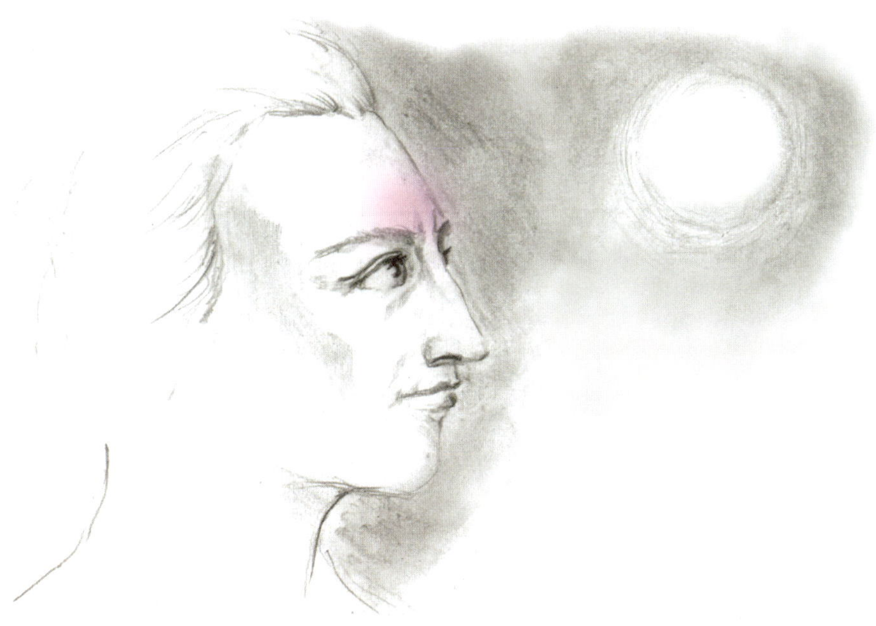

Der Gedanke erhellt die Stirn und die Peripherie des Gesichtes. Er ist wie eine sonnenhafte Quelle.

dieser Prozess mit geringfügigen Zeitschwankungen vor sich. Er geht intensiver bei jenen vor sich, die sich dem Geistigen im Sinne einer Entwicklung hinwenden und er geht aber auch bei jedem vor sich, der den Geist als Atheist leugnet und nach seinem eigenen Erfassen der Wirklichkeit die Lebensführung bestimmt. Es ist eine tiefe Wahrheit, dass in den meisten Fällen die Versuchung zur Inkarnation beziehungsweise zu mehr Eigenidentität und mehr eigener Sicherheit überwiegt, und dass sich die späteren Lebensjahre, die schon unter dem Zeichen des Gebens aus der Schöpferkraft des Gedankens und Hingebens von projektiven, äußerlichen Meinungen stehen sollen, meist nicht mehr richtig entfalten. Das ist ganz natürlich, da das Erleben der Lebensjahrsiebte eine innere Selbstkraft im Bewusstsein erfordert. Diese innere Selbstkraft ist bei manchen stärker geboren und von weniger Kompensationsmechanismen begleitet als bei jenen, die eben die Selbstkraft in diesem Maße nicht entfalten konnten. Der Mensch braucht vielfach gewisse Sicherheiten, die ihm eine Begleitung im Leben geben. Aber wie die Verhältnisse auch gelagert sein mögen, es führt sich das Leben von dem inneren geistigen Saatgut eines göttlichen Willens und schafft die Möglichkeiten, die im Bereich der Individualität ertragbar sind.

Die Begriffe „Selbst" und „Selbstverwirklichung"

Mit der Entwicklung des sechsten Zentrums gelangt der Aspirant zu seiner geistigen Bestimmung und erlebt ein sehr großes Maß an Freiheit durch die Fähigkeit des Wahrnehmens der Gedanken.

Das Wort „Selbst" bringt den weiteren Begriff der sogenannten „Selbstverwirklichung" hervor. Das ist jene Aktivität, die im Sinne des Yoga oder der Meditation das eigene Potenzial aller Möglichkeiten ergreift und in die unmittelbare Tat umsetzt. Weiterhin existieren sehr viele Begriffe wie beispielsweise die sogenannte „Selbstbestimmung" im Sinne eines juristischen Definiert-Seins, die „Selbstwahrung" in der Psychologie, sodann die „Selbstbehauptung" im egoistischen Kontext und schließlich wären viele weitere Kombinationen, die mit dem gleichen Wortstamm möglich sind, zu erwähnen.

„Cogito ergo sum." - Ich denke und deshalb bin ich, lautet eines der wesentlichsten Postulate des französischen Philosophen, Mathematikers und Naturwissenschaftlers René Descartes (1596 - 1650). Das Selbst ist durch das eigene Denken erfahrbar, denn der Denkende erlebt sich in der Aktivität, da er selbst den Gedanken durch seine Wahrnehmung und Denktätigkeit führen kann. Genau genommen müsste man dieses Zitat von Descartes mit einer Ergänzung präzisieren: „Ideam percipio et mea anima in idea vivit." (Ich nehme einen idealen Gedanken wahr und in diesem liegt mein Selbst)

Die Verwirklichung des Selbst erfolgt nicht, wie man glauben könnte, aus dem Körper und aus den bisher bekannten Gefühlen. Sie erfolgt aus einer Idee, die real gedacht und zu einem Ideal geführt wird, sie erfolgt deshalb aus einem Gedanken, der bis in die Realität umgesetzt wird. Das Selbst lebt im Gedanken und erstrahlt auf den Körper. Die Äußerlichkeiten der Gefühle und physischen Umstände haben wenig Bedeutung.

Der Gedanke bildet das Selbst im Menschen.

Der konzentrierte Gedanke wirkt stabilisierend

Günter Braunger, der in der Schule des großen Atemlehrers Ludwig Schmidt gelernt hatte und mit medizinischen Ausarbeitungen sein Werk weiterführte, beschreibt das sechste Zentrum mit der Erfahrung des sogenannten „Es“, das in einer Schwingung in besonderem Maße im sechsten Lebensjahrsiebt an den Menschen herantritt. Durch diese verstärkten Schwingungen lernt der Einzelne sowohl sich selbst wie auch den Anderen in seinem Sein sensibler zu spüren. Die Anforderungen bestehen nach Günter Braunger in ganz besonderem Maße darin, diese kosmisch geistigen Schwingungsvorgänge ausreichend zu ertragen und sich offen, ohne Fixierung des Atems, der Wirklichkeit zu stellen. Nach seinen Beobachtungen als sehr erfahrener Therapeut schildert er, dass die meisten Personen dieser kommenden Realität ausweichen und zahlreiche Kompensationen und ängstliche Fixierungen ausbilden. (siehe Anmerk. S. 249)

Das „Es“, wie es Günter Braunger beschreibt, ist in Wirklichkeit die transzendente Dimension, die, wenn man sie konkreter benennt, der Gedanke selbst ist. Dieser tritt mit seiner Wirklichkeit näher an den Menschen heran und offenbart ein Bild der geistigen Empfängnis, die, wenn sie gut und konzentriert erlebbar wird, zum Mittelpunkt im Haupte führt.

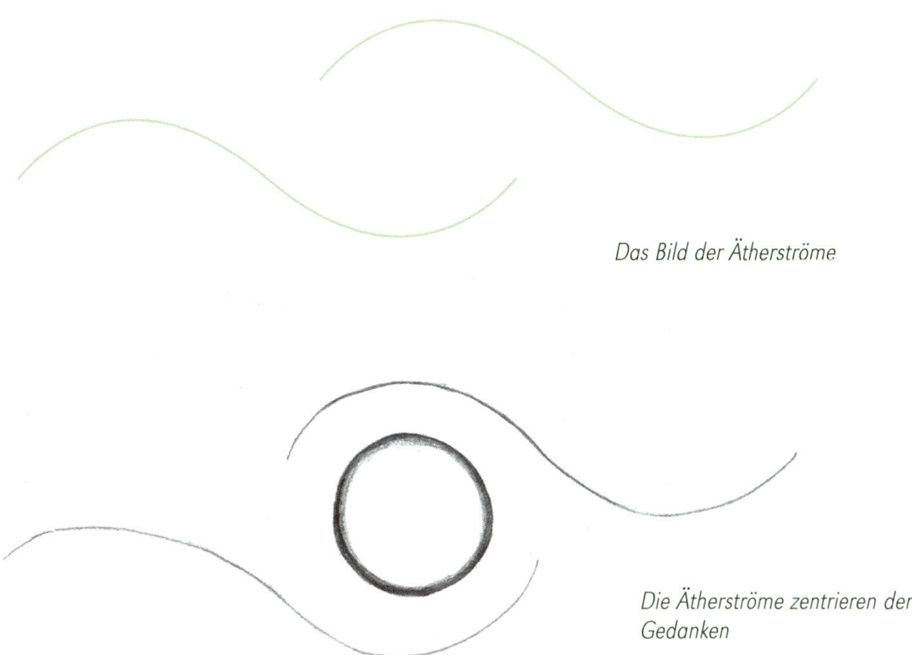

Das Bild der Ätherströme

Die Ätherströme zentrieren den Gedanken

Die beiden Wellen symbolisieren das Strömen des Äthers. Der Kreis ist das Sinnbild für die Sonnenkraft des Gedankens.

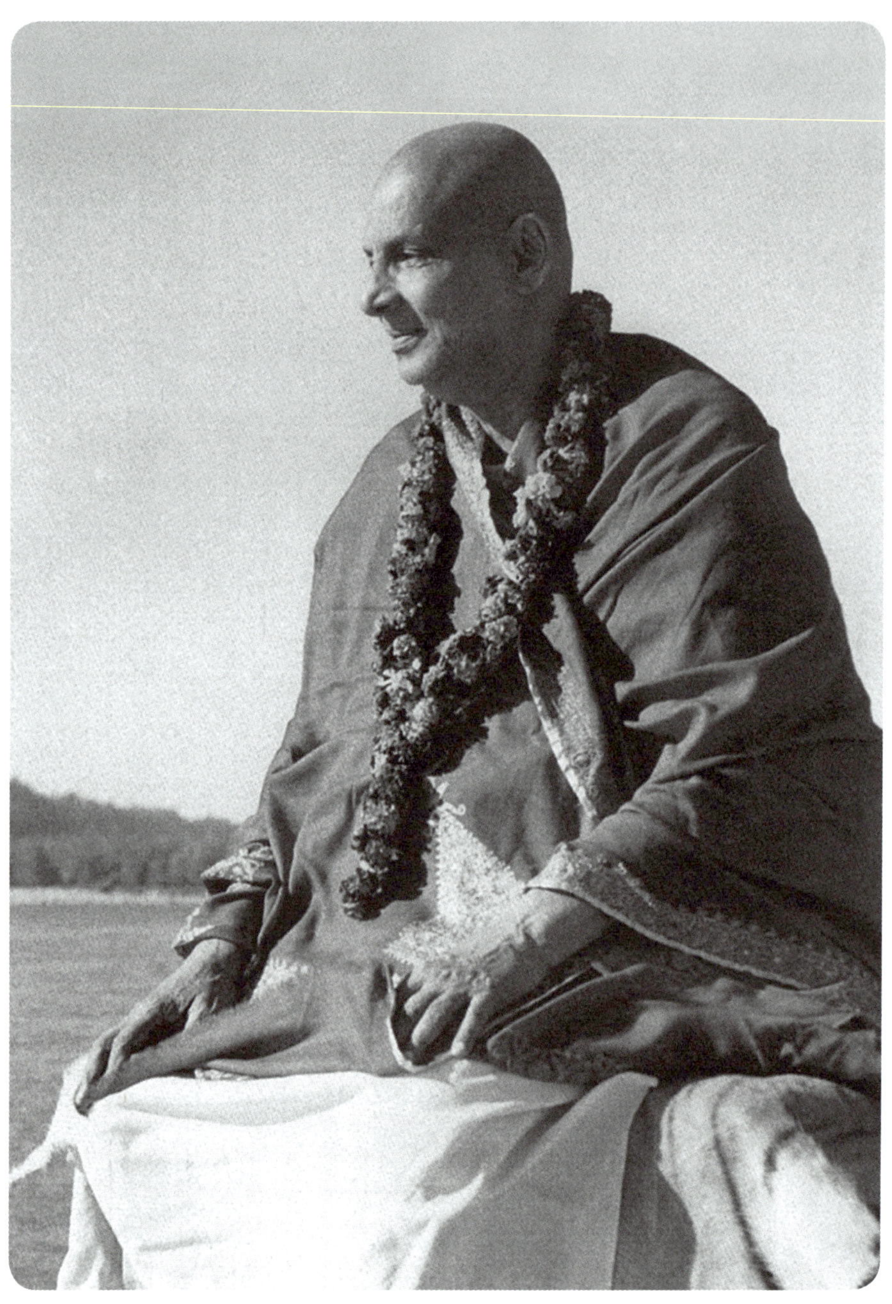

Das Bild zeigt den östlichen Lehrer Sivananda. Die Konzentrationskraft von Sivananda war vorbildhaft und zeichnete mit einer freien Stirn bis zu seinen letzten Lebensjahren eine vorzügliche Physiognomie.

Im Allgemeinen der orientalischen Lehren unterscheidet man eine gegenständliche von einer nicht-gegenständlichen Meditation. Wie der Name beschreibend ausdrückt, stellt die gegenständliche Meditation entweder ein sichtbares oder ein abstraktes Objekt für die Konzentrationsentfaltung zur Verfügung, während die nicht-gegenständliche Meditation zu einer Ruhe mit Leere und einem völligen Gedankenstillstand kommen möchte.

Die nicht-gegenständliche Meditation wird gerne dem Punkt, der mit *hara* im Zen-Buddhismus benannt wird, zugeordnet. Es ist der Ruhepunkt im *svadhiṣṭhana-cakra*, der Sammlung und Stabilität in sich vereint. Für das Erleben dieses Ruhepunktes benötigt der Übende noch nicht den zur Konkretisierung entwickelten Gedanken, er muss noch nicht eine Idee abstrakt denken und diese in die Wirklichkeit der Erfassbarkeit führen.

Das sechste Zentrum entfaltet sich, wenn eine Idee bewusst durch das Denken ergriffen wird und der Übende gleichzeitig entschieden diese Idee zu einem Ideal oder einer geeigneten praktischen Umsetzung plastiziert. Die Willensvoraussetzungen geben sich auf harmonische Weise mit dem Denken die Hände. Es wird jedoch der Gedanke nicht wie eine materielle Form ergriffen, vielmehr wird er intensiv in die Gegenwärtigkeit des Erlebens geführt, sodass dieser zu einem realen Ideal erstrahlen kann.

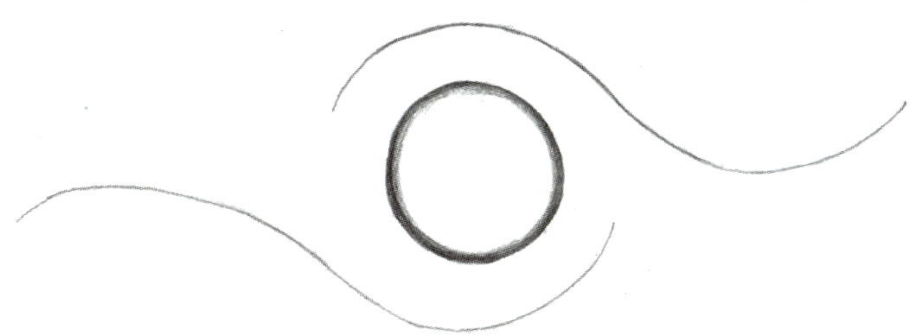

Der Gedanke wird durch die Konzentration zum Inhalt selbst.

Der Übende kann auf die Region der Stirn achten, wenn er auf einen Gedanken zugeht, diesen in Betrachtungen zur Konzentration stabilisiert und durch Wiederholung in die reale Erlebensform hereinführt. Das Haupt weitet sich aus dem Mittelpunkt zwischen den Augenbrauen und gleichzeitig bemerkt der Übende eine nach innen steigende Zentrierung. Die Weite nach außen und die Zentrierung an der Wirbelsäule nach unten können erlebnisnah in das Bewusstsein rücken. Es sind Ätherströme, die aus dem real erwogenen und zur Konzentration erhobenen Gedanken das Bewusstsein nahezu wie eine sensible Feuerkraft beleben.

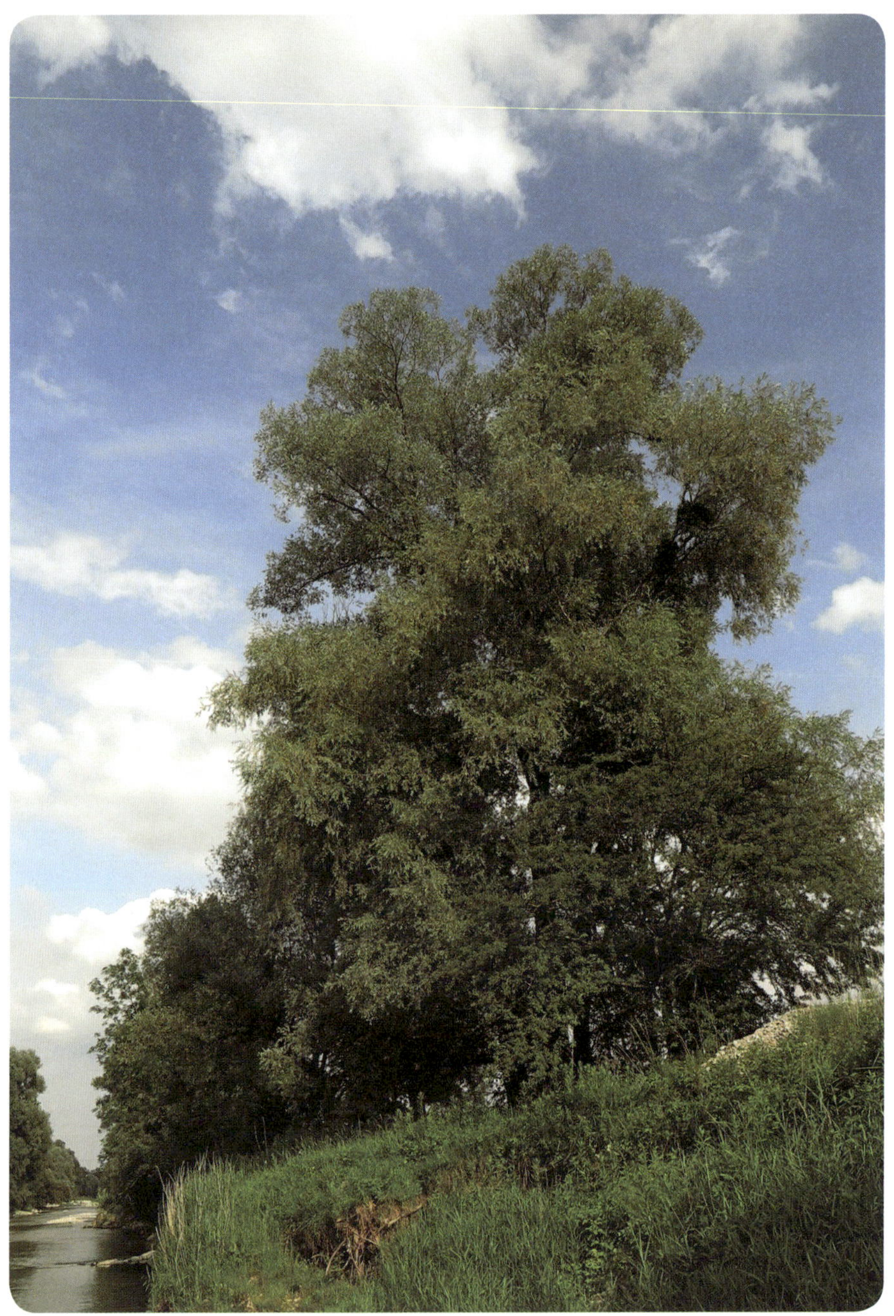

Der Weidenbaum

Was bedeutet ein „konkreter Gedanke"?

Zunächst könnte man annehmen, dass ein einfaches Substantiv wie zum Beispiel „der Baum" eine konkrete Vorstellung beinhaltet. Es handelt sich jedoch bei genauer Betrachtung nur um eine im Nominativ gehaltene allgemeine Beschreibung einer Naturerscheinung die eine unendliche Vielfältigkeit besitzen kann.

Das Wort „konkret" bezieht sich in der Regel auf sinnlich anschaubare Tatsachen, die deutlich formuliert und anschaulich werden. Das Wort „Baum" ist noch nicht in seinem spezifischen Erscheinungsbild ausgearbeitet und entzieht sich infolge der mangelnden Detaillierung und fehlenden Differenzierung der Anschaubarkeit.

Um die erste Konkretisierung herbei zu leiten, müsste man aufzeigen, ob es sich um einen Nadel- oder Laubbaum handelt. Handelt es sich beispielsweise um einen Laubbaum, so kann man ihn mit Namen definitiv benennen: Eine Weide wäre dieser zu definierende und konkretisierende Baum.

Weiterhin ist zu bemerken, ob es sich um einen großen oder einen kleinen Baum handelt, um einen jungen oder alten, ob er im Winter ohne Laub wahrgenommen wird oder im Sommer im vollsten Blattgrün. Welchen Umfang besitzt er und welche Höhe? Wie sind die Verzweigungen seiner Äste: sind sie üppig oder sparsam? Wo steht der Baum? Befindet er sich nahe an einem Wasser, in Hanglage, steht er allein für sich oder im Verband mit anderen?

Die Konkretisierung des Gedankens geschieht auf diese Art, wie sie hier durch zunehmende Beschreibungen dargelegt wurde. Der Weg in der Ausarbeitung eines ersten Begriffes, der auf nominative Weise eine sehr unspezifische Idee darlegt, führt zur Aktivierung des menschlichen Bewusstseins, das auf das Objekt der Betrachtung zugehen muss.

Solange Begriffe zu einfach und allgemein benützt werden, bleibt in der Regel das Bewusstsein in seiner Bewegung nach außen nahezu inaktiv. Die Anstrengung, den Begriff in eine Anschaulichkeit, eine real nachvollziehbare Beschreibung und somit Konkretisierung zu führen, erschafft einen erweiterten Gedankenraum, der dem Bewusstsein eine größere Spannkraft ermöglicht und zuletzt eine Zentrierung im Nervensystem bewirkt.

Das siebte Lebensjahrsiebt – *sahasrāra-cakra*

Das Werden der Idee bis hin zur authentischen Persönlichkeit

Das Seelenleben in seinem unbewussten und gewöhnlichen Charakter drückt sich auf verborgene Weise durch eine Person aus und beschreibt darin das Handlungsfeld auf eine mehr instinktive Art oder in einer von äußeren Kräften geleiteten Handlungsweise. Das Bemerkenswerte ist der verborgene innere Aktionsradius des geistigen-göttlichen Selbst oder des sogenannten Ich. Das Selbst wächst durch sein eigenes selbstseiendes, immanentes und doch frei gewähltes Wirken. So sehen wir bei manchen Menschen ein progressives Wachstum in diesen Entwicklungsvorgängen. Es entfaltet sich auf seine stille und unberührte Art in den Diensten und Handlungen, die sie aus ihrem lebhaften Interesse für die Gemeinschaft wählen. Das innerste Wachstum bleibt jedoch ein Mysterium und in seiner transzendenten Wirkungsweise frei. Nicht von außen, von der Materie, erfolgt ein wirklicher Einfluss, der Macht oder Bedeutung gewinnen könnte. Die Selbstdynamik des unberührbaren Geistes arbeitet alleinig in seiner weisen Intelligenz und drückt sich durch den Körper aus, aber es kommt nicht von dem Körper. Das lebendige Interesse zur Arbeit für höhere Zwecke und soziale Gegenseitigkeit, für künstlerische Harmonie oder für barmherzige Wohltätigkeit, für die Ideen der religiösen Organisation und für die Ordnung der praktischen Seelsorge gibt dem Leben eine innere und äußere Richtung. Diese hohen Zwecke und Ziele der eigenständig gewählten Aufgabenbereiche scheinen für jenes geheimnisvolle, innere Geisteswachstum zu genügen, denn das Bewusstsein benötigt normalerweise nicht den direkten Einfluss einer sensiblen Kontrolle und intensiven Teilnahme an allen Aktionen. Die bereitwillige, interessierte und lebendige Anteilnahme des eigenen Herzens ertönt wie ein innerer Ruf zu dem großartigen Plan der geistigen Entwicklung und so erhält jener, der mit Fleiß diesen Entwicklungsideen entgegengeht, für eine spätere Zeit die innere Stärke des geheimen Selbstbewusstseins seiner selbst.

Die Bedeutung des Lebens liegt in der vollständigen Hingabe und in der uneingeschränkten Liebe zu Lebensaufgaben und Lebenssinnfragen. Diese Hingabe gleicht einer Frucht, die die gesamte Kraft und Macht aus den bisherigen Wachstumsprozessen der ganzen Welt dem Leben als Geschenk hingibt. Eine Pflanze wächst aus dem Samen hervor, keimt, bildet Wurzeln aus, bildet einen Stängel, bildet die Blätter, weiterhin bildet sie Knospen und eine Blüte. Die Blüte ist ein Zeichen für die Tugendkraft. Aber die Tugendkraft ist noch nicht das reine Ziel des Menschen, es ist schließlich die Frucht das reine Erstrebenswerte und dies ist ein Geschenk für andere und für den gesamten Kosmos. Diese Frucht erfordert ein vollständiges Sterben der übrigen Pflanzenteile. Es muss die Blüte ihre Blätter abfallen lassen, damit die Frucht schließlich gedeihen kann. Und es muss die ganze Pflanze sterben, damit sich dieses großartige Geschenk vollzieht.

Authentische Persönlichkeiten kennzeichnen das 7. Zentrum

Die großartige Entwicklung eines religiösen Grundgedankens der Philosophie Indiens bis in die Politik, namentlich *ahiṃsā* - die Gewaltfreiheit - errang Mahatma Gandhi und führte die gesamte Nation zur Befreiung aus der englischen Besatzungsmacht.

Das Beispiel des unermüdlichen Kampfes mit waffenlosem Widerstand von Mahatma Gandhi, dessen Name aus *maha* und *ātman* kombiniert ist, und so viel heißt wie die große Seele, wurde zu einem weltenhistorischen Ereignis. Gandhi wird deshalb eine große Seele genannt, da er nicht nur in äußeren Theorien sondern im ganzen Beispiel seiner Persönlichkeit die Gewaltfreiheit demonstrierte. Er lebte auf authentische Weise seine Ideale und wich keinen Tag in seiner Karriere von seinen Bemühungen um die politische Freiheit ab.

Die Authentizität von Taten und inneren Überzeugungen schenkte wohl die wesentlichste Kraft zum Erfolg der Unabhängigkeitserklärung Indiens.

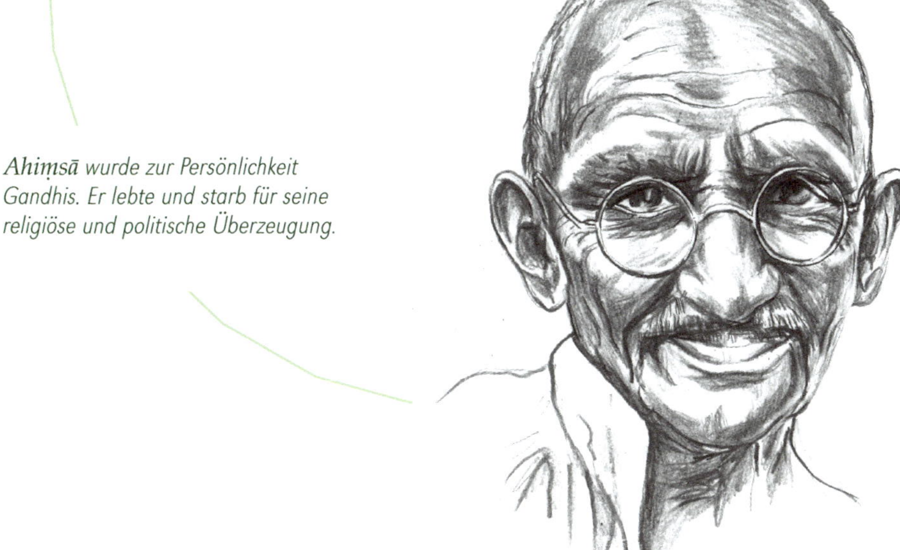

Ahiṃsā wurde zur Persönlichkeit Gandhis. Er lebte und starb für seine religiöse und politische Überzeugung.

Ebenso ist es mit dem Menschen. Der Mensch muss in seiner ganzen vitalen Natur und sogar in seiner psychischen Natur zurückweichen. Er muss gleich dem Sterbeprozess sich ablösen von allen alten Mustern, von allem alten Erbgut, damit er jenes erhabene Leben gewinnt, das sich als reines Geben oder als reine Gabe für andere verströmt. Die ersten sechs Energiezentren, die sich in den ersten sechs Lebensjahrsiebten entwickeln, tragen die Bedeutung gleich einer Pflanze, die zu einer Blüte emporwächst. Das siebte Zentrum, im siebten Lebensjahrsiebt, gibt die großartige Fülle des reinen Gebens oder des reinen Selbst im Geiste. Es ist dieses Selbst im Geiste der göttliche Same oder das göttliche Wort, die universal gültige und wahre Idee, die sich in die Erde durch die Bemühung des Menschen hineinsenkt, die aus dem Geiste kommt, die Wahl der Entwicklung bestimmt und zu keimen beginnt.

Im siebten Lebensjahrsiebt kommt nun die makellose, wahre Frucht zum Ausdruck, es kommt die Gabe selbst hervor. Hier schafft sich die geistige Dimension, die gewollte Idee, den unmittelbaren Ausdruck des Selbst im Selbst. Hier gelangt der Mensch wahrhaftig zur vollkommenen Identität und Reife in einem Gedanken. Er gelangt zu einer Stufe, die noch höher ist als alle anderen Stufen, weil sie weiter ausgearbeitet erscheint und somit auch die vollständige Freiheit im Menschsein ermöglicht. Dieses Selbst, das im siebten Lebensjahrsiebt entsteht, im 42. oder 43. Lebensjahre, trägt einen ganz klaren Charakter, der unabhängig ist von allen Formen, von allen Erscheinungsweisen, von allen körperlichen Vorgängen und von allen Gefühlseindrücken. Es ist das Selbst die tiefe Seele, die sich authentisch in einem Gedanken gründet, die inwendige Seele im Ideal, das unsterbliche Potenzial der geistigen Welt, die Realität der Idee, die nach dem Tode weiterexistiert, da sie vom Menschen verwirklicht wird. Das Selbst oder das unsterbliche Seelenleben bleibt nicht im begrenzten Sinne an die ganzen Mächte des Körpers gebunden; es ist frei von allen Attributen der weltlichen Zugriffe, frei von allen Erscheinungsweisen des Gemüts, da es einer Ideenwelt entspringt, die geistiger Natur ist und nun im Menschen realisiert wird.

Das Selbst war in den bisherigen Jahren verborgen. Im ersten Lebensjahrsiebt war es verborgen im noch zarten physischen Leibe. Im zweiten Lebensjahrsiebt ruhte es unerkannt in den feineren Empfindungen, die sich hinein in die ätherischen Anlagen verströmten. Im dritten Lebensjahrsiebt lag es verborgen in der stürmischen Zeit der Pubertät. Im vierten Lebensjahrsiebt war es in der introvertierten sozialen Haltung beheimatet. Im fünften Lebensjahrsiebt lebte es in der Logik des Verstandeslebens, das zur Geburt gelangt ist. Im sechsten Lebensjahrsiebt wurde es in der Mitte des Bewusstseins manifest. Im siebten Lebensjahrsiebt kommt es durch sich selbst oder durch den Gedanken, der das Selbst ist, durch seine eigene Offenbarung durch die Person, die Ausdruck des Geistes ist, zum Ausdruck. Es ist das Selbst ein spezifisches Bewusstsein in Gedanken, das aus dem Lernen und der Erziehung seine Kraft erhielt. Das Geheimnisvolle des Selbst ist, dass es frei von der Welt ist und dennoch

Die Persönlichkeit und die Person

Mit der Betrachtung des siebten Chakras entsteht das Interesse, den Menschen nach dem bestmöglichen Begriff der Persönlichkeit näher zu analysieren. Im allgemeinen Sprachgebrauch besitzt die Bezeichnung „Person" noch keine sehr spezifische und nennenswerte Charakteristik. Das Wort Persönlichkeit jedoch offenbart mehr als die Bezeichnung eines menschlichen Geschöpfes, denn unter diesem versteht man herausragende individuelle Eigenschaften, die nicht sogleich mit anderen Personen konform zu bewerten sind.

Der Philosoph Immanuel Kant bezeichnet die Persönlichkeit als eine Eigenschaft eines Menschen, die ihn zu Freiheit und Unabhängigkeit von den Mechanismen der Natur führt. Die Person stellt sich zunächst einmal zugehörig zur Sinneswelt dar, während die Persönlichkeit darüberhinaus reicht und den Menschen zur Würde führt. Wenn ein Mensch zur freien sittlichen Selbstbestimmung erwacht, wird er eine Persönlichkeit. (siehe Anmerk. S. 250)

Im siebten Zentrum stellt sich die höchste Anforderung an den Menschen, der nun seine Identität in wahren und soliden Persönlichkeitsmerkmalen finden möchte und deshalb zu seiner innersten Würde aufsteigt. Bliebe er lediglich in einem Strom der Massen ohne eigene Identität und ohne individualisierte Charaktereigenschaften, dirigiert von allgemeinen Meinungen der Politik und des Wirtschaftssystems, so fehlte ihm gewissermaßen sein innerster und tiefster Seelenkern. Er bliebe, wenn man den Vergleich auf bildliche Weise prägt, wie eine zu weich gewordene Olive ohne Kern, geschmacklos und flau.

Bei interessanten Persönlichkeiten treten die Gesichtszüge mit ihrer spezifischen Charakteristik deutlicher hervor. Johann Wolfgang von Goethe offenbart eine sehr freie Stirn und drückt im gesamten Kopfbereich seine hervorragende denkende Tätigkeit aus.

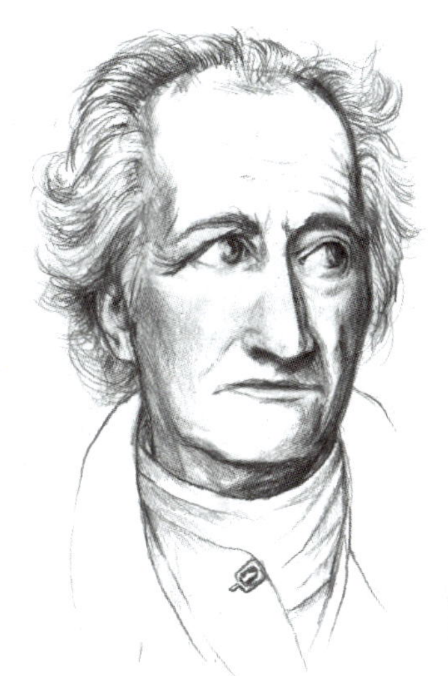

einen gültigen Gedanken beinhaltet. So gibt es im Selbst keine Nacht und es gibt keine Anhaftung, das dieses Selbst befreien müsste. So wie eine Stadt in der Nacht mit Lampen erleuchtet wird, weil eben die Finsternis über den Straßen liegt, so muss das herkömmliche Bewusstsein von außen eine Lampe erhalten. Das geistige Selbst ist im Gegensatz dazu frei, von jeglicher Finsternis entledigt, denn es ist leuchtend in sich selbst, es ist Reinheit als Gedanke selbst, es ist Sonne, Wärme und Licht im unmittelbaren Ausdruck des Gedankens.

7. Zentrum, *sahasrāra-cakra* (Tafelzeichnung)

das Ich im freien Gedanken
Das Ich wird zu einer neuen, lichteren Identität
sie übersteigt das Alte
der Körper weicht
zurück
das Ich im Körper

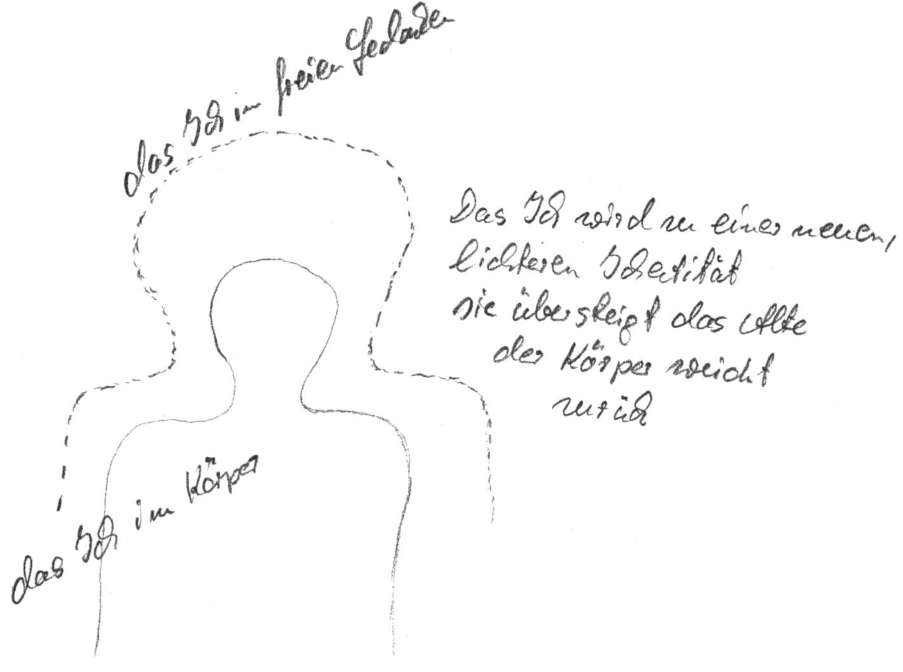

Die Vorgänge im siebten Lebensjahrsiebt lassen sich nur wie bisher skizzenhaft andeuten. Wenn eine neue Identität eintritt, entfaltet sich ein Bewusstsein der Freiheit und eine spürbar verjüngende Substanzkraft.

Flammenbildungen bezeichnen das siebte Zentrum

Das siebte Zentrum erscheint bei einem entwickelten Menschen um das Haupt und über dem Kopfe, vor allem über dem Hinterhaupt, hell und stark leuchtend, aber es erscheint auch um den ganzen Menschen herum wie flammenartig, sich ständig kreierend und neu erhellend. Es ist wie ein Licht, das nicht kontinuierlich ist, sondern sich durch die Flammenbildung unentwegt in Sekundenschnelle im Raume entzündet.

Nach innen entwickelt sich ein hohes Energieniveau und äußert sich auf physiologische Weise in der Ausschüttung von Pankreasenzymen in der Verdauung. Unabhängig von der stoffumsetzenden Tätigkeit der Verdauung, zeigt sich ebenfalls eine Verwandlungstätigkeit in den Energieträgern von Adenosintriphosphaten. Das Lebenskräfte spendende Energieniveau muss der Organismus selbst hervorbringen.

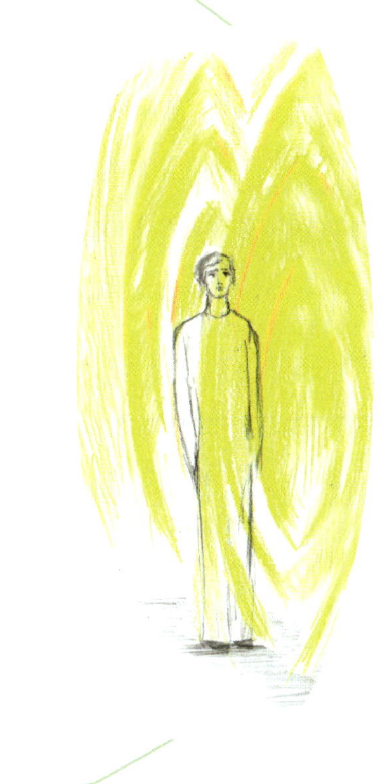

Diese Verwandlungstätigkeit bringt der Mensch durch seine regsame Entwicklungsarbeit hervor und sie überträgt sich auf den Stoffwechsel, der den gesamten lebendigen Organismus wie mit Feuerflammen durchwaltet. Es ist deshalb die große Kraft der Wandlung und Verwandlung, oder anders ausgedrückt, der Transsubstantiation durch das siebte Zentrum tätig.

Eine intensive Wärmebildung gehört zum 7. Zentrum.

Das siebte Lebensjahrsiebt

Hier stellt sich ganz natürlich die Frage, warum dieses Selbst in der Person nicht bereits in früheren Lebensjahrsiebten, noch bevor man im 42., 43. Lebensjahr angekommen ist, nicht sogleich zum Ausdruck kommt. Warum gelangt jene erhabene Reife nicht so recht ans Tageslicht der bewussten Wahrnehmung? Es ist das Leben wie ein Gebäude. Das ganze Dasein ist wie ein Gebäude, das die Wärme und die Wirklichkeit einer Person umkleidet. Das Gebäude selbst bildet einen Rahmen und es ist das Äußere. Die Wärme und die innerste Substanz des Gedankens sind das Innere. In jedem Menschenleben wächst dieses eine Selbst (zuerst als Geistselbst, *manas*) bis hin zum 42. Lebensjahr untergründig heran. Es ist sogar zu einem gewissen Grad unabhängig, ob das Leben nun sündhaft oder ob das Leben von den Bedingungen her ethisch gut ist. Weiterhin bleibt es relativ frei, ob die äußeren Strukturen sich mit dem Können oder Nicht-Können, mit Schönheit oder Krankheit zeichnen, ob sie weltlich reich oder arm sind. Für die Kraft in der Person ist nur der bleibende Sinn ausschlaggebend. Und nichts Äußeres kann den unwandelbaren Gedanken, der sich in der Person manifestiert hat, berühren. Es heißt in der Genesis: In sechs Tagen erschuf der Herr die Welt, am siebten Tage ruhte er. Er ruhte am siebten Tage. Und der Unsterbliche, der Herr selbst ist ruhend in sich. Er ist unberührt von äußeren Bedingungen. Diese Ruhe ist im 7. Lebensjahrsiebt der Gedanke und dieser ist dem Menschen anvertraut als der Samen seines Lebens. Er ist rein und somit nicht in der Aktivkraft des bewegten Lebens sogleich sichtbar. Aber gerade dieser Samen des Lebens, der innerste Gedanke seiner Person, besitzt die Fähigkeit alles Übrige und Äußere zu wandeln. Der Gedanke bleibt unwandelbar, aber das Äußere, das diesen Gedanken bemerkt, verwandelt sich. Der Unwandelbare ist das Schweigen der höchsten Seele im Gedanken, der nicht reagierenden und nicht agierenden Selbstheit des Gedankens; er bleibt immer rein und unantastbar und somit ein heiliges, zeitloses Mysterium.

Das Selbst ist dem Menschen mit dem Gedanken gegeben. Wir haben den Gedanken in uns und um uns als den eigentlichen Geist oder als das Selbst, als das ruhende Geheimnis, erhalten. Das was man allgemein im Yoga noch sehr unspezifisch mit dem unsterblichen, unnennbaren Selbst benennt, lebt in jeder Menschenseele und es ist durch die Lebensjahre in diese verschiedenen Kleider mit dem herabsteigenden und sich zunehmend manifestierenden Gedanken hineingewoben. Es ist im vierten Lebensjahrsiebt mehr in ein introvertiertes Bewusstsein hineinverwoben. Und es ist im sechsten Lebensjahrsiebt mehr in ein sensibleres Bewusstsein des Gewahrseins zu anderen organisiert. Es ist bei einem mehr kräftigen Menschen in einen kräftigen Leib hineingeboren und darin untergetaucht. Es ist bei einem zarten Menschen in ein zartes Nervenkostüm gehüllt, aber es ist ein göttliches Selbst, eine Idee, eine geistige Realität, eine höhere Brillanz, die unberührt ist von allen

Die Erkraftung des menschlichen individuellen Daseins

Der Materialismus der gegenwärtigen Zeit führt auf zunehmende Weise zur Eliminierung der menschlichen Person aus den werkschaffenden Tätigkeiten. Das selbstfahrende Auto verzichtet auf den Fahrer und man erhofft sich eine größere unfallfreie Fahrgarantie. Maschinen ersetzen den Menschen und Computer nehmen die Denkleistungen ab. Wohin aber gelangt der Mensch mit seiner Ausstrahlung, geistschaffenden Tätigkeit, seiner seelischen Belebung und seiner personalen Selbstentwicklung?

Als eindrucksvolles Beispiel könnte man sich einen Vortrag vorstellen, der ohne persönlichen Redner nur noch durch Computer und dessen informative Übermittlung seinen Verlauf nimmt. Der Zuhörer muss sich nicht mehr mit der Personalität des Redners auseinandersetzen, sondern er taucht lediglich in die bereits materiell gewordenen Informationen mit seinem Gemüte hinein. Die Begegnung zwischen Menschen, die jedes Mal eine Herausforderung darstellt und die man im Inneren seelisch verarbeiten muss, fehlt in der mechanisierten, materialistischen Zeit. Aber dieser Austausch von Mensch zu Mensch erschafft gerade jene Kräfte des Entflammens von einem lebendigen Seelenstoff den eine Maschine oder ein Computer niemals ersetzen kann. Die Augen des Zuhörers blicken in die Augen des Redners, erkennen die verborgenen unausgesprochenen Wahrheiten, das Herz fühlt in Angesicht zu Angesicht die wirkliche Wahrheit des Menschen, die nur in der Seele durch Authentizität existent sein kann.

Die Entwicklung des siebten Zentrums benötigt die personale Begegnung unter Menschen, denn diese schenkt Ansporn zu Entwicklung, Interesse und sie lässt das Innere des Menschen zu aufflammenden Lebenskräften sprießen. Wenn man von Liebe spricht, so kann diese nur in der menschlichen Begegnung und in Anforderungen des Zueinanders ihren Zündfunken erhalten.

Begegnungen stellen sinnvolle Anforderungen.

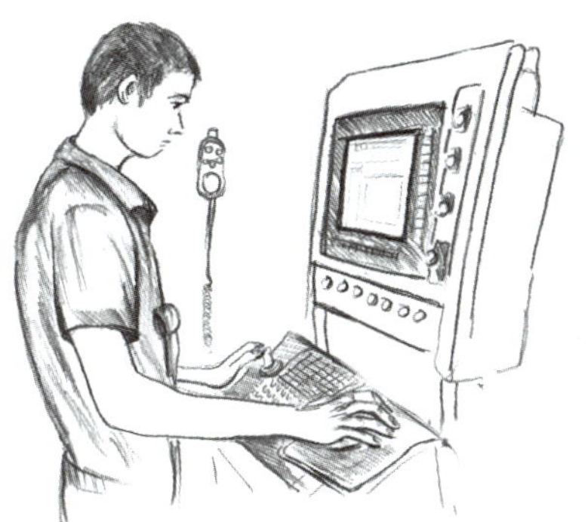

Falsche Anforderungen führen zu Überforderungen.

äußeren Bedingungen, denn die Äußerlichkeiten sind nur die Ausdrücke seiner gigantischen Transzendenz.

Mit dem 42. oder 43. Lebensjahr gelangt die wahre menschliche Person im Selbst oder in einer Form des Ichs zum Ausdruck. Es ist aber eine andere Frage, ob die äußeren Bedingungen imstande sind, jenes Leben, jene innerste Liebe, jenes innerste Licht, das in der Person zur Geburt kommen möchte, in der Wirklichkeit zuzulassen und in das Bewusstsein hineinwirken zu lassen, oder ob diese Bedingungen durch ihre eigene Widerstandsmacht, durch die eigenen Verhaftungen und Verkettungen einen solch starken Mantel um jenes innerste Leben der Person legen, dass das erfahrene Gut in der Gedanken-Authentizität nicht zum Durchscheinen kommen kann. Es lebt jedoch immer der Gedanke weiter, er lebt verborgen in der innersten Welt des Menschen, gleich der Wärme, die unsichtbar im Gebäude des Leibes ist. Ob das Gebäude nun nach außen hin groß oder klein ist, ob es strahlend weiß oder schwarz ist, ist einerlei. Im Innersten lebt die Person durch einen authentischen Gedanken und schafft sich nur eine äußere Verkleidung, es schafft sich nur die äußeren Verhältnisse in einer bestimmten Ausdrucksart.

Die Schulung zur Entwicklung einer Idee bis hin zur Realisierung

Hier ist es sehr aufschlussreich, einen Blick auf die geistige Schulung zu werfen. Das Ziel der geistigen Übung und Schulung ist es, durch Hinwendung an geistige Quellenschriften das eigene Selbst zum Keimen, zum Sprießen und Wachsen zu bringen. Die Hinwendung an inspirierte Schriften oder an besondere Persönlichkeiten sollte zum Erwachen eines verborgenen Lebens führen. Wenn nun der suchende Aspirant auf seinem Wege dieses Geheimnis ertasten und finden möchte, das zutiefst in seiner Seele existiert und das in allen Menschenseelen individuell vorhanden ist, wenn er dies zutiefst in Erfahrung bringen möchte, so kann er nicht durch seine leiblichen Schranken und seine psychischen Widerstandsmächte ohne weiteres hindurch, denn sie sind ein hartes Bollwerk, eine Art undurchlässige Schale, die durch die eigene Dimension ein Hindernis darstellt. Die harte Schale muss deshalb erst langsam aufgebrochen werden, und es muss das geistige Leben in Hingabe und Erkenntnissuche zur Pflege kommen. Der Einzelne kann auf dem geistigen Schulungsweg im siebten Jahrsiebt jene befreiende Erfahrung erleben, dass er selbst in seinem Selbst der Ausdruck des Gedankens geworden ist oder zumindestens werden kann, den er als höchstes Ideal erstrebt.

Hier könnte man der Annahme verfallen, dass die äußere Leiblichkeit und die äußeren mentalen Bewusstseinsformen mit einer gewissen Gewalt oder Bestrebung in der Übungsweise hinwegfallen und dass sie so langsam zum Zerfließen oder zum Zertrümmern gebracht werden müssten, da sie einen Mantel um das innerste heilige

Der Hüter der Schwelle

Das siebte Zentrum markiert auf deutlichste Weise eine sogenannte Schwelle im Menschen. Wenn es rechtzeitig zur Entwicklung gelangt, so fällt der einzelne Mensch nicht mehr leicht in seine vergangenen Schicksalsbestimmungen zurück. Das Kronen-Chakra ist ein Ausdruck für eine immerwährende Transzendierung oder allgemein für Wandlung und Verwandlung des personalen Wesens und auch des Leibes.

Infolge der vielen Entwicklungsschwierigkeiten, die im Laufe einer menschlichen Biographie eintreten, kann das einzelne Individuum meist nicht zur entscheidenden freien Persönlichkeitsentwicklung gelangen und eine progressive Entfaltung der Seelenkräfte weicht einer Art konservierenden Fixierung an den Körper. Viele Ängste vor neuen Lebensschritten und sogar eine recht große Angst vor einer geistigen Entwicklung manifestieren sich in der Psyche des Menschen. Aus diesem Grunde haben sehr viele Menschen eine große Furcht vor der Begegnung mit jenen Personen, die eine spirituelle Entwicklung erlebt haben und authentisch durchgegangen sind. Die Angst vor spirituellen Persönlichkeiten steigert sich beispielsweise in den letzten Jahrzehnten auf nahezu unheimliche Weise und es ist wohl gerade die Kirchenpolitik mit ihren starken materialistischen Glaubenssätzen bestens geeignet, diese Ängste in weiterer Zukunft zu forcieren.

Der Mensch entwickelt durch diese Ängste eine Art Umhüllung, anstelle von einer transzendierenden Flammenbildung. Im Inneren entwickelt sich jedoch durch diese Umhüllung ein tiefliegender Spaltungsprozess, der die Seele langsam zum Erkalten bringt und dem Menschen wie schwer anlastet. Man bezeichnet diese Kondition im Allgemeinen als den Hüter der Schwelle, der den Menschen vor dem Geiste abschirmt.

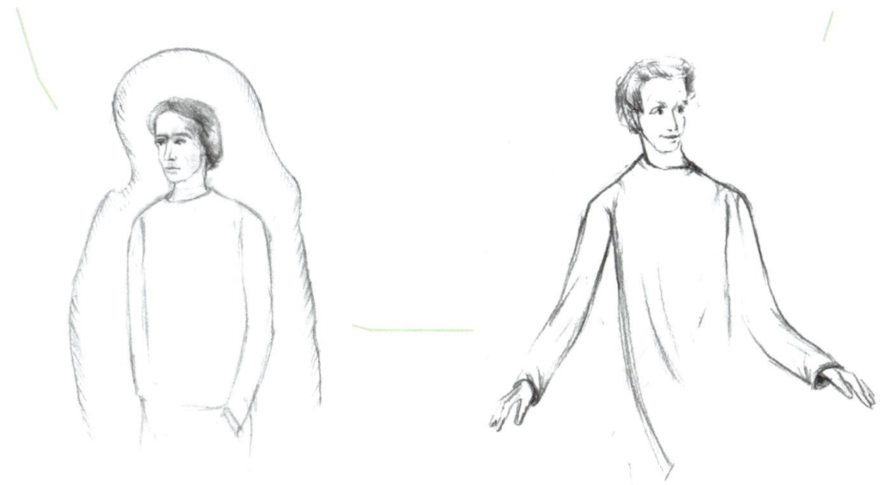

Der Mensch in einer metaphysischen Hülle im Vergleich zu einer Haltung mit offenem Interesse

Gut der Person legen. Das innerste heilige Gut ist immer geheimnisvoll im Leben vorhanden. Es atmet geheimnisvoll in den Zellen, es pulsiert verborgen im Blute, es strahlt als Mysterium der Seele in jeder Menschennatur. Damit dieses freie personale Leben in die Geburt gelangt, muss man es mit den Kräften der Hingabe, den Kräften der Liebe bewässern. Es geschieht durch die aktive gedankliche Hinwendung an inspirierte Quellen. Die Begegnung, die man mit besonderen Persönlichkeiten hat, löst in der Regel den Strom der Entwicklung aus. Es steht diese Begegnung im Mittelpunkt des Lebens, denn durch die Begegnung mit einem besonderen Menschen, der etwas geschaffen und verwirklicht hat, erlebt der Einzelne ein Ideal und bald wird er dieses Ideal für sich realisieren wollen und zur Grundlage einer Neuschöpfung des Bewusstseins gestalten.

Die Bedeutung der persönlichen Begegnung im Sinne einer geistigen Begegnung

Es gibt zwei Möglichkeiten, wie diese Begegnung sowohl mit Schriften als auch mit besonderen Personen aussehen kann. Für ganz wenige Menschen ist es möglich, dass sie durch ein geistiges Schauen unmittelbar zu jener innersten Begegnung mit einem eingeweihten Menschenleben kommen. Das war zum Beispiel bei Franziskus der Fall, denn er konnte durch seine zielstrebige Kraft und durch sein innerstes Empfinden das Leben des Christus in Erfahrung bringen. Dadurch hatte er eine lebendige Beziehung. Durch Mühe und Askese entstand die persönliche Verbindung und das so feine, innere *bhakti*, die Hingabe, die innerste Liebe, denn er wusste, dass seine Seele nicht von dem Christus abgetrennt sein konnte. Jeder einzelne Mensch braucht diese innere christliche Beziehung, damit er im Selbst wachsen kann und er auf rechte Weise dieses innerste Keimgut in sich zum Bewässern führt. Die innerste Sicht einer visionären Schau ist aber nur ganz wenigen Menschen möglich, denn es erfordert eine unglaublich hohe Unterscheidungskraft und eine vollkommene Erkenntnisschau der Qualitäten. Denn sonst ist der Mensch ein Spielball der astralen versuchenden Mächte und diese reden ihm allerlei Irrtümliches ein. Nur ganz wenige Menschen können ohne physische Begegnung durch visionäres Schauen den Geist im Sinne des Gedankens und im Sinne einer wahren Vorstellung erschauen und unmittelbar erfahren. Es waren meist außergewöhnliche Menschen, wie Sri Aurobindo in Indien. Er konnte den Geist Krishnas schauen. Er war imstande, jene Brücke zu dem Selbst der Bhagavad Gītā unmittelbar ins lebendige Erfahrungsgut zu bringen, und so wurde ihm die Seele zuteil, die ihn zu einer neuen Inspiration der Gītā führte. Die Kraft seines eisernen Willens erhob ihn im Geiste aus seinem gewohnheitsmäßigen Denken. Sri Aurobindo erfuhr eine Loslösung aus dem Leben und höchste Inspirationen. Es entfaltete sich in ihm das Selbst einer tatsächlich lebendigen Bhagavad Gītā.

Das siebte Zentrum und sein Zusammenhang mit der Physiologie

Das Vitamin D wird im Allgemeinen durch die Akkumulation von Sonnenlicht über die Haut im Organismus selbst gebildet. In der Folge der Vitaminisierung entwickelt sich die Kalzifizierung der Knochen. Das gesamte Knochengerüst bildet den festesten Anteil des Bewegungsapparates und dieser darf nicht zu weich und nicht zu spröde sein.

Sowohl in der Kindheit als auch in den späteren Lebensjahren können die Verfestigungsprozesse am Knochengerüst Störungen aufweisen. Die Rachitis der Kindheit galt früher noch als gefürchtete Krankheit und die Osteoporose, die in der Regel erst nach dem sechzigsten Lebensjahr eintritt, häuft sich bei Personen, obwohl diese manchmal sogar eine gute Sonnenexposition aufweisen. Für die Therapie der Osteoporose müsste man an die Zirbeldrüse, das zugehörige Organ für das siebte Zentrum, denken und es wäre günstig, wenn der Mensch ausreichende spirituelle Anforderungen absolvieren müsste.

Ein Organ, das ebenfalls mit dem siebten Zentrum in Verbindung steht, ist die Lunge. Im Allgemeinen ist die Temperatur der Lunge sehr niedrig, beispielsweise niedriger als diejenige der Leber und des Herzens; aber diese Temperatur, wenn auch sehr feinfühlig in Zehntelgraden bemessen, darf keinesfalls im Laufe eines Daseins abfallen. Der Organismus braucht für seine Gesunderhaltung die lebendige Verwandlungstätigkeit und dadurch einen bewegten Atem. Wenn die Prozesse der Entwicklung mutig zum geistigen Fortschritt reichen, so wird die Lunge gewissermaßen aus ihrem kalten Verließ zur Wärme angehoben.

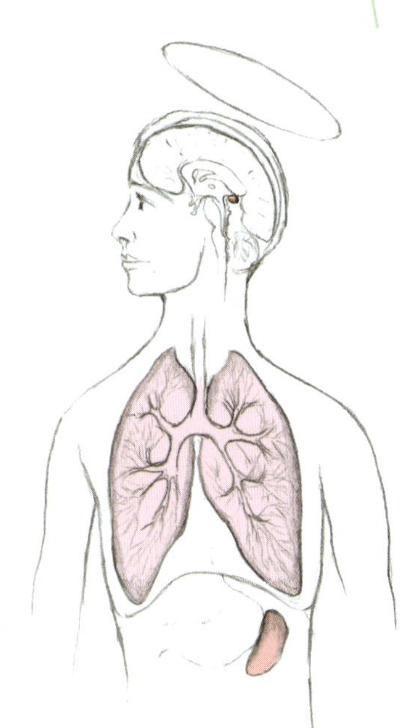

Durch die geistige Forschung lässt sich eine Verbindung zwischen der Milz, die eine reinigende Funktion auf die roten Blutkörperchen aufweist, und dem Saturn erkennen.

Für die meisten Menschen aber ist eine innige persönliche Begegnung im Leben notwendig. Denn in der Begegnung zeigt sich eine sich austauschende Verbindung zweier Seelen. Vielleicht vermag das äußerlich wahrnehmbare Gemüt die Begegnung mit einem in der Einweihung fortgeschrittenen Menschen nicht in der Tragweite und Bedeutung zu erkennen. Jedenfalls bewirkt das Zusammentreffen von einem ernsthaft suchenden Menschen mit einem im Geist sehr fortgeschrittenen Menschen, mit einem Menschen, der Erfahrung in und über andere Wirklichkeitsebenen verfügt, einen tiefen Feuerfunken oder einen aufsteigenden, wachen und entzückenden Eindruck. Jene Freiheit des Ich, des geborenen Geistes, die die Erde und das Himmelsdach mit einer alleinenden und alldurchdringenden Liebe durchwaltet, rückt vielleicht nur für einen sekundenschnellen Augenblick in das Bewusstsein des suchenden Menschen hinein, doch verändert es für die weitere Zukunft das ganze Leben. Das siebte Chakra mit der immanenten Transzendenz und Wandlungsfähigkeit übernimmt vom Zeitpunkt der Begegnung an für die weitere Zukunft die Führungsrolle im Leben.

Im gewöhnlichen Leben arbeitet sich die geistige Selbstkraft bis zum 42. Lebensjahr ihre eigene Freiheit heraus. Diese Entwicklung geschieht durch die weise und rhythmische Führung der innersten Naturkraft im Wirken des selbstseienden Willens. Sie geschieht rhythmisch und sicher. Jedoch gelangen die wenigsten Menschen zu einem bewussten Empfinden über das verborgene Geschehen in der Seele. Somit bleibt das Bewusstsein durch die Ausbreitung des psychischen und physischen Konsummaterialismus dieser Wahrheit fern.

Mit der Begegnung eines suchenden Menschen mit einem eingeweihten oder sehr weisen Menschen nimmt sich der Zeitpunkt des 42. Lebensjahres vorweg. Aber leider verstehen die wenigsten der suchenden Herzen diese tiefe Bedeutung der loslösenden und wandlungsfähigen Dimension dieses Geistes, die ihnen zuteil wird.

Das immanente Selbst ist geheimnisvoll, und niemand kennt dieses Selbst, außer das innerste Gedankenleben selbst. Das äußere Leben, der äußere Mensch, die äußeren Eindrücke, die Gefühle und die Intellektualität wissen nicht Bescheid über die verborgenen Geheimnisse, denn das Mysterium ist von außen unantastbar, es lebt in der verborgenen Mitte der Person. Und deshalb wird es als das verborgene Leben oder das Mysterium benannt.

Die Bedeutung des Wortes sahasrāra

Sahasrāra-cakra ist das Rad (cakra) mit tausend (sahasra) Speichen (ara). Die Zahl tausend deutet auf die Unendlichkeit hin, denn in der Tradition des ***kuṇḍalinī yoga*** *vereint sich die Seele des spirituellen Aspiranten an diesem Ort knapp oberhalb der Zirbeldrüse mit dem Universellen Sein. Grundsätzlich ist das Wort Tausend immer gleichzusetzen mit einer nicht zählbaren, das heißt einer infiniten Wirklichkeit.*

Die Bedeutung der persönlichen Begegnung für die seelisch geistige Entwicklung

Jedes Kind lernt beispielsweise Mathematik in der Schule. Die Zahlen mit ihrer Rhythmik prägen sich intensiv in das Gedächtnis des Kindes ein, und auf ganz natürliche Weise lassen sich einfache Zahlenfolgen und Rechnungen aus dem gelernten Wissen in späteren Jahren leisten. Die Mathematik als erlernte Disziplin verbleibt wie ein einmal errungenes Wissen im Menschen.

Wie aber verhält es sich nun mit dem Lehrer, der dem Kinde einstmals die Mathematik lehrte? Bleibt nicht dieser mit seiner Seele und seinen vorbildlichen Charaktereigenschaften ebenfalls in der Seele des Kindes für immer erhalten? Die wahre *dimora* (ital.) in der Seele, die Wohnstatt, in der der Mensch weiterhin atmet, bildet sich nicht nur aus dem äußeren erworbenen Wissen, sondern in tiefen Zügen aus den von den Lehrern und Eltern erworbenen Charaktereigenschaften.

Betrachtet jemand ein Bild des italienischen Malers Fra Angelico prägen sich Formstrukturen, Motive und Farben in seinem Inneren aus, aber im Stillen der Erinnerung manifestiert sich sogar die Seele von Fra Angelico. Das Werk könnte sich ohne den Maler niemals aussprechen. Die gesamte Welt der Kunst, der Wissenschaften und der Spiritualität kam durch die Schaffensäußerungen und Phantasien des Menschen in die Offenbarung und somit verkündet sich das Innere in äußeren Werken.

Spiritualität ist ohne den Menschen nicht möglich. Diejenige Dimension, die man heute als Initiation bezeichnet und die nichts anderes als Einweihung bedeutet, überträgt sich nicht von einer Sache zu einem Menschen, sondern von einem Menschen zu einem anderen. Wenn jemand einem verwirklichten Menschen begegnet, empfängt er im tiefsten Inneren seiner Seele eine Initiation. Rituale der Initiation, wie sie in der Kirche und in verschiedenen Yogarichtungen stattfinden, wären überflüssig, wenn man diese Tatsache vom Inneren der menschlichen Begegnung ergründen würde.

Das Kunstwerk offenbart die seelisch-geistige Intuitionskraft des Malers.

(Zum Begriff der Intuition siehe S. 203.)

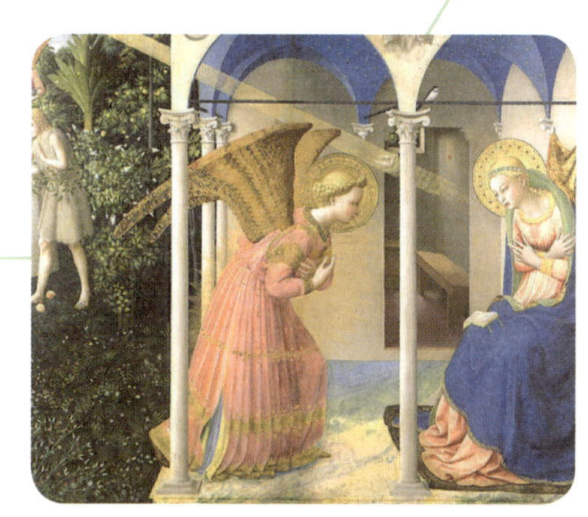

Fra Angelico (ca. 1395 - 1455)
Die Verkündigung

Das verwandelte Holz des Kreuzes wird zur Rosenblüte

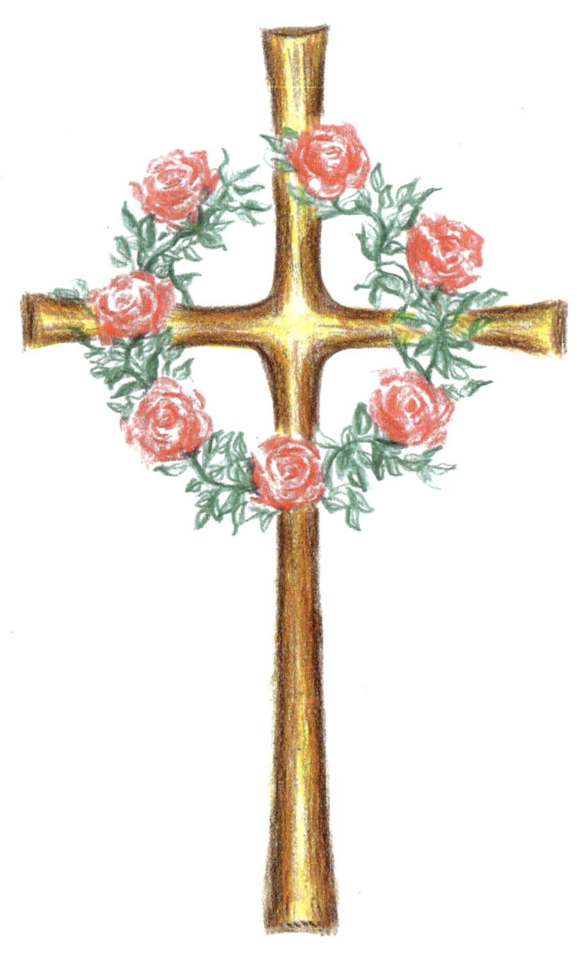

Der Rosenkreuzerorden pflegt ein Bild, das sowohl die transformierende Kraft des Menschen als auch das Idealbild des Menschen beschreibt. Das Holz des Kreuzes entsprang aus der lebendigen Natur, es wird mit dem Fortschreiten der Zeit fest und solide. Der Querbalken versinnbildlicht die horizontale oder weltliche Wirklichkeit des Daseins, der vertikale Balken die Kraft des Gedankens und die Ströme des Himmels. Am Kreuzpunkt, dem sensiblen Element der Berührung von geistigen Strömen und weltlichen Energien, entzündet sich gewissermaßen das Feuer der Entwicklung.

Das Holz, das Produkt des Festen und Leblosen, wird durch die menschliche Disziplin in die neue Blütenkraft verwandelt. Sieben Rosen erblühen über dem Kreuzpunkt. Sie sind die sieben Planeten, die auf dem Weg der geistigen Vollkommenheit neu auferstehen. Die Rose beschreibt das Bild der Liebe und des lebendigen Geistes, während das Holz die Welt im Zurückweichen und Ersterben signalisiert.

Wie lässt sich das siebte Zentrum erkennen?

Das physische Feuer brennt innerhalb der Materie, indem es durch die Materie selbst erhalten wird. Der Verbrennungsvorgang als solcher führt zur Zerstörung der Substanzen und setzt auf der einen Seite Asche und auf der anderen Seite Licht frei. In jedem Falle führt das Feuer zu einer verwandelnden Aktion der bisherigen Bestandteile und eröffnet eine vollkommen neue Situation.

Für die Erkenntnis des siebten Zentrums ist es hilfreich, wenn der Aspirant auf dem Schulungsweg das Feuer und seine Verwandlungsfähigkeit sorgfältig studiert. Die Betrachtungen beginnen zunächst mit den reinen physischen Verbrennungsvorgängen und führen schließlich in die Region der Verwandlungen oder, anders ausgedrückt, der sogenannten Transsubstantiation.

Im allgemeinen Leben kann es niemals eine Situation des vollkommenen Stillstandes von Seiten der Entwicklung geben. Die Entwicklung des Geistes und des Menschseins ist wie eine unendliche Bewegung, die in jedem Augenblick durch die Zellen des physischen Körpers wirkt. Um das siebte Zentrum in seiner Aktionskraft empfindsam zu erleben und zu erkennen, muss man den physischen Verbrennungsvorgang in einem geistigen Zusammenhang denken und deuten lernen. Es ist das Immaterielle oder sogar anders ausgedrückt die Verwandlung, die nun in die Geburt drängt und somit auf diese Weise den Verbrennungsvorgang in seine Aktion führt. Diejenige Dimension, die der Mensch werden soll, steht am Anfang und verbrennt gewissermaßen das bisher gewordene Körperliche und nicht nur dieses, sondern auch das bisher gewordene gemütshafte Dasein.

Wenn man das siebte Zentrum in seiner Wirkung betrachtet, so darf man den Fehler nicht machen, dass man mit den Augen nur auf den Hinterkopf und den Scheitel blickt. Der große Verbrennungsprozess nimmt im geistigen Dasein seinen Anfang und zerstört durch seine eigene Existenz die bisher gewordenen physischen und emotionalen Manifestationen. Es ist der Verbrennungsvorgang tatsächlich ein sich ständig bildendes Entflammen, das seinen glorreichen Ausdruck in der vollkommenen Freiheit von der Materie nimmt.

In Form und Farbe erscheint der Prozess der Verwandlung flammenartig und ebenfalls wie gelb, aufleuchtend und sehr unmittelbar; aber er bewegt sich in jedem Augenblick, er ist niemals kontinuierlich, sondern immer wieder von Neuem sich entzündend.

Der Mensch wird durch die geistige Erkenntnisentwicklung zur Flamme.

Die vitale Energie

Die unterschiedlichen Energiequalitäten

Für den heutigen Abend soll uns in der fortlaufenden Betrachtung jene Energie interessieren, die das gegebene Leben mit Vitalkraft, Integrität, Regeneration und Substanzaufbau erhält. Sie wird in Sanskrit mit dem Wort *prāṇa* bezeichnet. *Prāṇa* heißt Lebensenergie und beinhaltet *ana*, das Wort für Atmen. Es ist eine elektromagnetische, feinstoffliche Energie, die eine Vitalkraft, eine Wachstumsfähigkeit und ein vitales Drängen in die Aufrichtedynamik erhält. Die Kraft des *prāṇa*, oder die elektromagnetische Energie, führt den Menschen in seinen leiblichen Handlungen und ermöglicht ihm die verschiedensten Bewegungen entgegen der Schwerkraft. Der geheimnisvolle Ursprung der Energie ist die manifestierte Lichtsubstanz des Gedankens. Sie ist durch den Körper oder durch die Sinne der Empfindungen wahrnehmbar. *Prāṇa* wird auch gerne mit dem Wort *vāyu*, das übersetzt Luft bedeutet, gleichgesetzt. Diese Analogie entsteht, da die Energie wie das Element der Luft sehr bewegt ist. *Prāṇa* lebt in den Gliedern und Organen des Leibes, zirkuliert in den Energiezentren und umschließt diese zu einem meist recht hohen Grad. So strömt die *prāṇa*-Energie beispielsweise in der Kehle, im fünften Chakra, und strahlt durch die Worte und durch die allgemeine Kunst des Sprechens nach außen. Sie webt weiterhin im Herzen und umschließt dieses Herz mit ihrer feurigen Dynamik, mit inniglichen Gefühlen, aber auch mit vielen Wunschsehnsüchten und emotionalen Bedrängnissen. Sie lebt im dritten Zentrum, im *maṇipūra-cakra*, und bewirkt dort eine Art zentrale, kraftvolle Aussteuerung, die sich in hoher Bewegtheit und Spannkraft zeigen kann. Und ein recht großer Teil vom *prāṇa* lebt im zweiten Zentrum und bewirkt von dort ausgehend einerseits eine stabile Basis und andererseits eine hohe Elastizität, die auch die weibliche Sexualkraft determiniert.

In etwas differenzierter und genauerer Betrachtung unterscheidet die klassische Yogaphilosophie fünf Arten von dieser Energie und bezeichnet sie mit den sogenannten fünf *vāyu*. Das ist zunächst die aufsteigende Lebensenergie *prāṇa*, sodann die absteigende oder zur Ausscheidung drängende gegenteilige Bewegungsform, die *apāna*-Energie, die *vyāna*-Form bewegt sich im Herzen und in den Gliedmaßen und bezeichnet eine zentrifugale Aussteuerung, während *samāna* eine koordinierende und sammelnde Krafteinheit im Verdauungssystem organisiert und schließlich *udāna*, die nach oben steigend eine ebenfalls sehr feine Lebensenergie bildet. Der Einfachheit halber werden in diesen Ausführungen diese Energien mit *prāṇa* zusammengefasst.

Die *prāṇa*-Energie ist die wahrnehmbare Ausströmung über die manifeste Welt. Sie ist sehr bewegt, tausendfach wandelbar, einmal sehr flüchtig und schließlich wieder etwas ruhiger und solider. Bewegt bleibt sie jedoch immer. Die Ebene der Energie, auf der sie sich in ihrer spürbaren Form äußert, wird im Sinne der östlichen Yoga-Lehren

Verschiedene Definitionen von Energie

Nach der Physik lautet die Definition von Energie, dass ein Stoff eine sichtbare oder unsichtbare Energie enthält, und diese fähig ist, Arbeit zu leisten. Ein Liter Öl trägt einen spezifischen Brennwert in sich und somit kann man bei einem rein physisch sichtbaren Stoff bereits von Energie sprechen. Nach den Gesetzen der Physik besteht das Postulat, dass alle Energie weder neu entstehen noch verloren gehen kann; sie kann verwandelt werden, sie bleibt jedoch immer erhalten.

Anders sah der Philosoph Aristoteles die Energie, der sie maßgeblich auf den Menschen und auf das Entstehen von Wirkungsmöglichkeiten sah. Energie ist für den klassischen griechischen Philosophen die Wirkkraft, durch die Mögliches in Seiendes übergeht. Von dieser Definition ausgehend, darf man nun erahnen, dass die humane psychische Energie nicht nur an die Erhaltung, sondern durch die angewendete Schöpferkraft an eine Verlebendigung und Erweiterung gerichtet ist.

Der Daoismus bezeichnet allgemein die Energie mit *„Qi"*, aus dem das Qigong entstanden ist; der Yoga benennt diese mit *vāyu* und unterscheidet deren unterschiedliche Qualitäten als *prāṇa, apāna, samāna, vyāna* und *udāna*.

Die Anthroposophie definiert indirekt die Energie mit dem Ätherleib, als den Lebenskräfteleib und unterscheidet den sogenannten Wärmeäther, Lichtäther, Klangäther und den Lebensäther. Dieser Ätherleib erhält den physischen Körper am Leben.

Der Begriff der Energie wurde erst relativ spät, etwa ab den Jahren nach 1850 von Physikern ergriffen, auf wissenschaftliche Weise definiert und ausgearbeitet. Jedoch gibt es von Gottfried Willhelm von Leibniz bereits im 17. Jahrhundert die sogenannte Vis viva, die Erklärungen zu kinetischen Gesetzen enthält und den physikalischen Begriffen von Energie sehr nahe kommt.

Die leider sehr banalen, vielfach auch im Yoga und esoterischen Kreisen gebrauchten Bewertungen, dass es Menschen gibt, die eine positive und wieder andere, die eine negative Energie besitzen, können für viel Verwirrung sorgen und das eigentliche Wesen, das dem Begriff Energie zugrunde liegt, verkennen. Alle Energie erfordert Forschungsarbeit und es ist notwendig, Erkenntnisse über Zusammenhänge und Ursachen zu ergründen.

Latente Energie im Samernkorn

Die Energie in sensibler wahrnehmbarer Offenbarung

als *prāṇamaya kośa* bezeichnet (zu den Hüllen um das Selbst siehe S. 177 und S. 179). *Prāṇamaya kośa* ist die vierte Verhüllung, die sich um das geistige Ich legt und sie liegt mit ihrer vitalen Dynamik sogleich hinter der physischen Seite, die wir als den materiellen Körper benennen. *Prāṇamaya kośa* ist im Vergleich zu den anderen feinstofflichen Hüllen eine noch wahrnehmbare Bewusstseinsdimension. Man erlebt die *prāṇa*-Energie über das empfangende Nervensystem und gewinnt Eindrücke über sie, wenn man sein Wunschleben, oder allgemein sein sehnsüchtiges Wollen, das zur Welt gerichtet ist, beobachtet. Man erfährt die Energie des *prāṇa* durch die Manifestation des Gedankens, durch die denkende und beobachtende Tätigkeit, da das *prāṇa* immer in der Gegenwart ist und das vitale Leben umschließt.

Es wird diese Hülle, die jeden Menschen zu einem gewissen Grad leitet, von jenen Kräften bestimmt, die hauptsächlich im ungeläuterten Zustand dem Erbgute des Denkens entsprechen. Gemäß den Erziehungseinflüssen entwickeln sich die Denkgewohnheiten und erhalten sich meist bis ins hohe Alter. So wie der Einzelne denkt, so fühlt er sich. Dieses gefestigte, gewohnte und bewegte Denken mag ein gewisser Widerspruch zu den ungebundenen, freien Expressionen des Denkens darstellen, das der Einzelne durch geistige Schulung erwirbt, denn dieses neue Denken steht nun nicht mehr mit den dualen und vergänglichen Strömen und Mächten der fixierten Körperwelt in Verbindung. Die *prāṇa*-Energie hängt mit der Art und Weise des Denkens immer zusammen, sie gestaltet sich im Auf- oder Abbau mit der Qualität des Gedankenlichtes und kann somit sehr schnelle und große Veränderungen zeigen. Das Gedankenleben bestimmt sich bei den meisten Menschen durch die Einflüsse der Kultur und der Gesellschaft. Vielfach wird dieses Gedankenleben durch das Instrumentarium der Arbeit und durch die Kreise der Freundschaftsbeziehungen geprägt. So wird diese Energiehülle von jenen äußeren phänomenalen Kräften geprägt, die am Menschen bewusst und unbewusst während des Tages wirken.

Vorsicht vor Gruppe und schlechter Gesellschaft

Mit diesen einleitenden Betrachtungen gelangen wir zu der wichtigen Bedeutung der Umgebung, die der Einzelne für seinen Lebensweg wählt. Es heißt in den verschiedenen Yogaschriften, man solle sich einer guten Gesellschaft hinwenden. Diese Hinwendung zur guten Gesellschaft wird in Sanskrit mit dem Wort *satsaṅga* bezeichnet. *Satsaṅga* wäre die Hinwendung an Menschen oder Menschengruppen, die religiöse und tiefe Interessen verfolgen, die auf ehrliche Weise ein soziales Bewusstsein der Gegenseitigkeit leben und in ihrem Inneren ein höheres Bewusstsein oder die Reinheit der Seele anstreben. Ein Aspirant, der nach geistiger Vollkommenheit sucht, sollte nach diesem Gebot Gesellschaftsstrukturen und Umgangsformen meiden, die sich der niedrigen Interessen erfreuen, da das Gedankenleben auf anziehende Weise

Der Weg der Energie

Die Energie entsteht aus den Ebenen des *brahman*, des Urgeistes.

Der Gedanke, die Substanz des Geistes, ist der Träger für die uranfängliche Energie.

Der Gedanke führt zu Bewegung und die Bewegung setzt Wärme frei.

Die Bewegung führt zu den verschiedenen Energien.

(siehe Anmerk. S. 250)

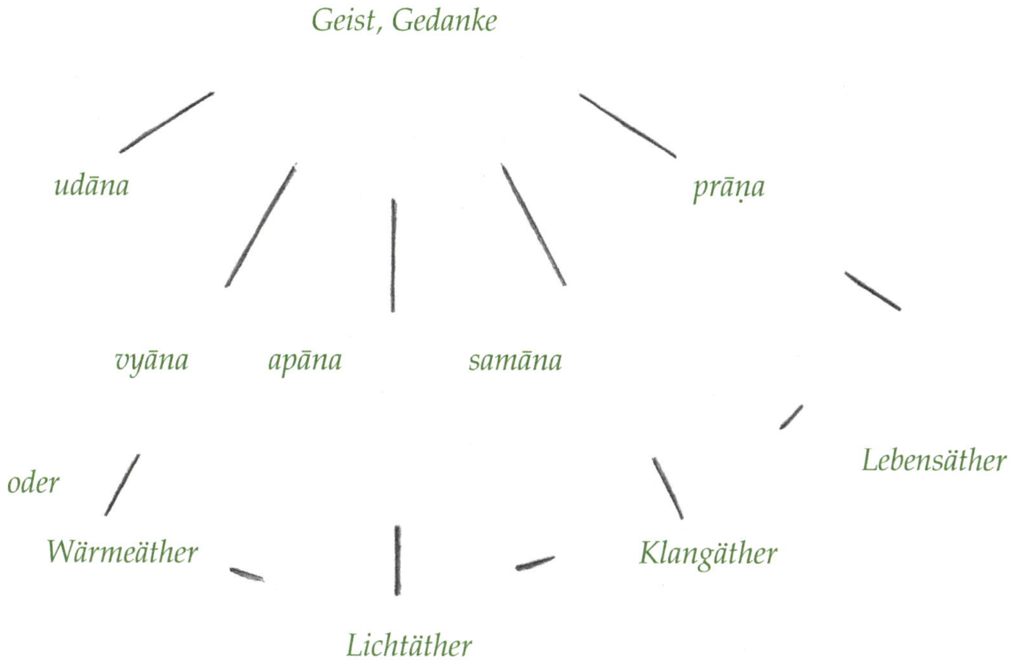

Ohne die Initialkraft des Gedankens könnte niemals eine Bewegung mit Energie entstehen.

in das eigene Gemüt hinübergreift und die vitale Ebene beeinflusst. Dieses übergreifende Gedankenleben bestimmt schließlich zu einem großen Teil die Wunschsehnsüchte und Interessen in der Welt. Die sehnsüchtigen Wünsche, die ein Teil des Lebens sind und somit eine Berechtigung besitzen, gelangen in eine größere Reinheit, wenn die anfängliche Motivation des Menschen zur Arbeit über die Vitalhülle hinaus zu einem höheren Zweck oder Ziel angehoben wird. Sie gelangt in weitere Ebenen, als es die Befriedigung der eigenen Wünsche zeigen mag, wenn ein Empfinden für die künstlerische, schöpferische oder spirituell gebende Seite zur Ausprägung gelangt. In der höheren Zielsetzung vermag eine wirkliche Freude und feinere Ästhetik hindurchzuschimmern. Es ist das Gewohnte, das noch mehr nach Sinnlichkeit in einem Wollen zur Welt strebt, eine gewisse Basis, die zu einem Ankerboden für die Möglichkeit der Verwandlung wird. Das Niedrige oder Körpergebundene, das Vitale und Spürbare wird durch das Licht des zu entwickelnden Gedankens mit einer höheren Melodie durchstrahlt. So sind die Motivationen, so sehr sie auch dem Begehren, dem sogenannten *kāma*, unterliegen, ein sehr wichtiger Bereich, der sich primär aus den Gedanken prägt.

Für einen Aspiranten ist es vor allen Dingen hilfreich, wenn er in seinen ersten Monaten der Suche nach Wahrheit und Erkenntnis sich mit der Aufmerksamkeit und Kommunikation an weise und natürliche Menschen wendet. Die gute Gesellschaft überlässt dem Einzelnen die Freiheit, damit er in seinen Entscheidungen für das praktische Leben wachsen kann. *Satsaṅga* findet man jedoch nur bei wenigen Menschen, die die Religion authentisch im Herzen tragen und die durch leidgeprüfte Phasen die Erfahrungen der Weisheit errungen haben. Meistens meiden diese Personen Gruppen und tragen die Religion nicht wie ein Markenzeichen oder wie einen Firmennamen nach außen, denn in ihnen leuchtet ein inneres Bewusstsein der Ehrerbietung und Rechtschaffenheit. Eine gute Gesellschaft ist heute selten, am seltensten in religiösen Einrichtungen und so gut wie gar nicht in Kirchen, zu finden. Ein Aspirant ist deshalb auf seinem Pfade der inneren Wahrheitssuche vielfach der Einsamkeit und dem Alleinsein ausgesetzt.

Übungen sollten nicht materialistisch verstanden werden

Um jene Energie in der vierten Hülle, dem *prāṇamaya kośa*, zu verstehen und sie im Sinne der einzelnen Energiezentren im Allgemeinen zu deuten, ist die *āsana*-Praxis sehr wertvoll. Mit den *āsana*, den Körperübungen des Yoga, kann man auf recht leichte Weise die einzelnen Energiezentren in ein erstes Bewusstsein rücken und diese in ihrer Energiebewegung erleben. Gerade für das weite Gebiet von Körperübungen ist die elektromagnetische Energie von großer Bedeutung. Sie bestimmt das vitale Leben und somit zu einem gewissen Grad die Gesundheit und das Wohlbefinden.

Die Hüllen um das Selbst nach orientalischer Philosophie

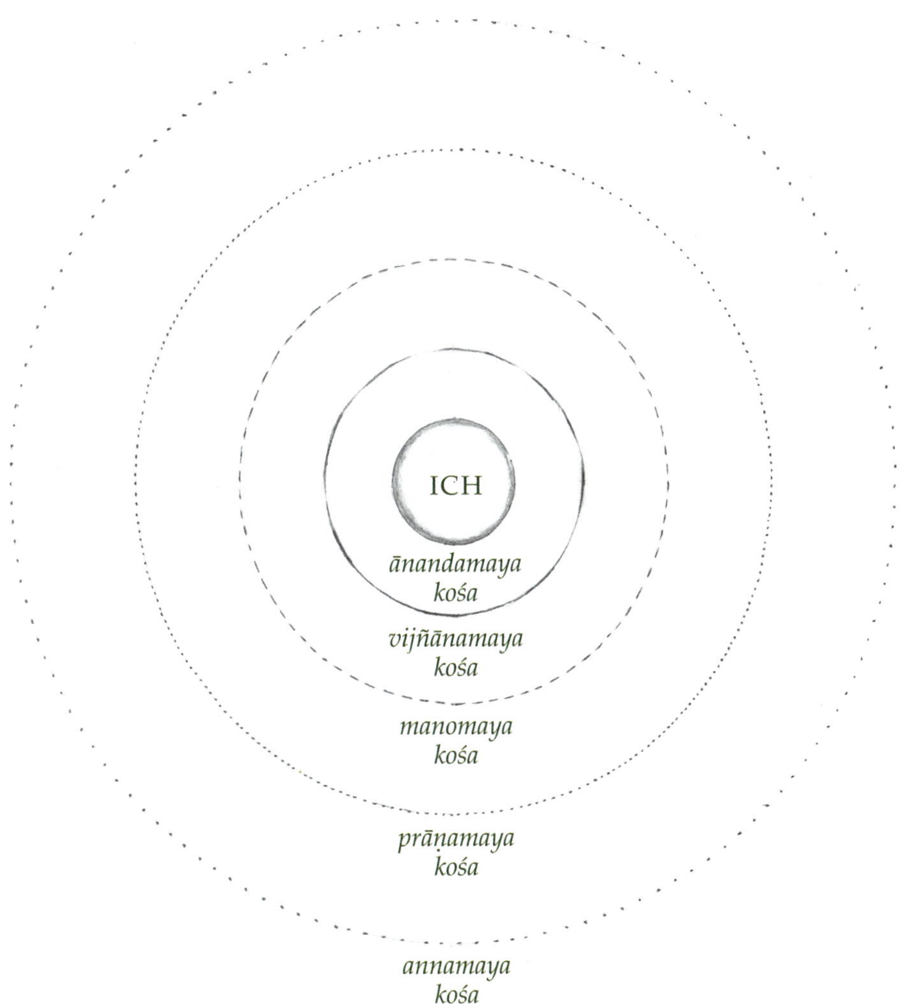

Die introvertierte geistige Haltung des Yoga sah das Geheimnis des Selbst von der Materie und der *māyā*, der sogenannten Illusion der Psyche und Physis, verhülllt. Der Yoga, wie er klassisch verfasst ist, erscheint häufig wie eine Entdeckungsreise: Auf dieser Reise entdeckt der Aspirant die verschiedensten Hüllen und indem er sie erkennt, erfährt er die letzte Dimension im Selbst oder im sogenannten reinen Ich (siehe Anmerk. S. 250).

Das vitale Leben gibt in der Ausgeglichenheit und in der Stärke der Aufladung eine gewisse Sicherheit und Kapazität. Dies mag vielleicht der wesentliche Grund für die große Verführung sein, in die vor allem die westlichen Übungswege des Yoga tendieren. In Bezug auf das Wohlbefinden im spürbaren Körper entstehen Vorteile im Sinne von psychischer und physischer Elastizität und Spannkraft. Die Verführung auf diesen doch noch recht äußeren Ebenen wäre in der Regel nicht groß, wenn das Bewusstsein und die innerste Bemühung um eine geistige Weiterentwicklung in der Seele von dem vitalen Drängen frei bleiben könnte. Doch ist es leider eine tiefe Wahrheit, dass der westliche Yoga psychologische Erfahrungen, die aus dem vitalen, energetischen Bewegtsein kommen, mit der Tiefe des Yoga und seiner transzendenten Spiritualität verwechselt. Die vitale Kraft und die qualitative Bereicherung, die im Yoga auf ganz natürliche Weise durch die Körperübungen entstehen, mögen sehr hilfreich und förderlich sein. Sie können aber gleichzeitig bei mangelnder geistiger Zielsetzung zu größeren Entwicklungszielen und mangelnder innerer Erkenntnis zu einer gewaltigen und gefährlichen Verführung werden. Das Ziel des Lebens führt über diese äußere, vitale Hülle hinaus zur Entwicklung von reinen Tugendkräften und zu dem unfassbaren und unaussprechlichen Heil der Seele.

Die vitale Hülle ist dem Menschen als eine notwendige Grundlage zum Leben, zu Gesundheit und innerer Festigkeit gegeben. Diese vielfachen Ausströmungen und bewussten Äußerungen einer Bewegung können durch die Bemühungen um eine höhere Zielsetzung in einer reineren Gedankenschau zur Verwandlung kommen. Die vitale Hülle und ihr *prāṇa* ist in der Betonung des Strebens nach Spiritualität eine Ebene, die der beständigen Verwandlung unterliegen muss. Die bisherigen Gewohnheiten sollten durch nächst höhere bessere und bewusstere Gedankenformen transzendiert werden.

Nun wäre es aber keine Lösung, wenn man auf eine *āsana*-Praxis, aufgrund der Gefahr, in Gewohnheiten zurückzufallen, verzichten würde und wenn man die Bedürfnisse des Körpers nach Gesundheit, Wohlbefinden und Energiesteigerung leugnet. Es wäre dieser Verzicht eine Art falsche Askese und wäre wieder mit ganz anderen Gefahren und Versuchungen verbunden. Die Raffinessen des Verstandes und Gemütes können sich die unterschiedlichsten Verkleidungen und Verhüllungen erschaffen. Ein Praktizieren der Yogaübungen ist mit Sicherheit ein Vorteil, vor allem wenn die Mühe um eine höhere Zielsetzung in der Aufrichtigkeit des Willens erfolgt. Ein Praktizieren der *yogāsana* ist ein stiller Opferdienst an das Leben, oder es ist wie ein stilles Hingeben von etwas Altem und erfordert immer ein neues Aufrichten des Bewusstseins. Es kann das Praktizieren von einem Licht des Geistes begleitet sein und die hohe Qualität der freien Gedankenkraft innerhalb der Körperpraxis anstreben. Es gibt viele Formen ohne konkrete Definition, wie man die *yogāsana* in das Licht der Transzendierung zu rücken vermag. Eine gewisse, universal gültige, jedoch

Begriffliche Analogien zu den Hüllen und der Weg vom Selbst bis zum Körper

Der Gedanke
Das Selbst
Das Christusgeheimnis
Die Schönheit und
Seligkeit
ānanda
Die Weisheit
Ein Licht aus sich erstrahlend
vijñāna
Vom Geist zur Materie
Die weisheitsvolle
Vorstellung
manas
Äther
Bewegung der Kräfte
prāṇa
Körper
Stoffe
anna

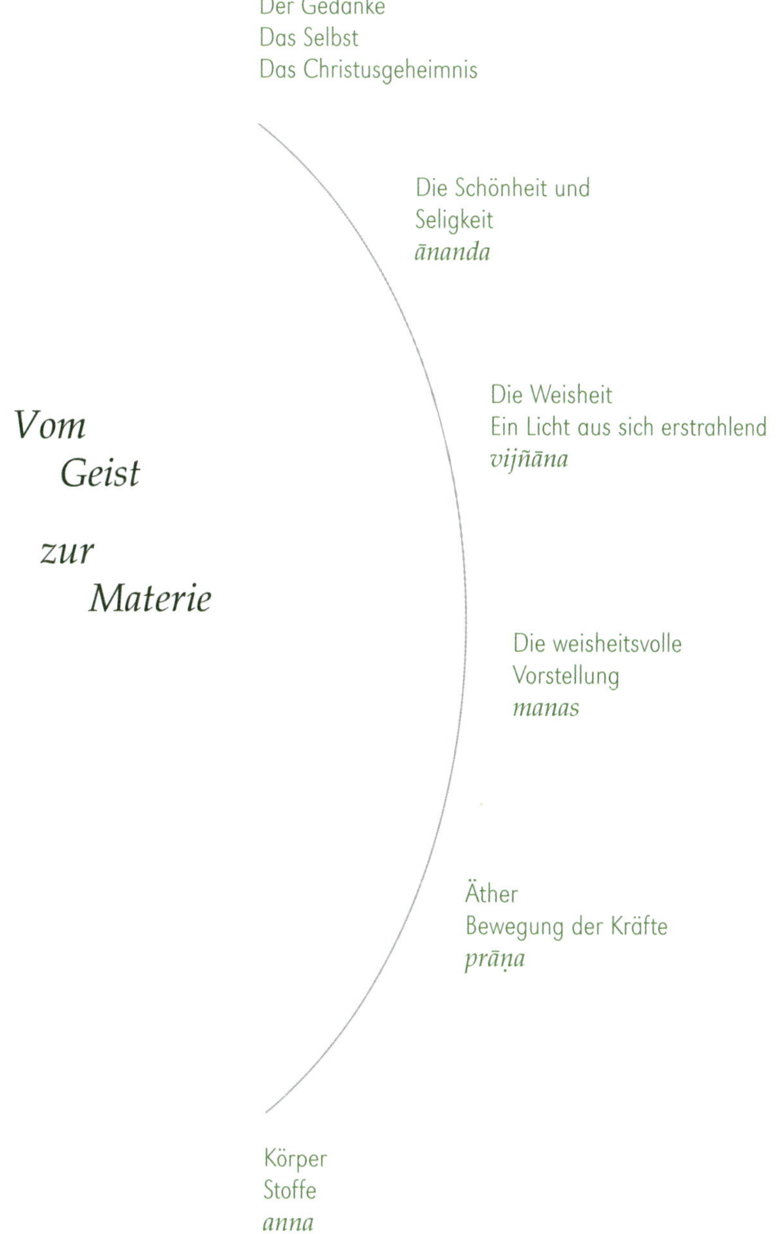

individuell gewählte, stille Gedankenbildung wird aus der Seele die Übung begleiten. Man denkt während der Praxis an zugehörige Imaginationen. Man wendet sich in Aufmerksamkeit einer Inspiration zu und behält gewisse Sätze oder Gedankeninhalte in seiner Erinnerung. Man empfindet einen leisen Hauch künstlerischer Ästhetik und eine Freiheit im Körper. Das stille Bewahren von imaginativen Gedanken in der Konzentration und ruhigen Mentalität erhebt das eigene Angesicht zum Antlitz einer größeren Universalität. Die *yogāsana* gewinnen Leben und Lebendigkeit, Licht und Freude, da sie immer wieder von einem Gedanken belebt werden und sich aus der Gewohnheit erheben. Der Körper weicht mit seinem vitalen Drängen in der lebendigen Anmut des neu hinzugenommenen Bewusstseins zurück. Das Üben mit dem Körper erhebt sich aus der Übung in das Gewahrsein der feinen Liebe des Geistes. Die Übungen selbst sind Liebe und Reinheit.

Die *prāṇa*-Hülle ist nicht eine Ebene, die man in Folge ihrer Körperabhängigkeit und ihrer spürbaren Nähe zum Körper leugnen müsste. Sie ist eine notwendige Ebene, die es aus dem Geiste zu überwinden oder zu verwandeln gilt. Der Körper mit seinen Energien wird durch eine Seele und einen Gedanken in ein neues, reineres und schöneres Licht gerückt. Seine Bedrängnisse und seine äußeren Wünsche erhalten das edle Licht eines hinzukommenden größeren Ideals.

Die Philosophie muss in Zusammenhang mit dem Menschen gedacht werden

Es ist wohl eine der größten Verführungen, dass man sich Gedankenebenen hingibt, die eine rein vitale Sicherheit bieten und ein höheres Wirken ausschließen. Eine kleine Geschichte aus Indien kann diesen Zusammenhang näher erklären: Es war in einem Lehrsaal in einem Institut. Dort wurde die Bhagavad Gītā von einem gelehrten Advokaten an seine Schüler weitergegeben. Die Verse bieten sich für Philosophie und Analyse geradewegs an und so befanden sich die Schüler im größten Eifer ihrer philosophischen Spekulationen und analytischen Thesen. Sie drangen mit scharfsinnigen Gedanken in die unschätzbare Dichtung ein. Als der Lehrer mit seinen Schülern in belebtem Gespräch kommunizierte, störte ein einzelner Schüler in der letzten Bank die Gruppe, da er sich nicht an den Fragen und Antworten beteiligte. Er weinte und stöhnte. Der Lehrer fragte ihn schließlich, warum er denn solche Anwandlungen habe und am Unterricht nicht teilnehme. Und der Schüler gab mit Seufzen zur Antwort: „Wie könnt ihr die ganze Zeit nur philosophieren und solch scharfsinnige Gedanken über das Ereignis der Bhagavad Gītā zusammentragen, wenn ihr nicht einmal an Krishna denkt. Der arme Krishna, was musste der aushalten und leisten. Er saß ganz vorne auf dem Sitz des Kampfwagens und wandte

Der Gedanke wird zu Energie und verwandelt den Menschen

Der Mensch wird von Kultur, von den Einflüssen der Nation, der Eltern und der Mitmenschen, wie auch von den vorherrschenden religiösen Traditionen erzogen und geprägt. Sein Dasein besitzt deshalb eine Art Anlage, die wie ein naturgegebenes Energiepotenzial ihm zur Verfügung steht. Fachlich und esoterisch ausgedrückt kann man sagen, dass alle Erziehungseinflüsse der Kindheit und Jugend bis hinein in den Ätherleib ihre Wirkungen entfalten und von diesem ausgehend die jeweils spezifisch geprägte Energie zur Verfügung stellen.

Durch die Möglichkeiten der geistigen Schulung werden nun Ideen zu Idealen gedacht und diese wieder werden durch langwierige Arbeit in die Praxis umgesetzt. Diese Ideen kommen jedoch nicht aus dem Erbgut und aus den bisherigen Erziehungsgewohnheiten, sie werden erwogen, gedacht und hinzugelernt.

Eine neue Dimension erfüllt mit ihrer
Energie die physische Wirklichkeit
und verwandelt diese.
Altes wird durch Neues ersetzt.

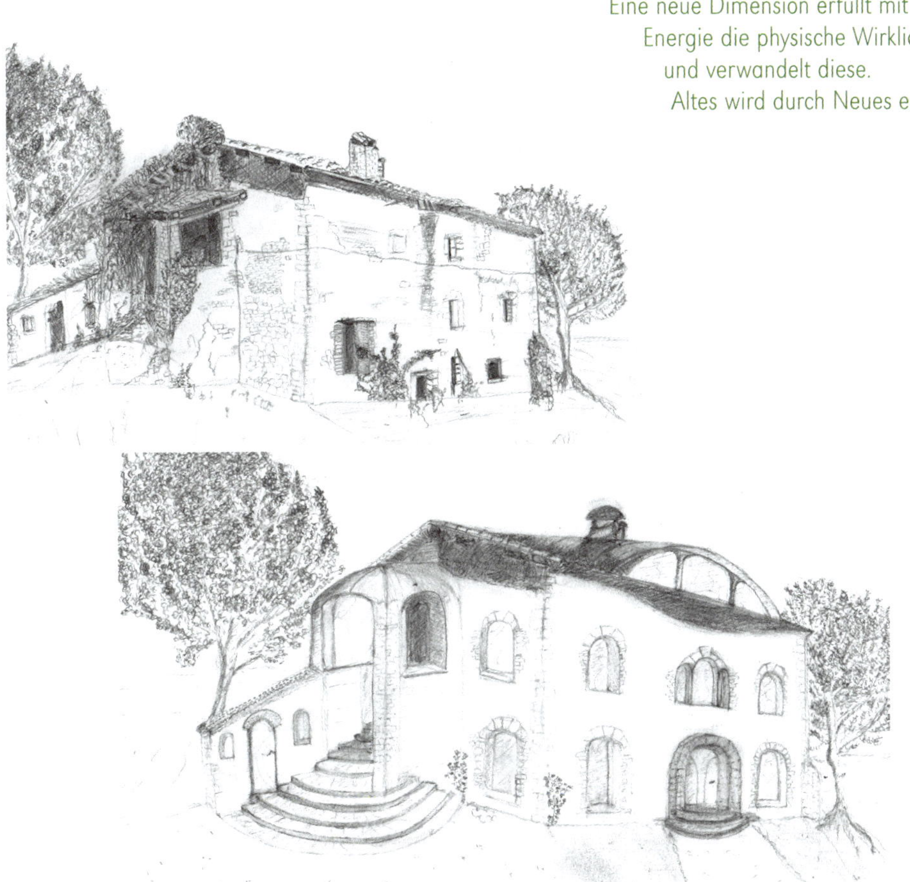

So wie sich ein Haus in der Architektur veredeln kann, so kann sich auch der Mensch durch den Gedanken, durch die Ideenkraft, die zu Idealen führt, veredeln. Der Gedanke kann jedoch nicht ohne eine Energiebewegung wirksam werden.

sich pausenlos zu seinem Schüler Arjuna zurück. Der arme Krishna musste Nackenschmerzen bekommen haben. Er diktierte über 700 Verse und mit jedem Vers musste er den Kopf nach hinten drehen. Es kann einem da der arme Krishna nur leid tun."

Der weinende Schüler war der Beste und Aufrichtigste, denn er hatte ein wahres Gedenken in Beziehung zu den dargestellten Personen. Die anderen vergaßen im Eifer des Diskutierens in Wirklichkeit die Personen. Sie hatten keine wirkliche Beziehung in ihrer Seele. So scheint im Diskutieren, Philosophieren und metaphysischen Spekulieren eine der größten Versuchungen zu liegen, die das Lebendigsein der persönlichen Beziehungsebene erdrückt und eine faktische Religion ohne die menschliche Mitte erschafft. Die Lebendigkeit der Beziehung zu einer heiligen Schrift entsteht aus dem Gewahrsein der Seele, die sich in Liebe und Vertrauen dem heiligen Leben hinwendet. In diesem Sinne entfaltet sich die Reinheit und die Erhabenheit des Wissens, und es entfaltet sich der Opferdienst und das Licht der Beschauung.

Eine weitere Möglichkeit von vielen ist es, die *āsana* mit einem Bewusstsein der Gegenseitigkeit und allgemeinen Förderleistung zu praktizieren. Man erschafft sich durch die gegenseitige Wahrnehmung einen höheren Motivgrund, der über die Sehnsucht nach eigener Selbstzufriedenheit und guter Gesundheit hinaustendiert. Auf praktische Weise kann sich der nach Gegenseitigkeit ausgerichtete Aspirant folgende Worte sagen: „Die *āsana* will ich einerseits für mich um der Ästhetik willen praktizieren, und ich will sie den Mitmenschen auch um der Schönheit, um der Kunst willen, um ihres reinen Ausdruckes willen näher bringen. Aber ich will vor allem dem Gedanken, der so fein darin lebt, einen Dienst erweisen. Ich will auf meine Weise, mit meinen Möglichkeiten, dem verborgenen Leben, das durch die *āsana* einen Ausdruck erhalten hat, einen wahrhaftigen Dienst erweisen. Ich will nicht für mein äußeres Befinden ein Übungsgebilde errichten, sondern ich will meinem Dank einen Ausdruck verleihen und die Übungen in der Gegenseitigkeit für andere nützen." Durch diese Haltung weichen die Türme der Gewohnheit zurück, und die *prāṇa*-Energie dient einer größeren Förderleistung im Leben. Sie gewinnt die Bedeutung, die ihr von Natur aus gegeben ist.

Wo befindet sich der Ursprungsort des *prāṇa* oder des Äthers?

Diese schwierige esoterische Frage eröffnet eine erhebende und faszinierende Dimension des Denkens, denn man begibt sich ahnend und forschend in die höheren Welten hinein.

Die Energie des *prāṇa* entspringt in einer geistigen Region, die jede Seele nach der Todespforte passieren lernt. Man kann sie als die merkuriale Zone des geistigen Lebens betrachten. Die Seele des Menschen, die nach dem Tode durch die verschiedenen geistigen Zonen hindurchwandelt, möchte sich zunehmend von irdischen Abhängigkeiten reinigen und lossagen. Indem Seelen sich im Aufstieg dieses Werdeprozesses zur irdischen Unabhängigkeit bewegen, können sich die Äther- oder Energiekräfte für die Menschen entfalten.

Schematisch kann der Zusammenhang mit dieser Graphik dargestellt werden.

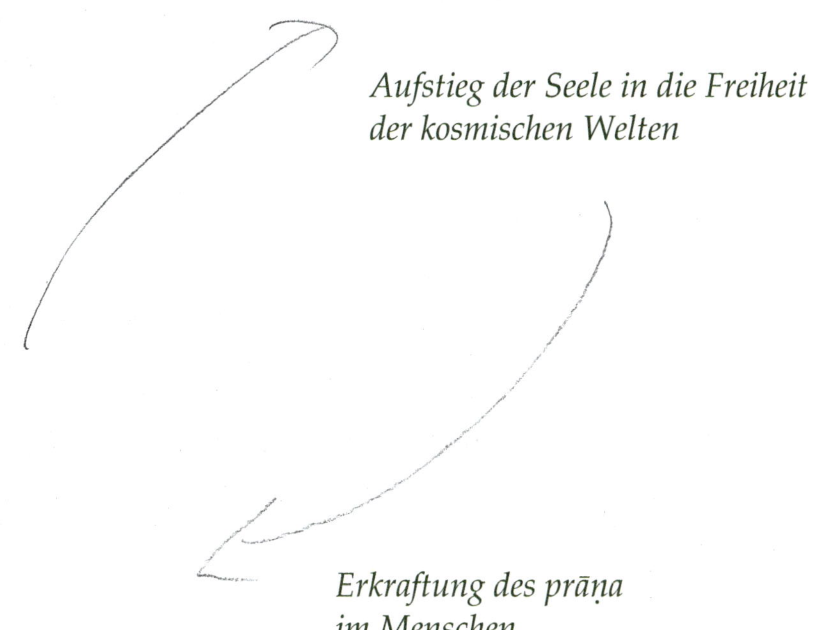

Die Energie ist deshalb ein Ergebnis kosmischer übersinnlicher Bewegungen.

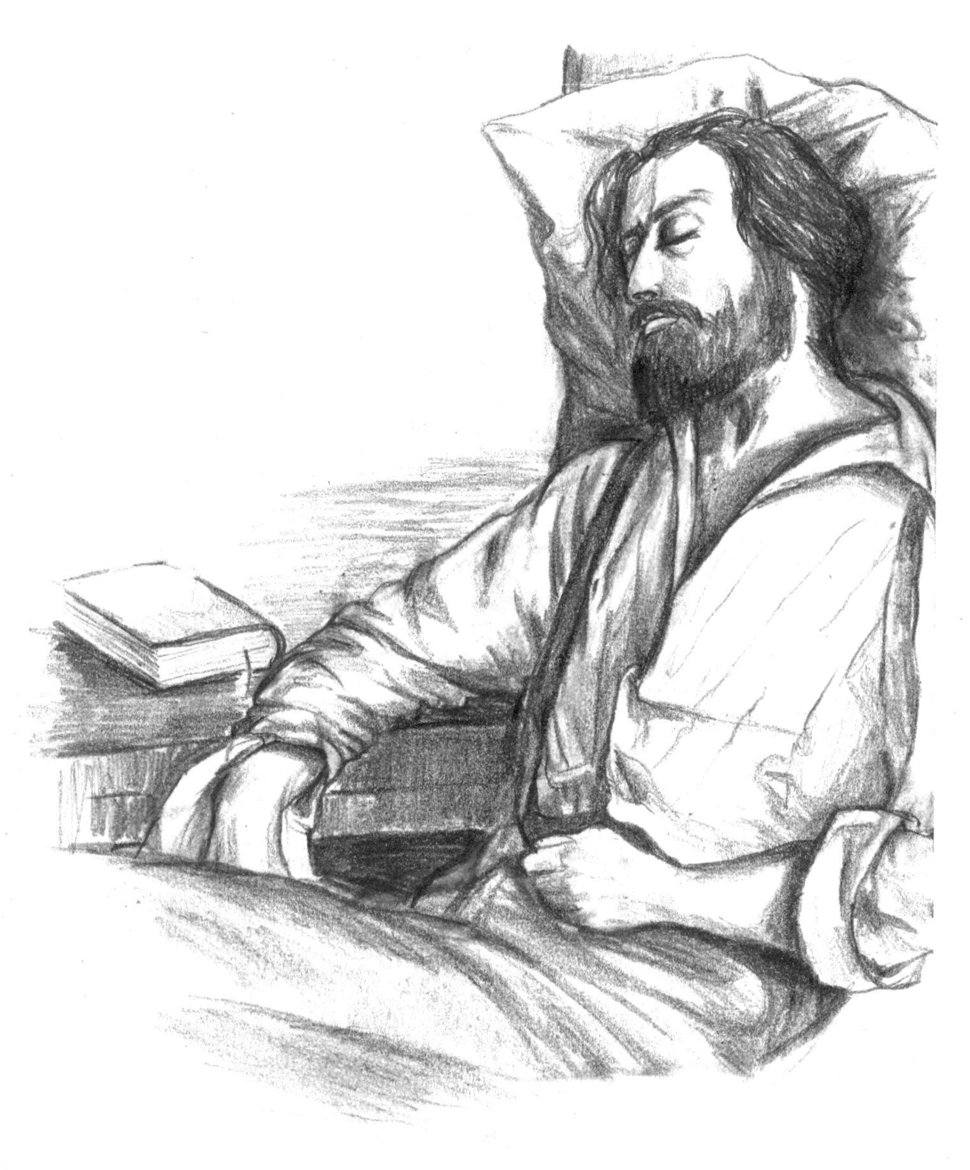

Zeichnung nach dem Gemälde von Carolus Duran 1861 „L'homme endormi"

Die Regenerationsfähigkeit durch den Ätherleib

Die beste Regenerationskraft für den Körper und sein Nervensystem bietet der traumlose Tiefschlaf, der mit einer Art Bewusstlosigkeit gleichzusetzen ist. Während des Tageslebens benötigt der einzelne Mensch das Bewusstsein zur Selbstkontrolle, Erhaltung der Sinneswahrnehmungen und zur aktiven Lernbereitschaft. In der Nacht aber ist das Bewusstsein frei vom Körper und deshalb können die besten Regenerationskräfte die verschiedenen physischen Organe beleben und mit neuer Energie versorgen. Der Ätherleib arbeitet uneingeschränkt und wird durch die anspruchsvollen astralen oder allgemein bewusstseinsorientierten Kräfte in seiner souveränen Aufbaufunktion nicht gestört.

Dieses abgebildete Zeichen der Wellen erscheint unterbrochen. Die beiden Bewegungen berühren sich nicht. Würde man eine Wellenbewegung ohne Unterbrechungen zeichnen, könnte man dem Ätherleib nicht gerecht werden. Eine Energie entfaltet sich ganz besonders durch die Loslösephase oder Unterbrechung.

Es ist nahezu ein Geheimnis, wie die vitale Lebensenergie am besten und wirksamsten in ein erbauendes Fließen kommen kann. Wenn es dem Menschen gelingt, dass er einen klaren Gedanken zur Konzentration führen lernt und dabei seine Leibes- und Atemfunktionen in Ruhe lässt, können sich Lebenskräfte im besten Aufbau für den Körper entwickeln. Die ätherischen Ströme fließen dann intensiv und erquicken den Körper bis hinein in sein Zellsystem. Aus diesem Grunde sollte der Aspirant auf dem geistigen Schulungsweg jene Disziplin erlernen, die zu einem reinen und klaren Denken führt und alle triebhaften sowie emotionalen Gebärden des Körpers in Ruhe lässt. Die Lebenskräfte entfalten sich dann in ihrer souveränen Regenerationsfähigkeit, wenn sie entsprechend ihrer Natur in einem freien Fließen zugelassen werden.

Das neue Herz, die drei Kreise und der selige Reigen der Engelwesen

Die sieben Zentren im Leibe des Bewusstseins beschreiben den siebengliedrigen Weg des Menschen durch sein Leben. Wenn wir die Zahl Sieben nehmen, so ist diese Siebenerzahl in den religiösen Schriften oftmals erwähnt. Die Siebenerzahl ist eine ungerade Zahl. Sie ist die Zahl der gnostischen Mystik. Im Lichte einer geistigen Betrachtung können wir eine ganz klare Logik in dieser Siebenerzahl sehen, denn sie beschreibt die Zahl der sieben Hauptplaneten und deutet auf die Beziehung vom Menschen zum Kosmos hin.

Wenn wir die Siebenerzahl und die sieben Zentren vergleichen, dann bemerken wir, dass sich eine ganz konkrete Aufteilung auf den Körper ergibt. Es sind drei Zentren Richtung Kopfbereich gelagert, und drei Zentren sind mehr zum Bauchraum hin angelegt. Die Mitte bildet das vierte Zentrum. Von diesem vierten Zentrum strömen die Impulse nach oben zum tendenziell vielleicht lichteren und nach unten zum eher festeren, materiellen Bereich. Tatsächlich ist auch, wenn wir die Wirbelsäule betrachten, der untere Teil der Wirbelsäule kompakter und fester, er bildet den materiellen, verdichteten Teil, und die obere Wirbelsäule ist loser und weniger fest, sie bildet den flexiblen, leichteren Abschnitt. Die obersten Wirbel sind vom anatomischen Bau nur noch gewisse Ringe. Nach oben hin ist tendenziell das Gedankenleben geordnet, nach unten tendenziell das Willensleben, nach dem Bauchraum hin ist ebenfalls mehr der elementare Antrieb gerichtet, nach dem Hals und Kopf mehr die lichte Offenheit. Die Mitte bildet das Herz. Von dieser Mitte aus bewegt sich die beginnende Konzentration des sich sammelnden *prāṇa* oder Äthers aus den Gedanken. An diesem sensitiven Ort der Mitte entspringt der geistige Lebensstrom, der die geistige Entwicklung in den feinstofflichen Leib hineinorganisiert.

Eine geheime Energie aus einer freien Dimension eines unantastbaren Geistwirkens strahlt für diesen Lebensstrom von oben herab im Lichte, durchdringt ihn, und es erhebt sich aus der einen, gemeinsamen Quelle ein gewisser elementarer Antrieb von unten herauf und durchdringt ihn ebenfalls. Er ist ein Bürger, der zu diesen beiden Welten gehört. Sein Geist lebt einerseits in der irdischen Erscheinungswelt, mit den sieben Hauptplaneten, aber er empfängt auch die Impulse aus der unverdichteten, feineren, sensitiven und losgelösten Welt. Das Herz bildet die einende Mitte zwischen oben und unten. Das Gleichnis des Herz-Chakra ist ein goldener kreisförmiger Glanz, und dieser – wenn er im *prāṇa* oder Äther erscheint – schenkt dem Menschen Frieden und Ruhe. Im Herzen vereint sich die obere, lichte Welt mit der unteren, elementaren Welt.

Die Ätherkraft des neuen Herzens

Die Einflüsse aus allen Beziehungen und aus jeglichen getätigten Gedanken, Gefühlen und Handlungen wirken zurück auf das Herz.

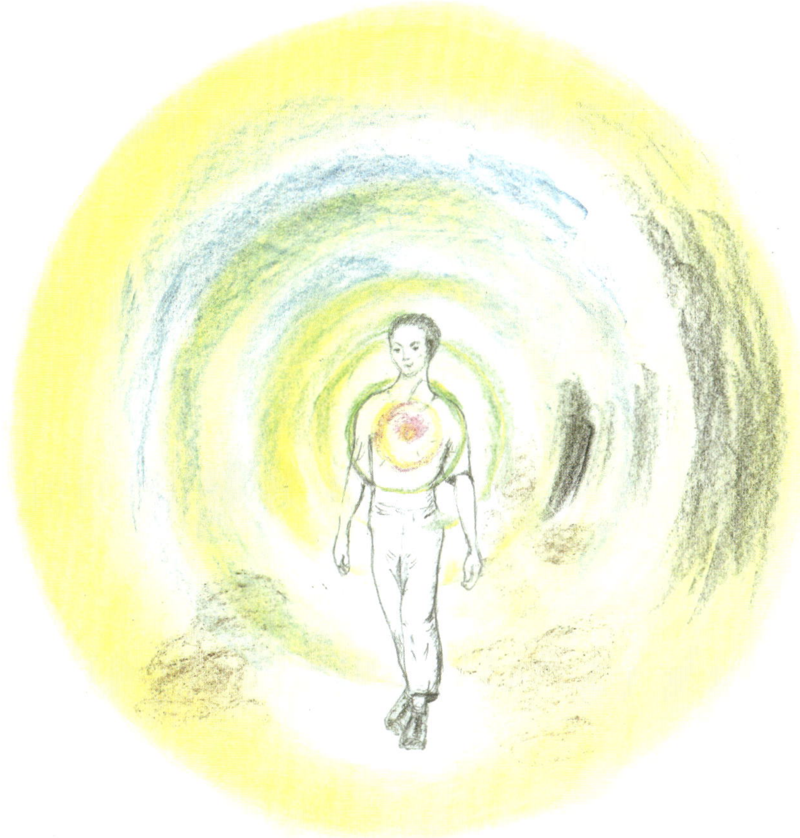

Logische Gedanken und wahrheitsgemäße Empfindungen führen zu Harmonie und Zentrierung.

Vorstellungsbilder guter Art wirken mit bläulichen und kreisförmigen Bögen, während das rein logische Denken, in Analogieformen getätigt, mehr grünliche Nuancierungen bewirkt.

Gelbe bis goldene Töne zeigen sich bei dem Menschen, der das Geistige in allen Lebenssituationen sieht und fördert.

Rosafarbene, sehr zentrierte nahezu wie im Inneren des Brustkorbes befindliche Farberscheinungen entwickeln sich, wenn der Aspirant sehr ausdauernd und schließlich erfolgreich Erkenntnisse über den Geist gewinnt.

Dunkle Schattierungen zeigen sich bei Einfluss von Depressionen und bräunlich-rötliche, sehr undifferenzierte Schattierungen bei Emotionen.

Die definitive Mitte des Menschen als seine Standposition

Je besser nun die sogenannte Standposition im Herzen erfolgt, um so leichter fällt es dem Menschen, dass er das Ideenhafte, Geistige in eine harmonische Verbindung mit dem praktischen Handeln bringt oder mit dem allgemeinen Leben auf der Erde. Das Herz wird zu einer Sammelstelle oder zu einem Konzentrationspunkt, in dem sich die überwältigende geistige Harmonie und Ausgeglichenheit zu ihrer bewussten Selbstoffenbarung bewegt. Oben und unten durchdringen sich und geben somit Verbindung und allgemeine Klarheit. Das Herz nimmt zwischen den oberen drei Chakren und den unteren drei Zentren die vereinende, friedvolle, ausgleichende und sonnenhafte Mitte ein. Die oberen Zentren sind rein den höheren, körperfreien Determinationen zugeordnet, und die unteren Zentren mehr den substanziellen erhaltenden Antrieben, die für das irdische Leben und auch für die psychische Entfaltung notwendig sind.

Die Neugeburt des Menschen über den Ätherleib

Das Menschsein zeichnet sich durch die vollkommene Macht des Instrumentes des Bewusstseins aus. Dieses feinstoffliche Instrument ist so ausgerüstet, dass es die irdische Erscheinungswelt, die Materie oder erfassbare Dimension, mit seinem Gedankenlicht ergründen kann, und weiterhin, dass es die mysteriöse geistige Welt mit ihren unerfassbaren Dimensionen ebenfalls in die Erfahrung einzugliedern vermag. Das Herz im Leibe übernimmt die Rolle eines vermittelnden Trägerorganes, das eigene Geistessinne erhält und somit zu einem Geistorgan wird. Aber es ist noch nicht von Natur aus ein Geistorgan. Es wird erst in der Entwicklung zu höheren Erkenntnissen zu diesem. Die höheren Erkenntnisse sind ein Ergebnis der Ausdauer im Forschen, der Gedankenleistung und der undogmatischen Umgangsweise mit Andersdenkenden. Es gebiert sich eine Geburt aus dem sogenannten Geist und Wasser, wie sie biblisch genannt wird, ein Leben aus einem neu herangebildeten Äther (siehe S. 181, 183, 185). Das Wort Äther wird gerne mit dem Wesen des Wassers in den biblischen Schriften assoziiert. Es erschafft sich ein Auge in der Wärme des Herzens und der Empfindungen. Eine Art Gottesfunke tritt mit der Entwicklung aus dem Unwägbaren in das Bewusstsein und bleibt aber dennoch unmanifestiert, das heißt feinstofflich. Es gebiert sich eine Geburt aus Geist und Wasser, ein Leben aus der Heiligkeit des Äthers. Das ist die Bedeutung des Evangelientextes der Geburt aus Geist und Wasser. Die geistige Geburt als ein Ergebnis von ausdauerndem Einüben in spirituelle Gedanken erschafft das Leben und sie erschafft das wahrhaftige Menschsein. Die Wege der Verwirklichung mögen sehr vielseitig sein, sie bringen aber im richtigen und guten Sinne das Herzzentrum zur Entfaltung.

Zitate aus dem Neuen Testament

„Jesus: Wahrlich, wahrlich, ich sage dir, wenn einer nicht geboren wird aus Wasser und Geist, so kann er nicht in das Reich der Himmel eingehen. Was aus dem Fleische geboren ist, ist Fleisch, und was aus dem Geiste geboren ist, ist Geist."
(Johannes 3.5)

„Ich sage euch, einen größeren Propheten als Johannes gibt es nicht unter denen, die vom Weibe geboren sind."
(Lukas 7.28)

„Der kleinste Teil desjenigen, was nicht aus dem Weibe geboren ist, der sich mit dem Menschen aus dem Reich Gottes verbindet, ist größer als Johannes."
(Matthäus 11.11)

In all diesen Textstellen zeigt sich der Unterschied zwischen den genetischen Anlagen des Menschen zu den Möglichkeiten des hinzukommenden Geistes, der eine neue und übergeordnete Dimension im Sinne einer Art Auferstehung anlegt.

Wenn eine geistige Schulung fortschreitet, so wird am stärksten die geistige Neugeburt im empfindsamen Äther angesprochen. Diese innerste, ungreifbare Mitte des Herzens erschafft sich aus der Gedankenebene. Das Bewusstsein des verborgenen, innersten Erlebens und der innersten Fülle entfaltet sich also in dieser geheimnisvollen Mitte zur Zentrierung. Das Herz gelangt durch die aktive, schöpferische Liebe, die Ausdauer, Gerechtigkeitssinn und Freiheitsgefühl voraussetzt, in sein eigenes Zentrum oder es kommt durch die ungeteilte Erkenntnis oder auch durch die verschiedenen Tugenden zu einer tatsächlich bestehenden Innerlichkeit. Von diesem innerlichen Herzen aus ergeben sich schließlich die weiteren Entwicklungsschritte. Die expansiven, aktiven Gedankenschritte und Ziele kommen also aus einem innersten, integrativen Geist- und Weltengefühl und dieses kann als ein Mittenempfinden bezeichnet werden. Es ist die Herzmitte ein erstes Zeichen des Selbstwerdens, des geistigen und irdischen Selbstwerdens. Wenn das innere Feuer der glühenden und doch unaufdringlichen Aktivität beginnt, so erwacht in der Regel eine gute Empfindungskraft und erhebt sich in einer wachsenden Liebe zum geistigen Leben, zur Religion und allgemein zu allen Menschen. Und diese größere Liebe zeigt an, dass bereits ein erstes, vielleicht nur geringes, aber doch ein erstes selbsteigenes Beurteilen und integrales Bewusstsein eingetreten ist. Und von diesem ersten integralen Bewusstsein entwickeln sich die sensitiven, weiteren Imaginationen (zum Begriff der Imagination im Folgenden besonders S. 191), die sogenannten Geisterkenntnisse.

Die Verbindung der Chakren für die Bewusstseinsentwicklung

Weiterhin entfaltet sich durch die wachsende, geistige Lebensschule langsam ein aufbauendes Bewusstsein mit sehr unterschiedlichen Fähigkeiten und künstlerischem Vermögen. Es ist dieses Bewusstsein aber ganz frei von Dogmen, und wir dürfen es niemals materialistisch sehen, denn sonst sehen wir es auf eine zu technische oder fixierte Weise. Es entwickeln sich vom Herzen ausgehend die neuen Energiezentren, die im unantastbaren Äther erwachen. Diese Energiezentren entwickeln sich unterschiedlich und manchmal paarweise. Es entwickelt sich das *maṇipūra-cakra* oder das dritte Zentrum, das Sonnengeflecht, meist in der Verbindung mit dem Kehlkopfzentrum, mit dem *viśuddha-cakra*. Es entsteht ein abstrakter Kreis, der beide Zentren miteinander verbindet. So verbindet sich – in einem abstrakten Bilde – ein unteres Zentrum über die Herzmitte hinweg mit einem oberen Zentrum, sodass direkt ein geschlossener Kreis entsteht. Der geschlossene Kreis ist das Sinnbild für Einheit und damit auch für das geistige Selbstwerden. Dieser erste Kreis, der sich entfaltet, würde dem Bewusstsein *manas* entsprechen, dem geistigen Selbst. Es ist der Kreis, den wir hier ganz frei nach einem Namen benennen, der Kreis der Versöhnung.

Der Begriff *manas*, Voraussetzungen für die Geistschulung

Die Entwicklung von *manas* auf niveauvoller Stufe ist die Voraussetzung für eine geistige Schulung.

Das Wort *manas* beschreibt im Allgemeinen den Vorgang des Denkens. In der Regel kann man von einem bereits entwickelten logischen Denken sprechen, das innerhalb der wägbaren Abläufe der Sinneserscheinungen der Welt seine Gültigkeit besitzt, und einem Denken, das die übersinnliche Wirklichkeit einbezieht und deshalb zu einer erweiterten Logik gelangt. Das Denken kennzeichnet sich immer durch Logik.

Zunächst aber kann der Begriff *manas* im einfachen Sinne auf alle Denkvorgänge, die im Sinne eines rein reflektierenden oder sogar rezeptierenden gedanklichen Tätigseins angewendet werden, seinen Gebrauch finden. Das sogenannte Auswendiglernen benötigt ebenfalls ein aktives und einigermaßen bewusst gehaltenes Denken.

Entwickelt aber der Aspirant nicht nur Reflexionen, sondern bewusste Vorstellungen, die er in logischer und zusammenhängender Folge gestaltet, erschafft er geordnete Bilder, die aufeinander abgestimmt sind, so gewinnt das *manas* seine angemessene Bedeutung.

Manas will nicht nur eine Aktivität in einem gewohnten anstrengungslosen Aufnehmen von Meinungen und Sinneseindrücken darlegen, sondern es will die wirkliche Aktivität der Erschaffung richtiger Vorstellungen beschreiben. Reflexion, Analyse, Vergleiche, Proportionen und logische Kontrolle führen zu der Kunst des *manas*.

Wenn der Aspirant auf einer ersten Stufe diese Kunst des Denkens als schöpferische Aktivität leistet, erlebt er eine lichte Freude und gewinnt in sich selbst eine natürliche Stabilität in der Psyche.

Grundsätzlich wäre die Entwicklung von *manas* für den heutigen Menschen von einer entscheidenden Bedeutung, damit er eine stabile Psyche für den gesamten Weg der Auseinandersetzung mit geistigen Inhalten gewinnt. Es ist fehlerhaft, wenn ein Aspirant die Stufe der Entwicklung zum *manas* aus Bequemlichkeit auslassen möchte und frühzeitig in mystische Erfahrungen eintauchen würde.

Rudolf Steiner bezeichnet das *manas* mit dem sogenannten Geistselbst. Die Verwirklichung von *manas* benannte er mit dem Begriff der *Imagination*.

manas *Bildhaft logisches, zusammenhängendes, geistvolles Denken*

buddhi *Inspiration*

ātman *Intuition*

Weiterhin kann sich ein zweites Paar, das *svādhiṣṭhāna-cakra*, das zweite Zentrum, in Verbindung mit dem *ājñā-cakra*, mit dem sechsten Zentrum entwickeln, und zusammen wieder einen Kreis bilden. Das ist der innere weibliche Kreis, der das innerste Wissen, das geheimnisvolle gnostische Wissen wiedergibt und der dem ganzen Leben ein zusammenhängendes Empfinden verleiht. Dieser Kreis ist weiter als der erste Kreis, denn das *svādhiṣṭhāna-cakra* liegt bereits relativ tief, und das *ājñā-cakra* im Kopf ist sehr hoch gelagert. So denken wir auf abstrakte Weise diese sensitive Verbindung von einer unteren Ebene mit einer oberen. Es ist dies der Kreis der Gnosis oder des weiblich empfindsamen Wissens. Dies ist der zweite Kreis.

Und es folgt nun in der Steigerung des Übens ein dritter abstrakter Kreis. Der dritte Kreis ist der weiteste und er beschreibt die höchste Entwicklungsstufe im menschlichen Leibe durch das vollkommene Erobern der physischen Leibesschichten. Es ist der Kreis der Liebe. Es ist das *mūlādhāra-cakra*, das ganz unten, am untersten Ende der Wirbelsäule liegt, und dies verbindet sich mit dem höchsten Zentrum, mit dem siebten, dem *sahasrāra-cakra*. Es verbindet sich also die unterste Wirbelsäule mit dem lichtesten Teil, der über dem Kopf am Scheitel sitzt. So verbindet sich die tiefste oder kompakteste Materie mit dem losgelösten, mehr freien Leben des Kronenzentrums.

Diese drei Kreise, die paarig die Zentren verbinden, sind ein wunderbares Sinnbild für *manas*, *buddhi* und *ātman*. *Ātman* ist der höchste oder der weiteste Kreis, *buddhi* ist das verbindende innerste Wissen im zweiten Kreis und *manas* der erste Kreis. Es ist relativ leicht zu verstehen, warum sich diese Zentren paarweise entfalten müssen. In der geistigen Schulung entfaltet oder entwickelt sich zunächst einmal die Herzmitte und somit ein erstes Einheitsempfinden zwischen Himmel und Erde. Mit diesem Einheitsempfinden legt sich ein selbstaktives Bewusstsein an. Es kommt eine goldene Sonne im Menschen zum Strahlen. Sie strahlt eine wirkliche Freude, eine wirkliche Seligkeit aus. Mit dieser Sonne entfalten sich diese Ströme zu den nächsten Zentren. Es entfaltet sich dann ein neues Denken, das Sinnbild für *manas* ist und als Imagination bezeichnet wird, und es muss sich ein neues Fühlen entwickeln, das für *buddhi*, für die weise Intelligenz ein Sinnbild ist. Schließlich muss sich der höchste Geist, *ātman*, entfalten für die höchste Selbstintuition, für die höchste reine Form der Liebe.

Die untersten drei Zentren symbolisieren von unten nach oben: den Willen, das Fühlen und das Denken. Das Denken liegt im Samen des *maṇipūra-cakra*, das Fühlen liegt im Keim des *svādhiṣṭhāna*-Zentrums, der Wille in der Uranlage des *mūlādhāra-cakra*. Und die oberen drei Bereiche stehen rein mit dem Seelenleben in Verbindung, mit dem Selbstbewusstsein. So verbinden sich diese Zentren miteinander auf harmonische Weise und prägen die Imagination oder das geistige Erkenntnisleben aus, prägen mit der Zeit dieses tiefere zusammenhängende Empfinden aus und prägen schließlich die innerste Willenskraft der Liebe aus.

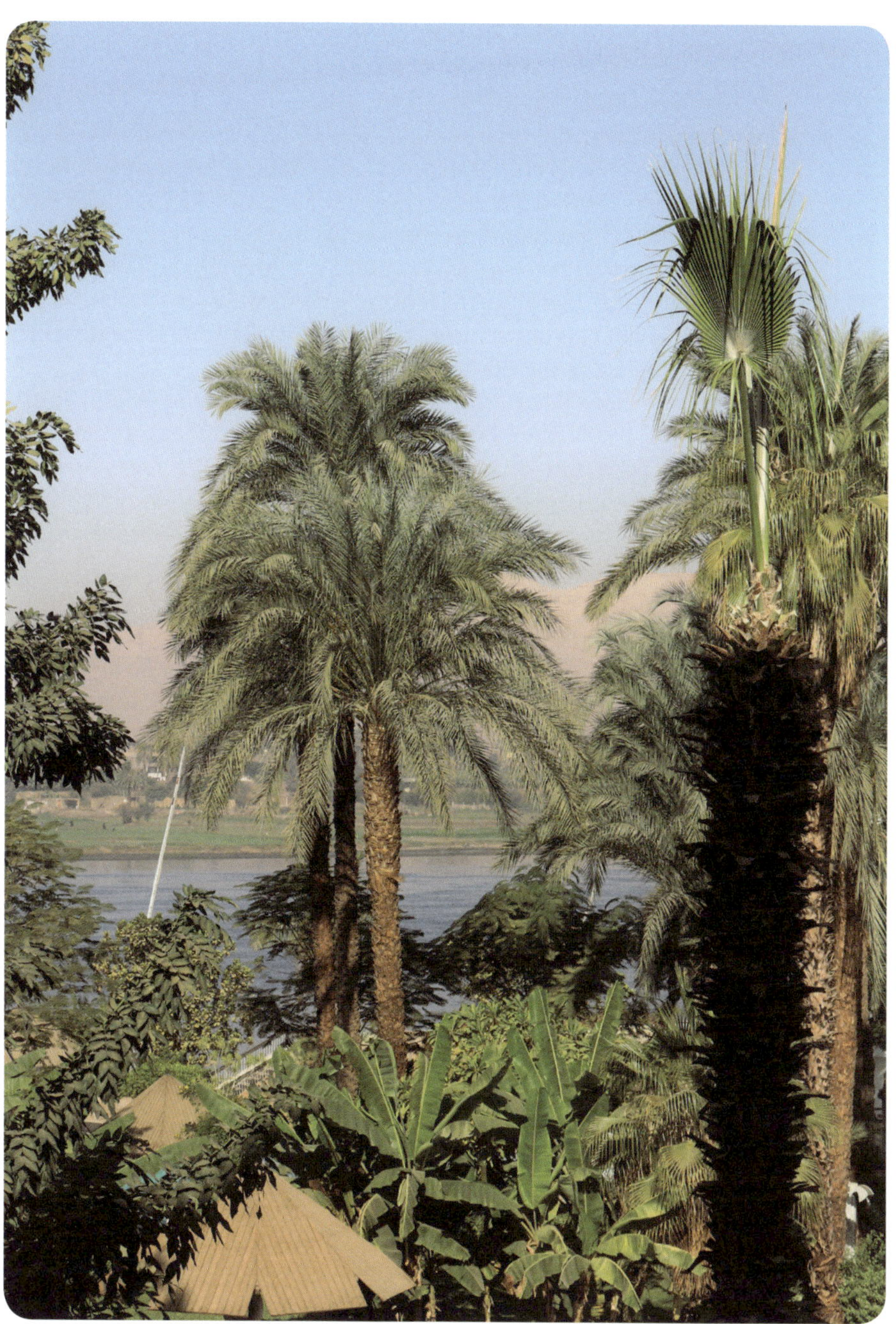

Die weiche Lichtsphäre des Engels wirkt aufnehmend und gewährt Schutz.

Das Sinnbild des Kreises

Das zentrale ätherische Licht der Spiritualität, die nicht auf einem *nirvāṇa*, einer Leere beruht, sondern das Denken, Fühlen und den Willen integrativ entwickelt, lässt sich am schönsten mit einem Kreis beschreiben. Und der Kreis ist wie ein seliger Reigen. Er ist wie ein seliger Reigen von himmlischen Geistwesen. Das Denken, das zur Erkenntnis gelangt, ist nicht mehr das übliche schlichtende, einteilende, abwägende, programmierende oder lineare Denken, und das Fühlen, das zur Reinheit und zu höherem Wahrheitsbewusstsein in der höheren, weisen Intelligenz, in der *buddhi,* gelangt, ist nicht mehr das herkömmliche körperabhängige, erregte, nach Befriedigung trachtende Gefühl. Und der Wille, der sich zur reinen Selbstintuition erhebt, ist nicht mehr der Wille, den der Mensch vitalerseits im Bedrängen und Forcieren durch seinen Körper zum Ausdruck bringt. Diese Kräfte werden verwandelt. Sie werden veredelt und es arbeiten hohe Geistwesen, die wie körperfrei für das geistige Auge sichtbar werden, an diesem Menschen im selbstempfangenden Bewusstsein.

Wir können uns also dieses Bild der Verwandlung lebendig vor die Innensicht rücken. Der erste selige Reigen findet statt, wenn wir den kleineren Kreis nehmen, durch die Wesen der Engel. Diejenige Kraft, die auch als Schutzengel bezeichnet wird, arbeitet im besonderen Maße über dem Haupt des Menschen. Der zweite Kreis wird durch die Wesen der Erzengel bestimmt und der dritte Kreis durch die Wesen der Archai, der Geister, die den Uranfang bringen und somit für die Selbstintuition des Willens verantwortlich sind. Es sind also verschiedene Engelswesen oder verschiedene Geistkräfte, die am Menschen arbeiten. Diese Engel arbeiten auf eine losgelöste und selbstempfangende Weise, unabhängig von der Körperwelt. Das ist das Wunderbare und das Bedeutungsvolle. Diese wundersame Entfaltung und damit nahezu kindlich märchenhafte Himmelswelt kommt also auf ganz körperfreie Weise zustande. Der Atem löst sich von den Zugriffen des Bewusstseins. Der Blutkreislauf löst sich von den vital-emotionalen Bindungen, das ganze Weben und Kräftewirken im Körper löst sich von den Bedrängnissen der schweren Begierde. Der Ursprungsort dieser himmlischen Wesen liegt in der geistigen Welt, die höher ist als die grobstoffliche, und von dort strahlen sie in den Körper, in den Blutkreislauf und in den Atem hinein. Das Kräftewirken ist aber in sich ein freies und somit ein vollkommen vom alten, belasteten, körperlichen Leben unabhängiges Wirken.

Das Wirken der Engelwesen arbeitet in diesem seligen Reigen des ersten Kreises. Das Wirken der Erzengel arbeitet im zweiten Kreise in einem faszinierenden und glückseligen Spiel. Und ebenfalls arbeiten die Geister des Urbeginns, die höchste Mächte sind und den Willen betreffen, die Archai-Mächte, in diesem höchsten Kreis

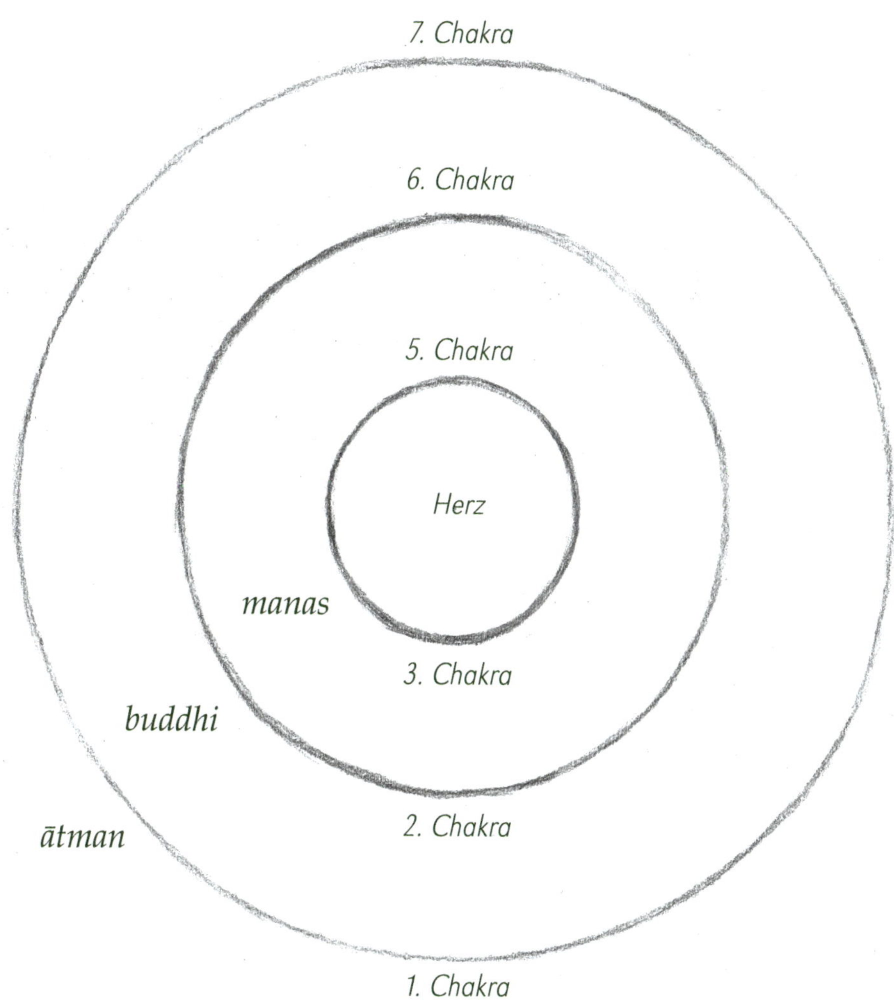

Ein oberes Zentrum verbindet sich in analoger Folge mit einem unteren.

und bestimmen schließlich den unsichtbaren Reigen, der den Menschen umschließt und umgibt. Und dieses selige Feld im Reigen der Engel, Erzengel oder Archai, das der Mensch ausstrahlt, wenn diese Kreise ins Schwingen kommen, hat natürlich eine ganz besondere Bedeutung nach außen. Die erdlosgelöste Musik der Spiritualität strahlt ohne ein besonders willentliches Erklären, Beschwichtigen, Missionieren oder Überzeugen weit in die Umgebung hinein. Selbstverwirklichung ist deshalb ganz automatisch eine Verwirklichung der Umgebung und der Mensch bildet nur einen Mittelpunkt und einen Ankerpunkt für diese Selbstverwirklichung. Aber das Selbst in seinem gewählten Kreise verwirklicht sich in einem viel weiteren und größeren Umfang. Es arbeiten himmlische Mächte, die die ganze Umgebung auf eine neue und weitere Basis der Entwicklung führen. Aus diesem Grunde ist jegliche fixierte missionarische Tätigkeit oder das Sprechen von passiven Credos unsinnig.

Das Herz und die weitere Ausstrahlung in der Entwicklung des Menschen

Wenn sich das Herz entfaltet, so strahlt bereits durch den Menschen ein gewisses seliges Empfinden auf die Umgebung aus. Aber mit dem Herz strahlt es noch relativ undifferenziert, ohne höhere Geistbegabungen aus. Mit der Entwicklung des ersten Kreises, mit der Entwicklung der Imagination wird die personale Umgebung belebt. Die Familie, der Freundeskreis, die Verwandten oder auch die Kameraden und die Kollegen, die sich im Umkreis bewegen, werden von dieser Entwicklung betroffen. Durch die Entwicklung des ersten Kreises, durch das Schwingen und Arbeiten der Engelsmächte, die ganz geheimnisvoll, unsichtbar ihr intelligentes, dynamisches Bewusstsein ausströmen, entsteht eine Weite und Lebendigkeit im Wachsein der Umgebung. Es mag damit durchaus Widerstreit kommen und manche Disharmonien aufgewühlt werden, da die Umgebung manche Bindung und Fixierungen nicht mehr halten kann. Aber es strahlt das geborene Bewusstsein in einer gedanklichen Freiheit auf die Umgebung. Eine unsichtbare, rhythmische Dynamik tritt in den Aktionsradius. Der Geist mit seiner ihm eigenen, weisen Intelligenz, getragen bereits aus einem ersten Ich des Menschen, entfaltet sich durch den freigewordenen Gedanken auf immer weiter werdenden, ausstrahlenden und expandierenden Ebenen.

Es ist eine versöhnende Bewegung mit dieser Entwicklung zur Imagination verbunden, und sie findet eine Steigerung, wenn die Inspiration oder das zusammenhängende Wissen berührt wird, das das innerste heilende Wissen, das Wahrheitsbewusstsein darstellt und das schließlich durch die Erzengel in einem lebendigen Weben vollbracht wird. Die heilende Substanz im zentrierten Äther, die durch die Erzengel wachgerufen wird, strahlt somit auf eine glückselige und erlösende Weise

Der Begriff *buddhi* ist primär nicht abgeleitet von dem bekannten Buddha, dem Erleuchteten, auf den die große Religion des Buddhismus folgte, sondern es ist umgekehrt. Das Wort *buddhi* liegt etymologisch dem Namen Buddha zugrunde.

Im Allgemeinen bildet die *buddhi* das bereits entwickelte Denken mit Unterscheidungskraft, Urteilsvermögen, tiefgründiger Intelligenz und erschließt Einsichten in die geistige Welt. Es ist ein Glied des menschlichen entwickelten Bewusstseins auf dem Weg zur geistigen Integrität und Vollkommenheit.

Während *manas* das obere und erste Instrument des Bewusstseins darstellt, bildet die *buddhi* die nächstfolgende Stufe und erobert mit seinem tiefgreifenden Urteilsvermögen das menschliche Empfindungspotenzial. Es wäre deshalb für den Begriff keine ausreichende Erklärung gegeben, wenn man diese Stufe, die heute gerne mit Vernunft übersetzt wird, lediglich dem Intellekt zuschreiben würde, denn die unterscheidende Intelligenz, die sich im Laufe der verschiedenen geistigen Entwicklungsstufen ausprägt, bewegt sich nicht nur im Verstande, sondern steigt bis tief in das Gemüt und Gefühlsleben hinab. Die unterscheidende Intelligenz erlebt derjenige, der die Erfahrungen kennt, als tiefgreifende Wahrheitsgefühle und ungetrübte Wahrheitswahrnehmungen in seinem soliden Inneren.

Indem die *buddhi* das mittlere Glied zwischen oben und unten, zwischen *manas* und *ātman* oder zwischen dem Denken und dem Willen darstellt, vermittelt es eine Art harmonische Verbindung. Je mehr der Aspirant auf seinem Weg der Entwicklung Wahrheitsgefühle und Wahrheitsempfindungen ausprägt, desto mehr wird die Intelligenz des Menschen ein effektiver Teil des individuellen Menschseins.

Nicht nur auf dem Wege der Spiritualität entwickeln sich Wahrheitsempfindungen und eine unterscheidende tiefgreifende Intelligenz. In jedem Beruf, wie beispielsweise im ärztlichen Bereich, kann der sich Übende eine hohe unterscheidende Intelligenz ausprägen und mithilfe dieser eine weitreichende Diagnostik und ein besseres Therapiekonzept entwickeln.

Die Entfaltung der *buddhi* führt zu einer warmherzigen empfindungsfreudigen Ausstrahlung des Menschen. Rudolf Steiner bezeichnet die *buddhi* mit dem Begriff des Lebensgeistes und benennt dessen Verwirklichung mit *Inspiration*.

manas *Imagination*

buddhi *Aus dem unterscheidenden Denken entsteht ein tiefgründiges Wahrheitsgefühl.*

ātman *Intuition*

in die Umgebung aus. Es wird die Umgebung mit Ätherkräften und mit Heilung durchdrungen. Es ist so tief, dieses Ausstrahlen der Erzengel, dass tatsächlich, wer sensitiv ist, dieses unmittelbar in der Umgebung spüren kann. Wohin dieser Mensch sich bewegt, dort wird sich tatsächlich die Natur heilsam verändern. Es werden die äußeren Gegenstände ruhiger und besänftigt, es wird sich das Umfeld auf ganz faszinierende, aber dennoch unsichtbare und geheimnisvolle Weise reinigen.

Am größten ist die Bewegung, die aus dem überragenden weiten Kreis des untersten und obersten Zentrums entsteht, der die irdische Materie vollkommen mit dem höchsten Licht durchdringt. Dieses Wirken ist einzigartig und erweckt unmittelbar ein polares Spannungsfeld in der Umgebung, da hier der Wille in seiner Immanenz und somit das Ich-Erleben am deutlichsten betroffen ist. Und es wird auch die Umgebung durch das Wirken der Archai stark verändert. Über das menschliche verwandelte Bewusstsein wird diese Umgebung mit einem transzendenten, höchsten Licht begleitet, mit einem Bewusstsein der Immanenz des Geistes und seiner Unmittelbarkeit. Es kommt in der Umgebung zu der Entfaltung von immer größerer Liebe in der intuitiv einenden Selbstkraft. Die Wirkung des *ātman*, die Wirkung des kosmischen Kreises, des höchsten Kreises, bringt eine erweiterte Dimension der Selbstentwicklung und somit ein polares Spannungsfeld. Der Wirkungsbereich ist weit, weil die ganze Umgebung darauf reagiert. Selbst der, der nicht an geistiger Entwicklung interessiert ist, reagiert in irgendeiner Form mit dem Bewusstsein auf die Ausstrahlung, und es erschließt dieser weite Kreis einen enormen Aktionsradius. Es kommt auf der einen Seite eine machtvolle Gegnerschaft in Bewegung, und auf der anderen Seite erglüht innigste Liebe. Das Negative wühlt sich auf, und das Positive kommt ebenfalls zur Entfaltung. Es kommen beide Kräfte zur Entfaltung, weil beide Kräfte schließlich von diesem Impuls eine wirkliche Wahrheitsidentität erhalten.

Das Geheimnis ist es, auf die Imaginationen zu vertrauen und in ihnen gedanklich ausdauernd zu bleiben. Die irdischen Stilformen können diese lichte Welt des Gedankens beeinflussen und dadurch tausendfache Verzerrungen hervorrufen. Die Imagination ist aber frei, und bleibt das Vertrauen in diese Freiheit, so wirkt sie uneingeschränkt und führt sicher zum Erfolg oder Ziel. Man lasse sich in keinster Weise in die Welt hineinfallen und sich von derjenigen Logik, die in ihr lebt, von den Geistimaginationen abdrängen.

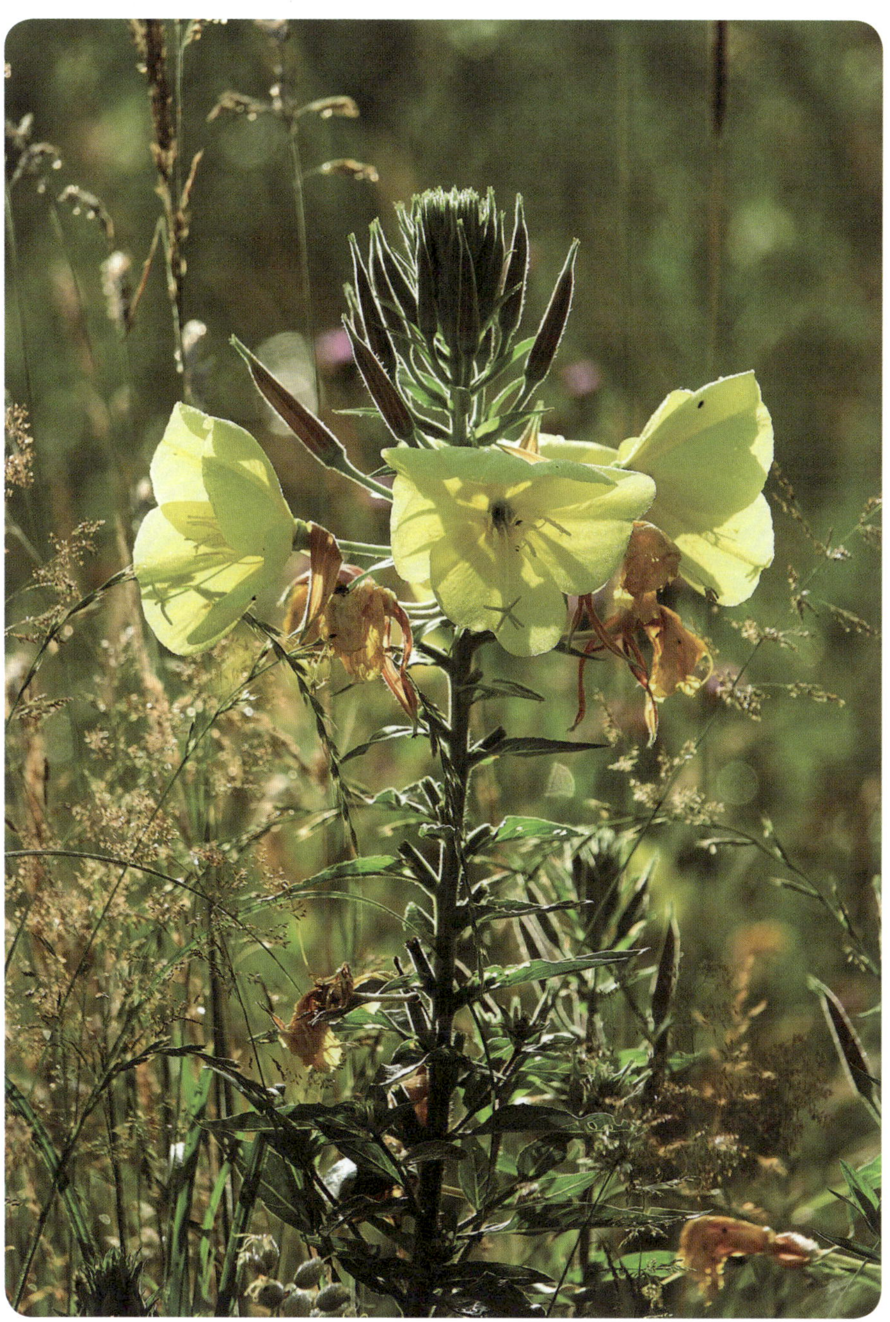

Das Licht erstrahlt wie aus sich selbst heraus.

Die spirituelle Entwicklung braucht mehr als Askese

Die Liebe wird durch ihre eigene Hingabe und durch ihre wiederholte, ausdauernde Erkenntnissuche das Schöpfgefäß des menschlichen Bewusstseins von innen heraus erfüllen. Bei den meisten gewöhnlichen Menschen sind aber das Denken, das Fühlen und der Wille in dieser Hinsicht begrenzt und vermögen durch Mangel an Schulung nicht über diese Schwelle zur geistigen Welt, zu der versöhnenden Einigkeit, hinüberzuschreiten. Die irdischen Begehrensformen werden aber auf rechte Weise zurückweichen. Das willentliche, zu forcierte Zurückdrängen von Begehrensmustern wird gerne im Yoga und spirituellen Disziplinen praktiziert. Aber gerade hier erscheint schon das größte Problem, denn eine vollkommene Entsagung bringt eine Art Exkarniertsein gegenüber dem weltlichen Dasein und somit eine Art zu starke Ideenflucht. Diese jedoch ist unbrauchbar für die seelisch-geistige Entwicklung. Vollkommene Entsagung war oftmals für die älteren Geistschüler in früheren Zeiten angesagt. Aber diese vollkommene Entsagung ist nicht gerade das geeignete Mittel zum Fortschritt in einer integralen Geistschulung. Es muss auf richtige Weise die vollkommene Entsagung gelernt werden, und es müssen das Denken, das Fühlen und der Wille in der veredelten Gesinnung neu erwachen, damit das Schöpfgefäß des Leibes mit den Gliedern, Geistorganen und Sinnen aus den konkreten und reinen Gedankenebenen gefüllt werden kann. Eine kleine Geschichte kann einmal den alten Weg der Askese verdeutlichen:

Es war am Fluss des Ganges. Es hielt sich dort ein Asket auf – in Indien sind die Asketen keine Seltenheit. Er hatte seine Bettelschale und seine notwendigste Kleidung. (In Indien benötigt man nicht unbedingt so viel Hab und Gut, weil ohnehin tagsüber die Sonne scheint und der Winter nicht einkehrt.) So hielt er sich dort auf und ging mit seiner Bettelschale zum Betteln und widmete sich schließlich dem Gebet und trank das Wasser vom heiligen Fluss des Ganges. Er fand einen schönen Stein inmitten der Fluten. Dieser schöne Stein war gerade richtig als Meditationsplatz. Er konnte dort seinen Lotussitz machen und konnte wunderbar im stillen Strömen des Ganges meditieren. Es eignete sich dieser Platz auch auf beste Weise zum Einnehmen der Mahlzeiten. So pflegte er dort zu meditieren, dort zu schlafen und dort zu essen. Als er eines Tages vom Betteln zurückkam und sich gerade eine schöne Mahlzeit vorstellte, war der Stein besetzt. Auf dem Stein saß tatsächlich ein anderer. Dieser meditierte dort. Da sagte er: „Jetzt geh herunter von meinem Stein, denn das ist meiner." Der andere war auch ein Asket, ein recht gelehrter, weiser Asket, und er sagte: „Was ist mein und was ist dein? Bist du ein Asket oder bist du ein Scharlatan?" Er unterwies ihn schließlich, dass dieser Stein für jeden da sei, und dass er sich an diesen Stein bereits gebunden habe. Und da er sich gebunden habe, belehrte ihn der Asket, sei sein Fortschritt in der spirituellen Entwicklung in Gefahr. Der Asket, der deprimiert

Die Unterscheidung zwischen freiem Gedankenaufbau und Willenszwang

Die Entwicklung des Herzzentrums erfordert eine sehr sorgfältige Bewusstseinsarbeit für die Unterschiede in der Willensdetermination. Das Ideal, das der Mensch erstrebt, sollte für den Willen frei verfügbar und für das Denken objektiv betrachtbar sein.

Wenn der Mensch in Sorge gerät und beispielsweise sich in Nöten befindet, krank wird und kein Geld auf dem Bankkonto hat, so wird unmittelbar die Reaktion seines Willens wie eine Art Überlebenstrieb einsetzen und er wird nahezu wie instinktiv danach trachten, dem Problem eine Abhilfe zu leisten. Die Nöte motivieren untergründig die Willensenergien und fixieren das Bewusstsein auf das Ziel der Wiederherstellung eines sorgenfreien Zustandes. Innerhalb dieser Konditionen kann sich die menschliche Schöpferkraft nicht frei auf Ideale zu bewegen und der Einzelne wird wie vom Geiste abgeschirmt.

Wie häufig spricht der Mensch jene Worte: „Wenn ich meine Probleme gelöst habe, kann ich mich wieder um geistige Schulung bemühen." Der Irrtum, der sich in diesem Satz ausdrückt, ergreift mit einer intensiv versuchenden Gestik sehr schnell den Menschen. Das Problem fesselt die Willensenergie in die Subjektivität der Emotionen und Unfreiheit. Für die Entfaltung des Herzens ist es wichtig, dass sich das Bewusstsein von diesem Problemglauben mit all seinen angstberauschenden Einflüsterungen rechtzeitig frei machen kann und inhaltlich mit konkreten Gedanken auf ein Objekt zugeht. Wer geistige Schulung absolvieren möchte, muss die Kraft zur freien objektiven Zielsetzung aufbringen und Probleme auf die sekundäre Bank des Lebens zurückstellen lernen.

Wenn eine Gliedmaße des Körpers krank ist, so fehlt sie dem Menschen und instinktiv möchte er so schnell wie möglich diese für eine gesunde Konditionierung wiedergewinnen. Ein Kreislauf, der den Körper mit seinen Gemütskräften an die Vergangenheit und an das Problem bindet, tritt unweigerlich in Erscheinung. Welches Objekt steht jedoch in der Mitte der Zielorientierung? Es ist das Problem, jedoch nicht ein reales Ideal oder ein erstrebenswertes freies Ziel, das den Menschen leitet.

Die Ziele und Ideale sollte der Mensch trotz der häufigen Nöte und Sorgen, die auf ihm lasten, auf freie und möglichst entschiedene Weise formulieren. Für diese Disziplin ist die Erstellung eines Tageskonzeptes mit einer progressiven Hinwendung zu besten und objektiv vertretbaren Zielen sehr wichtig (siehe dazu Seite 245, Praktische Schritte zum Tageskonzept).

Sorge bleibt in sich selbst gefangen

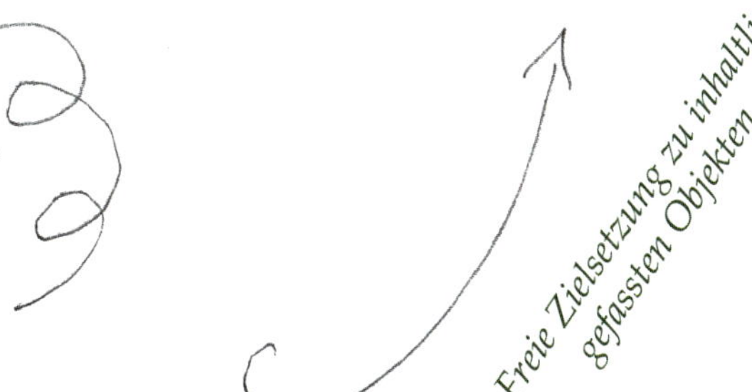

dieses Ereignis beobachten musste und die Unterweisungen empfing, bedankte sich für diese lehrreichen Inhalte und ging hinweg, denn er war der Einsicht gerecht geworden. Er hatte sich an den Stein gebunden.

Diese Geschichte zeigt, dass man selbst unter jenen extremen asketischen Bedingungen psychische Abhängigkeiten schafft. Selbst unter Voraussetzungen der Weltentsagung und Askese schafft man sich doch noch eine Bindung, wenn es auch nur zu einem Stein im Fluss ist. Aber man schafft sich noch eine Bindung und wird vielleicht doch insgeheim einen Anspruch für sein eigenes Leben erheben. Die Bindung ist nicht eine materielle Tatsache, sondern eine psychische.

Der Aspirant muss auf dem geistigen Entwicklungsweg eine sehr klare, differenzierte Anschauung ausbilden von einer rechten, zeitgemäßen Form der Askese. Er darf nicht mehr an menschlichen Gefühlen und psychischen Abhängigkeiten haften, er darf nicht mehr dogmatisch an ethischen Prinzipien festhalten, denn selbst die ethischen Prinzipien kann der Mensch tatsächlich zu einer gebundenen Moral erheben, und wenn sie zu einer gebundenen Formel werden, sind sie ein Hindernis auf dem integralen Pfad der Verwirklichung. So kann selbst das Gute der menschlichen Werte infolge seines psychischen Bindungscharakters tatsächlich auch zu einem Hindernis in der geistigen Entwicklung werden. Alle inneren, nicht äußeren Abhängigkeiten müssen losgelassen werden. Es muss der Mensch auf seinem Pfade der Verwirklichung eines höheren Denkens, Fühlens und Wollens, auf dem Pfad der reinen Selbstverwirklichung, seinen Mantel des eigenen psychischen Abhängigseins ausziehen, manchmal sogar radikal ausziehen, und er muss sogar die Schuhe allen Wahrheitsdogmatismus noch von sich werfen, wenn er sich daran ein Lebensrecht eingeräumt hat.

Praktische Wege zur Verwirklichung

Es stellt sich praktisch für uns die Frage, wie kann der rechte Impuls erfolgen, damit einmal das Herz zur Entfaltung kommt? Und wie kann der rechte Impuls erfolgen, damit dieses erste Bewusstsein, dieses erste Erkenntnisleben, zu einem erhöhten, strahlkräftigen Schwingungsfeld kommt, damit sich der erste Kreis schließt zwischen dem *maṇipūra-cakra* und dem *viśuddha-cakra*, zwischen dem mehr zentralen Bereich des Bewusstseins und dem mehr sensitiven Gewahrsein im ersten Ich-Bewusstsein, im ersten Selbstbewusstsein? Wie kann sich dieser Kreis harmonisch schließen, und wie kann sich der nächste Kreis entfalten? Es stellt sich die Frage schließlich, ob der gesamte Entfaltungsprozess genau der Reihenfolge nach stattfinden muss. Muss er genau vom ersten zum zweiten Kreis und schließlich zum dritten Kreis kommen? Muss er genau von der Imagination, von *manas*, zur Inspiration, zu *buddhi*, und von

Etymologisch leitet sich der Begriff Atem von *ātman* ab und *ātman* bedeutet so viel wie Hauch oder höchste Seele. Es ist das höchste geistig kosmische Wesen im Menschsein, das keimhaft im Inneren gegründet ist und auf eine weite und große Entwicklung wartet. Vielfach versteht man heute unter *ātman* durchaus das realisierte Selbst und bezieht es auf die individuelle, geschaffene Wirklichkeit. In den *Upaniṣad*, den frühen Schriften der indischen Philosophie, bezieht sich der Begriff auf die Einzelseele, die jedoch nicht von der Weltenseele oder Allseele getrennt werden kann.

Shankara, der indische Philosoph, sprach von *ātman*, das gleich *brahman* ist, und definierte dadurch die verwirklichte individuelle Seele zugleich wie die Weltenseele im Sinne von *brahman*.

Durch die Unterscheidung von einem Denken, einem Fühlen und einem Willen lässt sich die Dimension des *ātman* erahnen. Der Wille selbst bildet die tiefste Seelenkraft und der erste Funke des *ātman*, des Selbst, gelangt in die Geburt, wenn diese Seelenkraft nicht nur in kleinlicher Eigenmächtigkeit handelt, sondern mit dem vollreifen Wissen der universalen Intelligenz und dem Mut zu höchster Moralität. Der Wille des Menschen gelangt zur Universalität, er wird Weltenwille und Weltenkraft.

Die Geheimnisse des menschlichen Willens sind vielseitig und tiefgründig. Für den, der nach einer geistigen Verwirklichung strebt, stellt sich die Frage, ob das persönlich getätigte Wollen mit den Mitmenschen und den höheren Gesetzen der geistigen Welten vereinbar ist oder ob dieses ein isoliertes egohaftes Begehren darstellt. Der Wille des Menschen benötigt zu seiner universalen und moralisch gut gegründeten Entfaltung einen langjährigen Verwirklichungsweg, der vom Denken ausgehend seine Initiation nimmt und schließlich das gesamte Bewusstsein wie auch Unbewusste des Menschen erobert. Die Willensverhältnisse des Menschen sind in der Regel unbewusst und müssen deshalb in stufenweiser Verwirklichung durch das Bewusstsein erobert werden.

Rudolf Steiner bezeichnete den *ātman* als den Geist des Menschen, als jenen, der vollkommen durch den Geist transformiert ist und deshalb in Gestik und Ausdruck die höchste Moralität demonstriert. Er verwendete des Weiteren den Begriff der ***Intuition*** für diese Stufe der Willensverwirklichung.

manas *Imagination*

buddhi *Inspiration*

ātman *Der Wille wird zur innersten Moralität und Intuition, der Wille wird kosmische Weltenkraft.*

dort aus zur Intuition, zu *ātman*, kommen? Muss er ganz genau diese Reihenfolge in sich tragen? Die Frage lässt sich nicht klar und deutlich beantworten: Ein Bewusstsein in der Herzmitte, voll von Achtung gegenüber allem, wird immer am Anfang stehen, denn vom Herzen aus kommt das neue Ich als eine geistige und irdische Lebensstellung oder Standposition in die Geburt und durchdringt schließlich die neuen Ebenen, die angelegt sind und darauf warten, in die Ausstrahlung zu gelangen. Aber wie dieser Prozess stattfindet, ist immer geheimnisvoll und individuell unterschiedlich. Es wird hier keine vorgegebene Regel geben, die man auf klare, technische Weise aufstellen kann. Es kann durchaus möglich sein, dass der erste Kreis gar nicht so richtig zur Entfaltung kommt, und der zweite Kreis in das Entwicklungsfeld rückt, und sich somit ein ganz feines, erhabenes und gnostisches Wissen im Menschen kundtut, und seine Erkenntniskraft und seine Bewusstheit dennoch aber gar nicht so deutlich in den Vordergrund treten. Dann entsteht ein Empfindungswissen, das jedoch sehr schwer integrativ wirken kann. Oder es ist sogar denkbar, dass sich der dritte Kreis entfaltet und die ersten beiden Kreise nicht besonders charakteristisch offen strahlen, dass sich die Selbstintuition, die reine, erlösende und heilige Liebe sogar stärker aufwallt und stärker in ein strahlendes Licht gelangt, als die oberen Kreise, die durchaus noch in dem Bereich des noch Greifbaren liegen. Jeder Mensch besitzt hier sein eigenes, plastisches Entwicklungsfeld. Es sind jedoch Defizite in der integralen Entwicklung gegeben, wenn die primären Bewusstseinsschritte nicht richtig aktiviert sind.

Es ist wohl diese Neuschöpfung des Bewusstseins, die einem innersten esoterischen Christentum entspricht, deshalb eine große Schwierigkeit, weil sich der Mensch nicht einmal mehr auf die humanistisch ethischen Gesetze auf die allgemeingültig interpretierte Weise verlassen kann. Denn selbst die natürlichen Gesetze, die zehn Gebote, die Weisungen der Schriften, die tiefen Weisungen der Heiligen und Eingeweihten, vermögen hier keine immergültigen Interpretationen zu geben, sondern sie mögen in ihrem Sinn selbst erforscht werden. Das individuelle Gesetz ist immer eine subtile und ganz eigenständige Neuerfahrung, und so erweist es sich, dass auf dieser Erkenntnissuche der Mensch vollkommen allein ist, gleichsam wie in der Wüste. Er bildet sein Gewissen nicht durch Dogmen sondern durch unmittelbare Beobachtung, Erfahrung und Auseinandersetzung. Er kann einem fremden Ich, einem von außen auferlegten Gesetz oder Gebot oder den Regeln, die ein Lehrer vorgibt, nicht mehr ohne eigene, innere Standposition blindlings folgen. Es steht dies auch so wunderbar in der Bhagavad Gītā beschrieben. Es heißt da im letzten Kapitel, im 18. Kapitel: „Arjuna, gib dich mir allein völlig hin, opfere dich für mich auf, neige dich vor mir und komm ganz allein zu mir!“ Das spricht Krishna, der sogenannte höchste Herr, das höchste Selbst, zu Arjuna, zu der individuellen Seele. Und er spricht weiterhin dann die Worte: „Nimm Abstand nun von allen *dharmāḥ*, von allen Gesetzen und komm zu mir allein, denn ich werde dich von den letzten Sünden befreien. Nimm von allen Gesetzen Abstand. Verlass dich nicht mehr auf die Gesetze, sondern komm

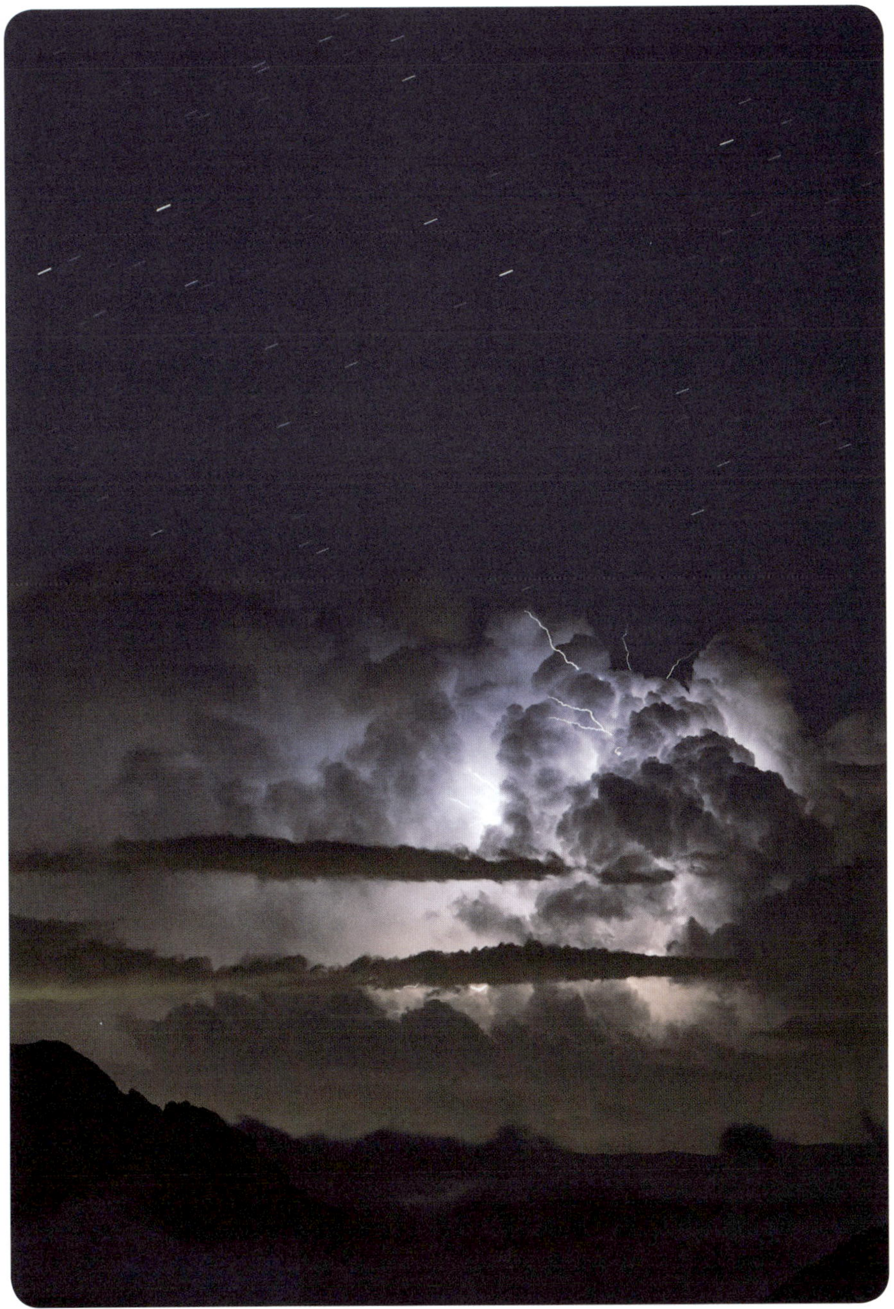

Die reine Kraftsphäre der Archai spiegelt sich im Blitz.

zu mir allein." Die Worte im Gespräch zwischen Krishna und Arjuna erscheinen personifiziert. Mit der Figur Krishna ist der reine Gedanke gemeint und mit Arjuna die suchende Seele. Das Vertrauen und die Zuflucht erfolgt zu diesen reinen Gedanken. Der Aspirant muss sich auf diesem Weg um die Wahrheit und das Erkennen eines reinen Gedankens in allen verschiedenen Fällen des Lebens bemühen.

Der Aspirant, der diesen Meditations- und Individuationspfad zum Erkennen des Gedankens beschreitet, wird sich nicht unbedingt leicht tun und er wird Tage der Verzweiflung und Nöte erleben, aber er wird auch Licht und Seligkeit empfinden. Er wird sich vielfach unsicher fortbewegen wie in einem fremden Raum, wie in fremder Materie. Aber ganz langsam lernt er, sich auf rechte Weise in seinem bewertenden Denken zurückzuhalten, in seinem Fühlen zurückzuhalten und auch im Handeln auf rechte Weise sich zu besinnen und besonnen die Handlung vollbringen. Er lernt dies. Er lernt dies durch die tausendfachen Verstrickungen des Bewusstseins hindurch kennen, und so lernt er, wenn er fleißig und eifrig ist, sich im Kreise dieses ersten seligen Reigens zu bewegen. Und je mehr er sich in diesen Gedankenebenen seines eigenen Bewusstseins und des allgemeinen, selbstempfangenden Bewusstseins wirklich fortzubewegen lernt, um so mehr kommt die Führungskraft, die dem Yoga entspricht, das Ich oder die Selbstkraft, ins Leben. Man kann dieses Bewegen etwa bezeichnen mit einer Art Konzentration. Es ist die Konzentration bildhaft zu verstehen wie ein wirkliches Gewahrsein und Beobachten der Gedanken. Die Erkenntnis formt sich aus dem Wirken der Engelsmächte heraus und aus dem Wirken der Erzengelsmächte, während die Seele schweigend die Bewegung des Geistes oder der Gedanken beobachtet. Die Seele ist Zuschauer, jedoch hochaktiv, und sie wird so stark in der Konzentration erlebt, dass eben unmittelbar ein Auge gegeben ist, dass man den Engelsmächten oder den Erzengeln zuschaut und unmittelbar somit den heiligen Reigen in seinem formenden Ausgestalten beobachtet. Aber dieses Schauen ist nicht ein physisches Schauen, sondern es ist wie ein Schauen aus einer Freiheit und es entspringt wie aus dem Gesicht des Engels selbst. Die Bewegungen der Weltenmächte stehen somit vor dem Auge. Wenn diese hohe Konzentration und Wachheit möglich ist, wenn diese ausdauernde Sonnenkraft gegeben ist, kann natürlich der Einzelne sich auch in dieser Welt fortbewegen und er kann sie lenken und leiten. Er kann in diese Welt hineingreifen und er kann den Menschen heilen. Er kann einem anderen Menschen helfen, da er diese Bewegung sieht, und wenn er diese Bewegung sieht, wird er dieser Bewegung auch den rechten Impuls geben können. Er wird wissen, wann er diesen rechten Impuls geben kann und wird beurteilen, wann eine Heilung möglich ist, und wann die Heilung vielleicht noch nicht eintreten kann oder unter den Umständen nicht stattfinden kann. Die Selbstkraft erschafft eine reine Offenbarung der Konzentration, und sie beruht auf einer innersten Stärke, die sich im Schöpfgefäß des Leibes und in den Geistorganen entfaltet.

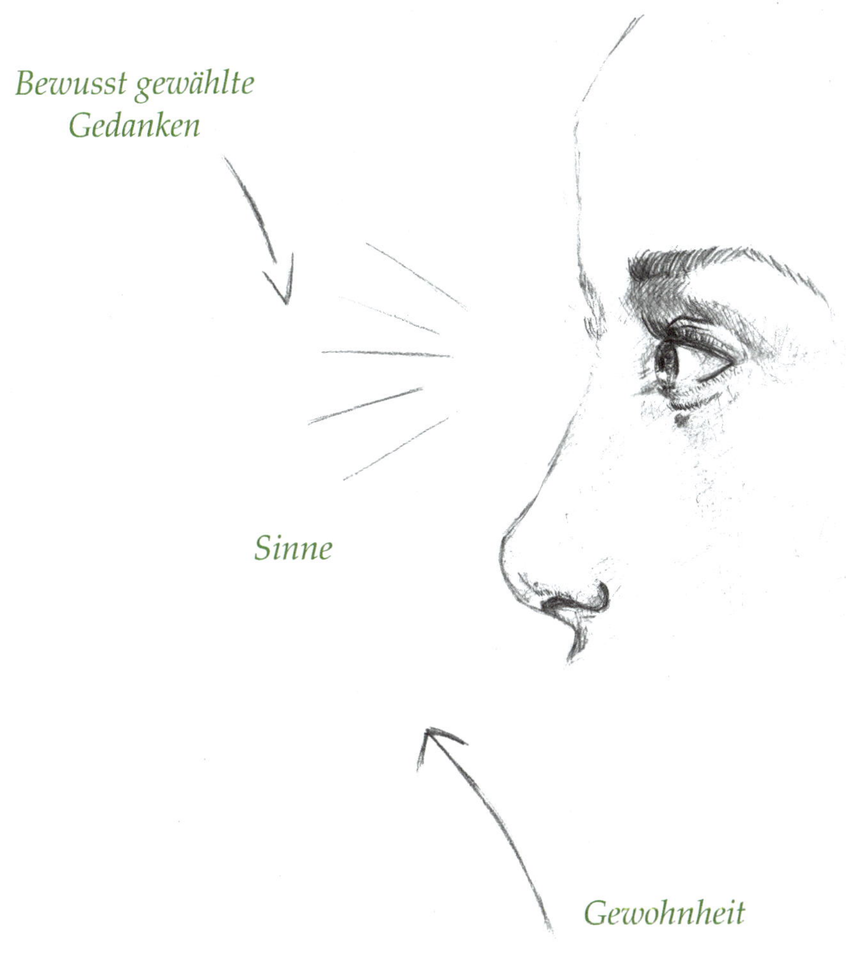

Unterschiede im Sinnesvorgang:
Ein Sinnesvorgang, der durch einen konkreten Gedanken geleitet wird, befreit die Augen, während der automatisierte durch Begehren oder Gewohnheit gelenkte Sinnesprozess feinste Schattierungen erzeugt.

Unermesslich erscheint dieser Weg der geistigen Entwicklung, der hier in seiner speziellen Form mit dem seligen Reigen der drei Kreise beschrieben wird, und der ein Ausdruck für die schöpferische Imagination, schöpferische Inspiration und für die höchste Intuition ist. Das Leben auf der Erde, das jeder einzelne Bürger aus den Fügungen seines *karma* oder seines individuellen Willens erhält, bedeutet sehr viel. Das Werk, das durch die Inkarnation einer Seele im Leibe vollbracht wird, ist einzigartig und kann zu umfassenden Werten führen. Wir könnten vielleicht gemäß dem gewöhnlichen Denken uns die Kreise der seligen Reigen, die ein Ausdruck für die erwachende Spiritualität sind, als ein ausschließliches, auf den Körper und auf die Psyche bezogenes Strahlen vorstellen. Wir könnten etwa den Wirkungsbereich auf die enge, lokale Position des Einzelnen bezogen definieren und dabei übersehen, dass es sich bei den Blüten der schöpferischen Imagination, Inspiration oder Intuition um unendliche Geistbewegungen handelt, die wie in einem erdachten Himmel über einer ganzen Menschengruppe ein befreiendes Licht aussenden. Die Entwicklung des einzelnen Menschen auf der Erde führt andere und das eigene persönliche Wesen zu einer wachsenden Freiheit und lichteren Ausstrahlung.

Der Begriff Substanzialität der Seele

Die moderne Psychologie verneint nach Volker Gadenne die Substanzialität der Seele, sie bejaht lediglich das Vorhandensein von „inneren Erfahrungen". Würde man von dieser Definition ausgehen, so bliebe die Seele eine Abstraktion und die Erfahrungen wären ebenfalls ohne Grundlage eine begrenzte Angelegenheit der Subjektivität. (siehe Anmerk. S. 250)

Anders ist es, wenn man angesichts der vielen verschiedenen Gefühlsregungen, Lernschritte und unwillkürlichen Antriebe von einem astralischen, d. h. aus Planetenlichtsubstanz gewobenen, metaphysischen Leib spricht. Während des irdischen Daseins lebt sich die Seele in einen Körper hinein, aber sie bleibt nicht auf diesen allein beschränkt, denn sie verweilt dennoch gemäß ihrer Seinsnatur als Bürger des Sonnen- und Sternendaseins. Die spezifischen Ausschnitte und Offenbarungen, die sie über einen Körper annimmt, geben dem Menschen eine lebenslange Aufgabe, die er zu entziffern versucht und die er vermutlich nur bis zu einem ganz geringen Teil erfassen und lösen kann.

Die Werte aus *manas*, *buddhi* und *ātman* sind bleibende Werte, die den Tod überdauern

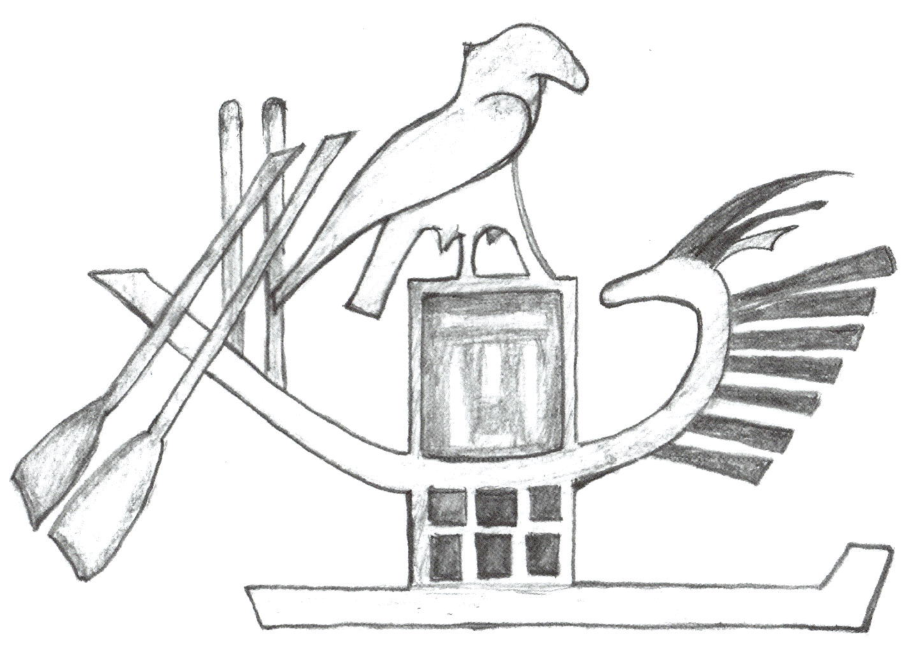

Das Bild zeigt eine ägyptische Hieroglyphe. In der Mitte findet sich in der Falkengestalt abgebildet die Gottheit Sokar. Diese sitzt in der heiligen Barke, die sinnbildlich den Lebensgang des Menschen durch die kosmischen Welten darstellt. Die vordere Spitze der Barke trägt die Gazelle, die sich mit dem Kopf nach rückwärts wendet. Dieses sich Wenden mit dem Kopf nach hinten will die introvertierte Seite des Menschseins darlegen, die in Empfindungen ihren Ausdruck nimmt und eine Art seelische Verinnerlichung darstellt. Wäre der Kopf nach vorne gerichtet, so würde sich eine Extroversion ausdrücken. Die verinnerlichten Gefühle jedoch tragen sich in die kosmische Welt hinein und bilden einen Art Schatz der Seele. Die Gazelle wendet deshalb den Kopf nach hinten.

Das Herz lebt in jener Innerlichkeit, die sich aus tiefgründigen, meist introvertierten und subtilen Wahrheitsgefühlen erbaut. Das neue ätherische Herz webt und atmet in diesen fein abgestimmten fluktuierenden Empfindungen. Sie können bereits im diesseitigen Leben entwickelt werden und erhalten sich bis in das Jenseitige, Nachtodliche.

Die leidenschaftliche Aspiration und die Veredelung des Lebens

Die Entwicklungs- und Verwandlungsprozesse in einem Leben

Heute Abend geht es um ein Thema, das bereits mehrmals vorgetragen wurde, das Thema über die sieben Chakren, über die sieben Lebensjahrsiebte und die Entfaltung der geheimnisvollen Energien, die in diesen sieben Zentren im feinstofflichen Leibe wirken. Es sind sieben Energiezentren angelegt, die den Menschen durch seine Entwicklung hindurch begleiten. Diese sieben Energiezentren liegen entlang der Wirbelsäule, am Steißbein beginnend, bis hinauf zum Kopfbereich und Scheitel. Diese sieben Zentren erfahren durch das Leben eine gewisse Entfaltung. Die Entfaltung durch das Leben erfolgt durch die vorgegebenen Rhythmen. Jeder Mensch wird durch bestimmte Rhythmen geleitet, entsprechend den Lebensjahren und auch entsprechend der spezifischen Anlage, die ihn determiniert. Tritt nun eine besondere Schulung und damit eine Intensivierung des inneren Seelenlebens ein, so erfahren diese sieben Zentren eine entsprechende Veränderung, und diese Veränderung soll uns heute auf etwas genauere Weise interessieren. Jene sieben Zentren, die entlang der Wirbelsäule liegen und welche die gesamte Anlage bezüglich der psychischen, emotionalen und auch physischen Seite bestimmen, werden also durch eine spirituelle Schulung entsprechend neu verwandelt. Gerade wenn im Leben ein spiritueller Impuls, ein Impuls oder ein Feuer des Geistes, entfaltet wird, so verändert sich im Innersten der Lebensleib, der sogenannte Ätherleib, und es verändert sich somit auch auf langsame Weise das gesamte Leben.

Diese Entwicklung eines geistigen integralen Bewusstseins verwandelt den grobstofflichen wie den feinstofflichen Leib und veredelt das Bewusstsein. Diese Verwandlung geht aber langsam vor sich und so ist sie in der Regel nicht sogleich für den, der sich auf dem Schulungspfad befindet, einsehbar. Es stellen sich also heute diese Fragen: Wie verändert sich das physische Leben? Wie verändert sich das vitale Leben? Wie verändert sich das psychische Befinden? Wie verändert sich das Bewusstsein des Menschen, wenn eine transzendente Bewusstseinsdimension heranklingt und eingeübt wird? – In der Regel befindet sich der Mensch in einem vorgegebenen Rhythmus der Bewusstseinsentfaltung. Dieser vorgegebene Rhythmus bestimmt sich durch das vergangene Erbgut. Der Einzelne nimmt auf geheimnisvolle, unbewusste Weise ein vergangenes Anlagegut oder, wenn wir es in Sanskrit aussprechen, ein *karma* mit sich und bringt es in das gegenwärtige Dasein (zum Begriff *karma* siehe S. 211 und 213). Dieses *karma* oder vergangene Erbgut bestimmt ihn schließlich in der Regel durch die Lebensjahre bis zum Tode. Wenn nun ein geistiger Impuls eintritt, so verändert sich dieses Erbgut, dieses *karma*, und es beginnt etwas Neues: es kommt eine unbeschreibliche Transzendenz hinzu und somit auch eine neue eigenständigere, liberale Bewusstheit, eine neue Richtung und Bewegung.

Karma und die Genetik

Die Genetik befasst sich mit den Gesetzen der Vererbung und ist ein Teilgebiet der biologischen Forschung. Das Adjektiv „genetisch" wurde bereits von Goethe und seiner Morphologielehre der Pflanzen gebraucht. Etymologisch bedeutet der Begriff soviel wie Abstammung. Im Allgemeinen werden heute die verschiedenen Phänomene und die sogenannte DNS und RNS auf bestimmte Gesetzmäßigkeiten hin untersucht, in Bezug auf die Frage nach Prädispositionen für Krankheiten oder in Bezug auf die Frage nach Erklärungen für bestimmte auftretende Besonderheiten im menschlichen Leben. Im Allgemeinen beschäftigt sich die Forschung heute sehr viel mit der Humangenetik.

Vor allem in den ersten Jahren prägt sich tiefgreifend das menschliche Leben und es entstehen die verschiedensten Anlagen, die man der Genetik zuordnen kann. Über viele Jahre hinweg bekannte sich die Forschung zu der Annahme, dass diese mitgebrachten und geprägten Anlagen unveränderlich und unbeeinflussbar seien. Erst in den jüngeren Jahren stellte die wissenschaftliche Forschung fest, dass die mitgebrachte Erbsubstanz durchaus Veränderungen erfahren kann und das persönliche Leben neue und große unabhängige Schritte der Freiheit in sich birgt. Der einzelne Mensch muss nicht zwingend von der Genetik allein determiniert sein.

Die Frage, ob das *karma*, das der Mensch durch seine geistige Bestimmung auferlegt bekommt oder, besser ausgedrückt, ob das *karma*, das er sich selbst durch die Inkarnationen wählt, unabänderlich zum Ausdruck kommen muss oder, ob die menschliche Selbstkraft und Selbstdisziplin Wege einschlagen kann, die dieses *karma* zurückdrängen und neue und freiere Perspektiven eröffnen, stellt sich auf philosophische Weise.

Auf die Lehre der Chakren bezogen, bedeutet dies, dass beispielsweise in den ersten drei Lebensjahrsiebten die Genetik ihre intensive Manifestation erhält. Im vierten Lebensjahrsiebt öffnen sich schließlich die ersten Möglichkeiten zu einer beginnenden Beziehungsgestaltung des Lebens, sodass neue und freiere Dimensionen zum Leben hinzukommen können.

Die eigentliche Freiheit, die zur Verwandlung der Erbsubstanz in letzter Konsequenz führt, entsteht durch einen geistigen Schulungsweg, der die höheren Zentren aktiviert und auf die unteren Zentren einen transformierenden, wie des Weiteren strukturierenden Einfluss ausübt. Die Genetik weicht innerhalb eines geistigen Schulungsweges zurück. Deshalb kann man davon sprechen, dass das *karma*, das Schicksal, das dem Menschen in den Organen veranlagt ist, nicht mehr in seiner ganzen negativen Wucht zum Ausdruck kommen muss.

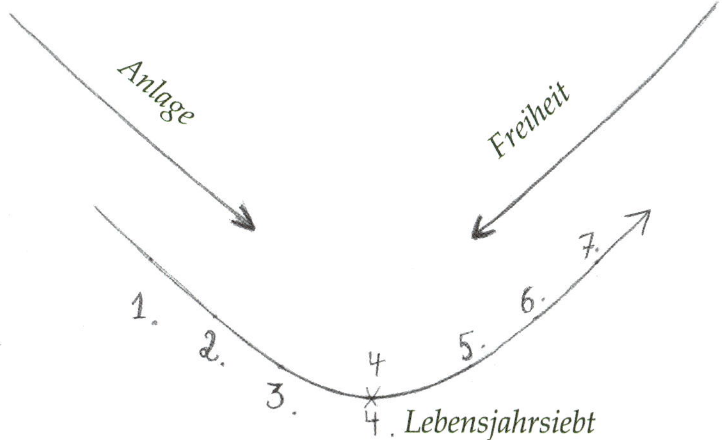

Das zauberhafte Lichtwerden auf dem Schulungsweg

Durch das Einüben in spirituelle Gedanken graviert sich aus den weisen geistigen höheren Welten ein sehr außergewöhnliches Erscheinungsbild ein. Dieses Erscheinungsbild kennt derjenige, der sich hier in der geistigen Schulung die Personen etwas genauer ansieht, der genauer die anderen betrachtet. Denn es lässt sich dieses Erscheinungsbild durchaus auch an bestimmten Formen und bestimmten Äußerungen ablesen. Diese charakteristische Erscheinung zeigt ein schönes, lichthaftes, aufblühendes Wesen. Derjenige, der von einem tiefen geistigen Inhalt berührt wird, derjenige, der diesen Inhalt, welcher universale Gültigkeit besitzt, in sich zu empfangen lernt, derjenige, der ein Bewusstsein hierfür ausprägt, eine erste Unterscheidung empfindet, nimmt jene geistige Dynamik, jene so unbeschreibliche, lichte Dimension, die vom Körper frei ist, auf. Aus dem Inneren strahlt somit ein ganz neues Licht, und dieses Licht scheint eine wirkliche, spirituelle Dynamik zu geben. Es scheint dieses bezaubernde Licht den ganzen Menschen um Stufen des Gewahrseins emporzuheben. Er ist nicht mehr der wohlbekannte Gewohnheitsmensch, sondern er fühlt sich durch dieses Licht berührt, er fühlt sich durch dieses Licht in Seligkeit und höheren Frieden gehoben. Da dieses Licht – wenn der Weg sorgfältig begangen wird – relativ schnell zu strahlen beginnt und es intensiv nach außen sichtbar wird, kann ein Fremder oder ungeschulter Betrachter dies auch durchaus beobachten.

Hier stellen sich aber für uns und für unsere Schulung die Fragen: Wie kommt dieses Licht zustande und welches Licht leuchtet in dem Betreffenden so charakteristisch auf? Warum kommt überhaupt so ein bezauberndes Licht auf so schnelle Weise zustande, wenn auch der Betreffende noch gar nicht viele Jahre meditiert hat und noch gar nicht so viel Arbeit, noch gar nicht so viel an Opferdienst im Leben geleistet hat? Wie ist es möglich, dass ein 25-jähriger Geistschüler in solch ein getragenes Licht kommt? Wie ist es möglich, dass man alleinig durch Unterscheidungsausprägung und durch ein gewisses Gewahrsein zu hohen Welten sogleich dieses Licht in sich hineinnimmt und dieses schöne, tragende, kraftvolle, selige, fast glückselige Licht nach außen strahlen kann? – Ein klarer Blick auf diese erscheinende Welt, auf diese Beobachtung, zeigt uns, dass gerade jene Anlagen, die im Positiven in diesem betreffenden Individuum angelegt sind, ganz besonders nun in die Betonung rücken und phänomenal nun nach außen hin zu strahlen beginnen. Wer also bestimmte Charaktermerkmale durch die Erziehung erhalten hat, bestimmte künstlerische Fähigkeiten in sich zum Erwachen oder einigermaßen zum Gedeihen gebracht hat, der wird durch dieses Licht ganz besonders in jenem Anlagegut auch weitergetragen, und seine Talente oder besonderen, tugendhaften Wesensmerkmale treten in einer wunderschönen Dynamik nach außen hervor.

Begriffliche Unterschiede des *karma*

Der Begriff *karma* stammt von der Wortwurzel *kṛ* (sprich „krü") ab und bedeutet im allgemeinen so viel wie tätig sein. Es ist eine der ganz häufigen Wortwurzeln, die sich schließlich in vielen Verben, Substantiven und Adjektiven des Sanskrit entdecken lässt.

Karma beschreibt die Notwendigkeit zur Arbeit. Jegliche Form der Entwicklung, die das Menschsein umschließt, geschieht durch Aktivitäten und disziplinäre Auseinandersetzung. Das Verständnis, dass durch Unterlassung oder negative Handlungen die Notwendigkeit zur Arbeit und Aktivität größer wird, kann relativ leicht erreicht werden. Wer im richtigen Sinn tätig ist, wird freier; wer aber untätig oder negativ tätig ist, belastet sich und seine Umgebung, und daher erschafft er *karma* oder Arbeit.

Innerhalb des irdischen Lebens gelingt es vielfach dem einzelnen Menschen der Verantwortung, der Pflicht und den inneren Bedürfnissen der Seele nach Entwicklung auszuweichen, in der nachtodlichen Welt jedoch erlebt er diese Unterlassungen mit schmerzlichen Verlustgefühlen und einem Getrenntsein von der Welt. Er möchte nun in der folgenden Zukunft mit einer nächsten Inkarnation dieses Defizit ausgleichen, und aus diesem Grunde wählt er ein Leben mit vielen Hindernissen, Krankheiten oder außerordentlich mühsamen Plagen.

Die Yogalehre unterscheidet diese Formen des *karma*:

saṃcita karma = das angehäufte, ruhende *karma*. Es ist das Schicksal, das auf den Menschen wartet; das *karma*, das nicht zur Wirksamkeit kommt.

prārabdha karma = das *karma*, das zur Wirksamkeit kommt.

āgāmi-karma = das aus der Gegenwart stammende und sich in die Zukunft entfaltende *karma*.

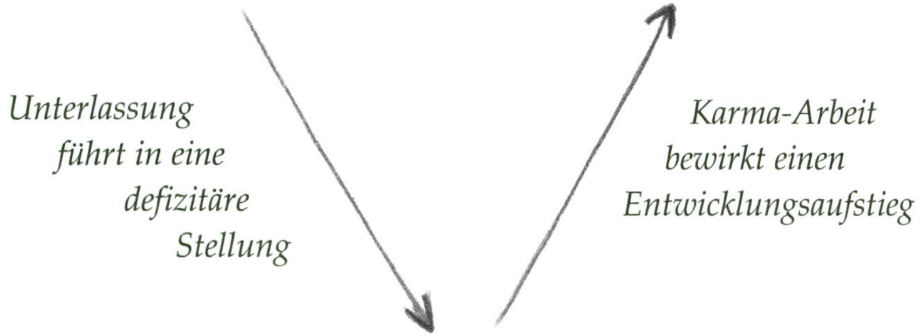

So kommt es, dass ein Schüler mit einer natürlich guten Stimme plötzlich überdurchschnittlich gut und lieblich singen kann. Oder ein anderer kann außergewöhnlich gut und wunderbar eine Ausdruckskraft in die Körperübungen legen. Wieder ein anderer kann auf einem weltlich orientierten Gebiet besondere Fähigkeiten zeigen. All diese Fähigkeiten verleihen auch eine wunderschöne, ästhetische Anmut nach außen. Jetzt gilt es aber zu beachten, dass durch diesen geistigen Impuls, der aus einer höheren Art Gnadenwelt in den Betreffenden hineindringt, diese Anlagen zur Entfaltung kommen, die bereits in Kindheitsphasen positiv als Keimanlage erschaffen wurden. Es kommt also das alte Gut, das der Betreffende schon einmal durch die Geheimnisse des Lebens in sich entwickelt hat, in sich durch Opfer und Hingabe schon früher einmal geleistet hat, auf metamorphosierte Weise zur Entfaltung. Die erste Berührung mit dem Geistesgut oder dem geweihten Impuls bringt folglich das noch alte Anlagegut, das vergangene Erbgut neu zum Strahlen. Wer in einem früheren Leben sehr viel auf künstlerischem Gebiet geleistet hat und dieses künstlerische Gut auf neue modifizierte Weise herübernimmt, der wird nun durch die erste geistige Neuerkraftung noch einmal ganz besonders eine entsprechende Ausstrahlung erleben, und sie wird ganz entzückend durch ihn zum Ausdruck kommen.

Zu beachten ist aber weiterhin, dass der Sinn des Lebens gemäß der fortschreitenden Weisheit nicht darin liegen kann, dass das alte, vergangene Erbgut zum glorreichen Strahlen kommt, dass all das, was der Mensch schon in sich entfaltet hat, jenes Können, jene Fähigkeiten oder jenes Wissen, jene Talente, die er in früheren Zeiten angelegt hat, dass diese unbedingt in eine extreme Höhe entfaltet werden sollen. Jedes Dasein erfüllt im Werden der Vereinzelung zu der selbstdynamischen Vereinigung einen eigenen Sinn. Dieser Sinn liegt in der Regel nicht im Wiedererwachen von Vergangenem, sondern Entwicklung liegt im wirklichen Neugründen und Neuschöpfen von dem, was unbekannt ist, von dem, was bisher nicht in die Entfaltung gekommen ist. Es sollte im Dasein diese Kraft zum Leben kommen, die der Mensch bisher nicht auszuprägen vermochte.

Es trägt in der Regel jedes individuelle Menschsein diese tiefe dynamische Anforderung in der Mitte, dass gerade die Anlagen oder gerade die verborgenen Keime, die bisher niemals bewässert wurden, die bisher niemals zum Gedeihen und Blühen gebracht wurden, emporkommen, und dass damit das Leben im namentlichen und persönlichen Zeichen des Selbst auf eine einheitliche, vollkommene und ausgeglichene Stufe gehoben wird. Eine einzigartige Ausdrucksweise durch die Individualität bleibt erhalten, während im Innersten eine tiefe Einheit erfahren wird.

Nehmen wir einige Beispiele aus einer erfahrbaren und nachvollziehbaren Sicht zur Kenntnis: Mit dem ersten Einüben von spirituellen Gedanken – also mit der Einweihung, mit der Initiation, die durch die aktive Anteilnahme und Auseinandersetzung

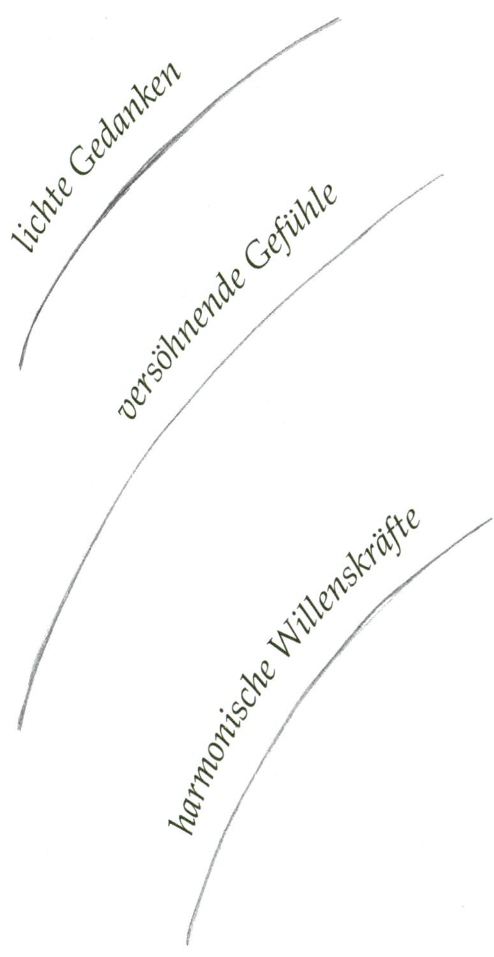

Die Genetik erwacht in neuer und edlerer Form im Denken, Fühlen und Willen, gleichsam wie ein neuer Lebensenergiefluss.

auf den Schüler übergeht sowie durch eigene Erkenntnis und gewollte Unterscheidung tief nach innen gezogen wird – gelangt ein bestimmtes Chakra, ein bestimmtes Energiezentrum, besonders zum Strahlen. Es hat vielleicht der Eine das zweite Energiezentrum, das *svādhiṣṭhāna-cakra*, zu einer guten gediegenen Entfaltung gebracht; und weil er es schon durch frühere Anstrengung zu einer gediegenen Entfaltung gebracht hat, so wird es in diesem Leben im Verborgenen auch eine gute Kapazität hervorbringen. Dringt die geistige Übung weiter in die Tiefe ein, so strahlt nun das Licht ganz besonders durch dieses bereits entfaltete zweite Chakra. Ein anderer hat das dritte Chakra sehr stark entfaltet, das wäre der Impuls, der das Denken auf eine gute Willensgrundlage erhebt, des Weiteren auch eine gewisse Bewusstseinssensibilität spendet sowie das Umfassungsvermögen, die Weite im Schauen, die Weite in der Persönlichkeit. Wer also den Bereich, der dem Sonnengeflecht entspricht, dem dritten Zentrum oder *maṇipūra-cakra*, wer diesen schon in früheren Phasen der Entwicklung zur guten Entfaltung bringen konnte, der wird durch die Einweihung, durch die erste Beziehung zu einem geistigen Impuls nun eine außerordentliche Dynamik, ein weitendes Aufleben in seinem zielorientierten Denken spüren, in seinem Bewusstsein, in seinem Gewahrsein, in seinem Umfassungsvermögen. Jene Energiezentren, die im positiven Sinne im feinstofflichen Leibe angelegt sind, erhalten durch die Einweihung eine bezaubernde Intensivierung.

Āvaha karma – der Weg der Hindernisse

Der Sinn liegt aber, wie bereits gesagt, nun nicht darin, dass das Vergangene zu größten und extremen Höhen getrieben wird, zu einer sehr exklusiven Ausgestaltung gebracht wird, sondern dass jenes angelegte Gut wirken kann, und auch gleichzeitig das verborgene und noch unbewässerte Keimgut ebenfalls zur Entfaltung kommt. Es sollte der Baum des Lebens mit seinen Ästen und Zweigen des Bewusstseins nicht nur in eine Himmelsrichtung sprießen. Die wahre Harmonie zeigt sich in der Entwicklung verschiedener Anlagen. Deshalb ist auf dem geistigen Schulungspfad das Blühen ein vorübergehendes Blühen. Jener Baum, der schon immer Früchte getragen hat, der trägt noch einmal ganz besonders saftige, ganz besonders prächtige Früchte, aber nachdem er diese prächtigen Früchte getragen hat, wird er welken und er muss welken, damit die ganze Pracht dieses Baumes nicht die andere, weitere Umgebung überwuchert. So kommt es im Dasein zu einem Welken, zu einem langsamen Sterbeprozess, der bis zu einem Nullpunkt schreitet und aus diesem Nullpunkt auf einer ganz neuen Ebene zu wachsen beginnt. Es entfaltet sich dann dasjenige Chakra, dasjenige Energiezentrum, das der Betreffende bislang noch nicht zur Entfaltung bringen konnte. Deshalb ist der geistige Entwicklungsweg niemals ein reiner Weg des Blühens, niemals ein geradliniger Akt, der nur himmelwärts in größte Höhen hinaufsprießt. Es führt der Weg durch steinige Täler und durch abgründige Schluchten.

Der Begriff *āvaha karma*

Āvaha kommt von „herbeirufen, vorladen" und heißt Herausforderung, Krieg.

Man könnte sich die Frage stellen, ob man Hindernisse auf dem spirituellen Weg nicht gerade deshalb unbewusst aufsucht, damit man in seinem inneren Seelenleben tiefere und umfassendere Erkenntnisse erlangen kann. Hätte man im gesamten Dasein tatsächlich keine Hindernisse, Schwierigkeiten, Konflikte würde wohl der Mensch der Langeweile verfallen und könnte nicht die nächsten Stufen seines Bewusstseins erringen. Hindernisse geben dem Menschen Anstoß und Anforderung und die Selbstaktivität, die das Leben mit seinen Widersprüchlichkeiten innerhalb von Sympathie und Antipathie abverlangt, stärkt die Selbstkraft, das Ich des Menschen.

Die irdische Welt selbst offenbart durch ihre Festigkeit und Behäbigkeit ein einziges Hindernis für den Menschen. Nach der *Bhagavad Gītā* wird die gesamte Welt als *kuru kṣetra*, als Kampffeld zwischen Parteien, bezeichnet.

Man könnte sich die Fragen stellen: Warum erlegt sich ein Bergsteiger selbst die Mühe auf und klettert auf einen Berg oder durch eine schwierige Wand? Gäbe es im Leben nicht auch ohne diese selbstauferlegten Strapazen bereits genügend Hindernisse, die das menschliche Gemüt in jugendlichem Schwung und den Intellekt in nervlicher Spannung halten? – Mit etwas Ehrlichkeit und introvertierter Reflexion wird wohl das menschliche Bewusstsein zu der Überzeugung gelangen, dass Hindernisse im Leben durchaus begrüßenswert sind und die Verhältnisse von Sympathie und Antipathie auf eine höhere Stufe führen.

Hindernisse widerbarsten so lange, bis der Einzelne durch die Verwirklichung eines Ideals eine polaritätsfreie Ebene erlangt hat. Im Leben existieren Reaktionen und verlangen vom Menschen Gegenreaktionen. Bewegung und Gegenbewegung bezeichnen die polaren Verhältnisse. Welche Dimension steht jedoch über diesen polaren Kämpfen der irdischen Welt? – Es sind die großen Charismen, die geistigen Fähigkeiten, die, wenn der Mensch sie einmal erlangt hat, nicht mehr polarisierend wirken, sondern einigend, versöhnend und erbauend.

Der Astralleib arbeitet nach den Prinzipien von Sympathie und Antipathie und wirkt deshalb progressiv bewegend auf den Fortschritt der Seele. Das *āvaha karma* bleibt so lange wirksam, bis der Mensch seine maximalste ideale Tugendkraft und seelische Qualität des Handelns entwickelt hat. Das wirkliche Charisma braucht dann keine Hindernisse. Der Astralleib strömt durch das Selbst des Menschen souveräne Liebe aus. (Siehe in diesem Zusammenhang auch auf S. 87 den letzten Absatz.)

Schematisch kann man die Polarität, die sich durch ein Ideal auf höherer Stufe auflöst, mit wenigen Symbolen bezeichnen. Der Kreis verbindet Sympathie und Antipathie auf höherer Stufe.

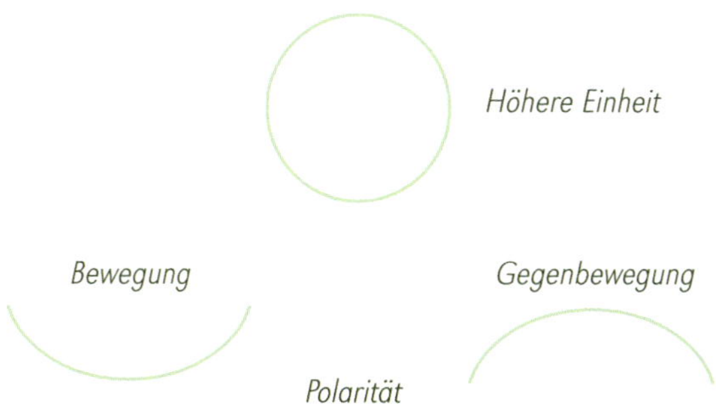

Es kann schließlich der Weg vorübergehend durch Leiden und Elend führen; er führt phasenweise durch ein gewisses inneres Leersein gleich einer Wüste oder abgründigen Tiefe hindurch. Wenn nun in der zeitlichen Folge dieses neue Chakra oder dieses neue Zentrum entfaltet wird, so ist dies, wie wenn der Baum veredelt wird. Es kommen dann ganz neue saftige und edlere Früchte hervor. Der alte Baum darf nicht mehr so viele Früchte bringen und er wird um der Entwicklung im Geiste willen beschnitten. Es müssen neue Früchte gedeihen. So ist es in der selbstwerdenden Entfaltung und Neuschöpfung dieses Bewusstseins immer eine Art Veredelung dessen, was im gesamten Anlagegut keimhaft vorhanden ist. Und es kommt auf neue Weise und auf qualitativ höhere Weise zur Entfaltung.

Es ist also, wenn wir technisch sprechen, recht leicht zu beschreiben. Es hat beispielsweise eine Person das erste Chakra und das dritte Chakra gut entfaltet, dies durch ihre früheren Bemühungen, durch ihren Fleiß in bisherigen Entwicklungsphasen. Sie konnte aber das zweite Chakra nicht zu dieser umfassenden Ausgestaltung bringen, es blieb bislang unterentwickelt. Und so kommt durch die geistige Schulung zunächst erst ein Blühen in dem ersten und in dem dritten Chakra zustande, wobei das zweite eben noch unbewässert bleibt. Dann aber, wenn die Phase des Welkens kommt und die Phase des Getragenseins erlöscht, muss in der weiteren Entwicklung dieses zweite Chakra zur Ausgestaltung gebracht werden. Alle Wege und alle Impulse des Bewusstseins leiten dorthin, dass gerade das Gut, das der Einzelne bislang niemals richtig in sich wachgerufen hat, nun wach werden soll. Der Weg zu der Entwicklung eines Zentrums erfolgt heute nahezu immer über die Gedankenbildefähigkeit des sechsten Zentrums.

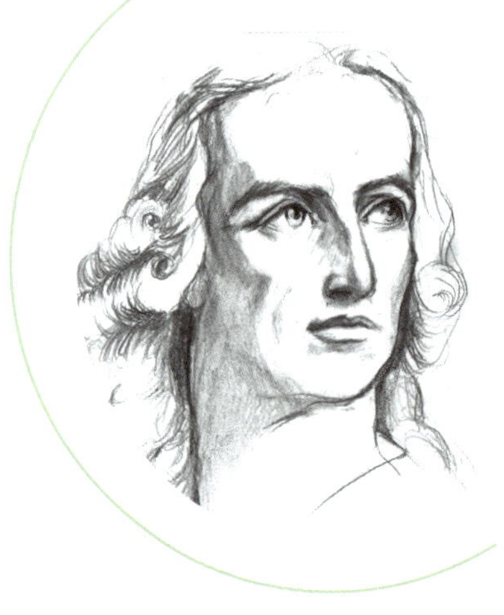

Das Werk von Friedrich Schiller offenbart Denkleistungen, die entgegen dem damaligen Zeitgeschehen revolutionär waren und ganz besonders die vorgegebenen Gottesvorstellungen der Kirche in Frage stellten.

Eine Entwicklung der höheren mentalen Kräfte erscheint bereits durch das freie und wohl geformte Antlitz.

Die Rolle des Lehrers

Mit diesen Entwicklungsschritten kommt eine außergewöhnliche Kraft ins Fließen, die sich aber nicht unbedingt in der Vitalität zeigen muss und auch nicht unbedingt in persönlichen Vorteilen. Die persönlichen Vorteile oder der Lebensgewinn sind einerlei. Die weltliche Befriedigung ist sehr in Frage gestellt, denn der Lebensgewinn ist nicht die Aufgabe von Spiritualität und nicht der Sinn, der aus der Seele sich ergießt. So kann es zu einem durchaus großen Defizit im persönlichen Leben kommen und zu starken Krisenzuständen, wenn diese Entwicklung auf den Nullpunkt hinsteuert und von diesem Nullpunkt das neue Energiezentrum zum Erwachen kommen soll. Mit dem Erwachen aber kommt die bezaubernde Schönheit des sogenannten Himmels oder eines tatsächlich neu gewählten und unbekannten Gedankens in die Gegenwart. Dies ist die Bedeutung des herabsteigenden Himmels, dass ein Gedanke in die Wirklichkeit kommt. Diese bezaubernde Kraft oder diese wundersame Schönheit, die sich entfaltet, gewährt eine großartige Heilung für Seele und Leib. Diese großartige Heilung ist auch die wahre Heilung, die dem Menschen zukommt. Die wahre Heilung hebt ihn aus seinen begrenzenden und einengenden Verstrickungen heraus und gebiert ihm tatsächlich ein ganz neues, feineres und blühenderes Dasein. Der neue Impuls tritt aus verborgenen Tiefen oder auch geheimnisvollen Höhen hervor. Er tritt nicht aus Fleisch und Blut herein, er ist von der Genetik relativ unabhängig. Das Körperliche oder – wie es in den biblischen Schriften heißt – das Fleisch und Blut erstrahlen nun im Lichte des Geistes. Der Körper mit seiner Schwere und seiner begrenzenden Abhängigkeit kann dabei nichts Direktes für sich leisten. Die Heilung tritt aus der Heiligung und aus einem neu geformten, gedanklich erbauten Bewusstsein hervor. Aus der ungesehenen Knospe entspringt eine Blüte. Diese Blüte ist ein Licht selbst, sie ist im Ursprung Licht und bleibt in der Anmut des Lichtes.

Neue Lebenskräfte, neue verjüngende Kräfte fließen dem Einzelnen durch eine konkrete gedankliche Orientierung zu. Diese verjüngenden Kräfte sind Ätherkräfte, und wenn wir im Bilde bleiben, ist der alte, ermattete Teil vergleichbar mit einem Baum, dessen Früchte nicht mehr der Nachfrage wert sind. So kommt der Gärtner, der wir in unserem Ich selbst sind, aber selbst aus dem Geiste sind und beschneidet die Zweige und veredelt die beschnittenen Äste, damit schließlich neue und edlere Früchte an ihm gedeihen. Und es ist dies eine verjüngende Kraft, die hinüberfließt in den Leib, in das Lebensgefüge, und dieses Lebensgefüge auf sanfte, unmittelbare und lichte Weise auf hohe Stufen emporhebt, damit fortan mehr Früchte aus unserem Wesen gedeihen.

Wir dürfen diese Entwicklung nicht mit einem normalen äußeren Verändertsein vergleichen, sondern wir müssen rein von jener Ebene sprechen, die wir als spirituell bezeichnen, als ein Mysteriumwesen benennen, denn es handelt sich in diesen

Betrachtungen um einen hohen Bewusstseinsimpuls, der in den Einzelnen eindringt, und diese neue, unbekannte Dimension von Gedanken entfaltet sich geheimnisvoll durch die Mitte des Leibes und der Seele und erhebt langsam einen bewegteren Ätherleib. Der Bewusstseinsimpuls hebt das bisherige Leben aus dem Gebundensein heraus und führt es auf diesen gewagten Pfad weiter empor auf diese so unwandelbaren, unbeschreibbaren Höhen. Wenn dies eintritt, dann besitzt dieses Leben eigene Gesetze, und die Wissenschaft und auch die gewöhnliche Art des Denkens kann diese Gesetze nicht nach rein materialistischen Maßstäben lesen.

Es stellt sich aber die Frage, wie nun der ungeschulte Schüler diese Gesetze lesen soll, wenn er noch nicht die Imagination, das Schauen für diese Geheimnisse beherrscht? Was kann nun der Sich-Übende überhaupt tun, damit er bei sich selber erkennt, welche Anlagen in früheren Leben schon entfaltet, und welche Anlagen noch nicht entfaltet sind? Wie kann der Aspirant überhaupt erkennen, was für ihn als große Determination im Leben bevorsteht? Wie kann er, der noch nicht so recht hineindringen kann in diese Mysterien, wie kann dieser überhaupt hier die Antworten finden? – Diese Fragen haben schon immer die suchenden und lehrenden Menschen zutiefst beschäftigt, denn sie mussten für sich diese Geheimnisse erforschen und sie mussten für ihre Interessenten oder für ihre Nahestehenden ebenfalls diese Geheimnisse lesen.

Es ist auf diesem Pfade selten möglich, dass man ohne die Anleitungen und ohne die Impulse eines geistig spirituellen, eingeweihten Lehrers vorankommt. Es ist so schwer, weil man zu tausendfachen Irrtümern verführt wird. Durchaus wäre es möglich, wenn man sehr tief und sehr willensstark ist, sein Leben zu lenken und zu leiten, ohne dass man sich direkt einem lebenden Lehrer hinwendet. Es ist möglich und es muss auch möglich sein, denn nicht jeder hat diese Gelegenheit, dass er unmittelbar die Fragen an einen lebenden spirituellen Lehrer stellen kann, die zutiefst seine Seele betreffen. Die wichtigste Grundlage, die ein Aspirant auf dem Weg zur vollkommenen eigenen Führung benötigt, ist die solide Ausgestaltung des sechsten Zentrums.

Ein Beispiel einer besonderen Seele für die zukünftige Weltentwicklung ist Sri Aurobindo. Sri Aurobindo wusste zutiefst über seinen Lebensauftrag Bescheid. Er erschuf durch sein Dasein den Integralen Yoga und gab somit eine neue Bhagavad Gītā, einen neuen Impuls für das ganze indische Volk, weil das indische Volk diesen Impuls unmittelbar benötigt. Er wusste dies aus seinem Schauvermögen, aus einer inneren Erkenntnissicht und Weisheit. Und da er dies wusste, konnte er leichter die praktischen Lebensqualitäten bestimmen. Er ordnete sein Leben und grenzte sich so weit von der Welt aus, dass sein Lebensauftrag unmittelbar zu vollbringen war; so ging er über 24 Jahre hinweg nicht mehr an die Öffentlichkeit und zog sich in seine Gemächer zurück, um den Integralen Yoga und das großartige Werk über die Bhagavad Gītā und seine Dichtung über *Savitri* niederzuschreiben.

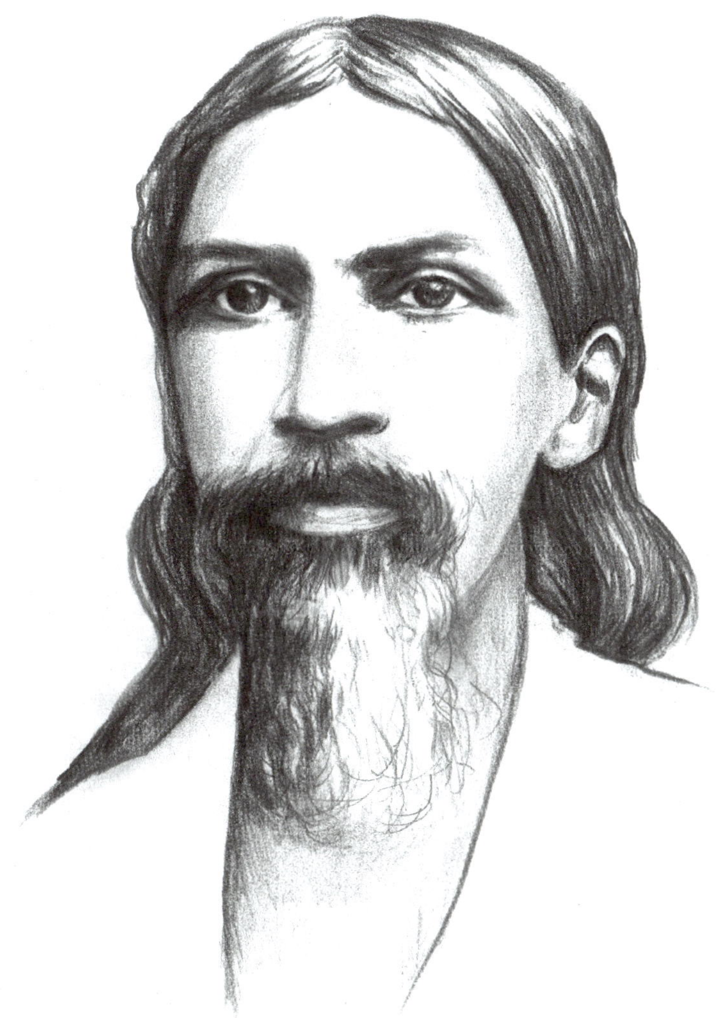

Sri Aurobindo (1872 - 1950)

Sri Aurobindo stand während seiner wesentlichen Schaffenszeit nicht mitten im öffentlichen Leben, sondern zog sich in einem Ashram in Pondicherry, einer Stadt im französisch-indischen Kolonialbezirk, zurück. Er selbst jedoch besaß eine europäische Erziehung und Bildung, die ihm in vielen philosophischen Formulierungen beistand und die sein Werk auch für den Westen relativ gut zugänglich macht. Seine Seele stellt eine Wiederverkörperung des großen Astronomen Johannes Keppler dar.

Oder wieder ein Anderer wie Jakob Böhme, der im Westen, im deutschsprachigen Raum lebte, der Görlitzer Schustermeister, der von sehr schwacher Konstitution war, befasste sich mit den hohen Geheimnissen des Christentums und konnte hineinschauen und eindringen in die Welten der inspirativen, unwandelbaren, bewegten Gesetze. Von der Kirche war er nicht angesehen und so wurde er wegen seiner Andersartigkeit der theologischen Kenntnisse sehr viel angegriffen. Er hatte viel Kampf und viel Gegnerschaft auf seinem ganzen Pfade zu ertragen. Sein Leben war ein Ringen entgegen der schwachen Konstitution, denn er war tatsächlich wie durchsichtig und schwach, sodass der Körper oftmals in Krankheiten und erbärmliche Zustände sank. Dennoch aber rang er um die sich öffnenden Wahrheiten und verbreitete seine Botschaft der göttlichen Schau, er verbreitete seine Botschaft bei den Mitmenschen und den Suchenden, die sich an ihn wandten. Es war für ihn ein einziges Martyrium, und dennoch aber war er ganz im Willen der Imaginationen und Inspirationen gegründet; er folgte nicht den Impulsen des äußeren Lebens, er folgte rein den Zielen, die ihn von Seiten seiner Lebensbestimmung leiteten.

Hören wir abschließend, wie Sivananda in seinen Schriften und in seinen Gebeten schreibt: „Oh, welch arme Kreatur bin ich doch, Herr, welch arme Kreatur bin ich, geplagt von Begierden, geplagt von allen nur erdenklichen Leidenschaften. In der Meditation finden die Gedanken nicht zur Ruhe, in der Konzentration findet sich kein Mittelpunkt. Und dann, wenn einmal eine ruhige Stunde ist, fallen die Mücken über mich und meinen von Krankheit ausgezehrten Körper her. Herr, lasse doch wenigstens einen Tropfen aus einer Wolke Deiner ewigen Gnade herab, und dieser eine Tropfen der ewigen Gnade wird meine Seele bewässern."

Die scheinbaren und doch so notwendigen Widersprüchlichkeiten erfährt der Einzelne, wenn er auf ehrlichem Pfade ringt. Sivananda rang hier noch ganz um eine mystische Einheit. Dadurch flehte er zu Gott als dem Höchsten. In dem Pfad um die Entwicklung des sechsten Zentrums und um die spirituell-mentale Ausgestaltung der Seele sollte dieses Flehen nicht an einen fernen Gott gerichtet sein, denn es würde allzu leicht in die Versuchung der Erwartungshaltung in mystischer Teilhabe führen. Die Entwicklung des sechsten Zentrums erfolgt durch aktives Denken und Formen eines Gedankeninhaltes, der noch nicht in der eigenen Wirklichkeit bekannt ist. Dieses Ringen um den Gedanken und um seine inliegende Weisheit wird ebenfalls einen Opferweg beschreiben. Der ernsthaft ringende Schüler wird zutiefst erleben, wie Menschen im Gebet und in der leidenschaftlichen Aspiration den Gott besingen und ihn anflehen und dennoch nicht zum Erfolg kommen können. Tatsächlich benötigt der Einzelne auf dem Weg der Verwirklichung die ganze eigene Kraft, sodass er den Gedanken in die Erfahrung bringt und somit den Himmel über sein sechstes Zentrum in seinem Leben organisieren lernt.

Der Opfergedanke von früher im Vergleich zu heute

In der östlichen Philosophie heißt das Opfer *yajña*. Gemäß der älteren Schriften, wie der Veden oder auch der klassischen *Vedānta*-Schrift der *Bhagavad Gītā*, ist das gesamte Leben eine Opfergabe an die Welt und an die Götter.

Die Opfergaben, wie beispielsweise die alten Tieropfer, sollten dazu führen, dass der Segen der Götter zu den Menschen komme. Sowohl im alten Indien als auch noch in der Zeit der ägyptischen Kultur wurden die verschiedensten Opfergaben zu den Priestern gebracht, die sie mit Gebeten den Göttern widmeten.

Im Laufe der indischen Kultur wurden beispielsweise die verschiedenen sogenannten *maha-yajña*, die großen Opfer entwickelt, wie etwa das *brahma-yajña*, das Studieren der heiligen Schriften und die damit verbundene Verantwortung das erworbene Wissen wiederum mit anderen zu teilen, oder das *pitṛ-yajña*, den Vorfahren Erlösung anzubieten, oder das *bhūta-yajña*, an Tiere Nahrung zu verteilen. Vielseitig entwickelte sich der Opfergedanke in den Religionen mit dem gleichgesonnenen Ziel, den Menschen in seinen irdischen Tagen mit den geistigen Welten zu versöhnen.

Das Opferritual der Eucharistiefeier ist in der westlichen Tradition die bekannteste Zeremonie, die sich bis zum heutigen Tag erhalten hat und eine Art Herabrufung des sogenannten Heiligen Geistes herbeiführen soll.

Heute benötigt der Opfergedanke eine dringende Erweiterung, damit er nicht im Sinne einer Selbstaufgabe und Unterwürfigkeit vom Menschen hin zu den geistigen Welten interpretiert wird. Man könnte glauben, dass man durch äußerliches Handeln und Opfern den Segen der geistigen Welten erhalten könne, jedoch bemerkt man in den meisten Fällen den dabei produzierten religiösen Egoismus nicht. Früher sah der einzelne Mensch die geistige Welt und empfand ihre realen Wirkungen. Heute aber muss sich der Einzelne erst um eine Wahrnehmung zu den geistigen Welten bemühen, denn mit dieser bewussten Wahrnehmung leistet er das Opfer seiner irdischen Bindungen.

Für die Entwicklung des *yajña*, des Opfers, muss der einzelne Aspirant sich deshalb mit der geistigen Wirklichkeit direkt konfrontieren lernen. Für diese anspruchsvolle Auseinandersetzung kommt er nicht umhin, als dass er seine Projektionen, Emotionen und egoistischen Verhaltensweisen zurückstellt, gewissermaßen wie ein Opfer hergibt, um mit dem Mut eines freien Bewusstseins die nächsthöheren Wirklichkeiten zu sehen. Die Aspiration zur geistigen Vollkommenheit und höheren Erkenntnis fordert ein Opfer vom Menschen.

Das äußere Opfer von Gegenständen *wird zu einem Opfer in der Synthese des menschlichen Geistes mit der Materie.*

Die Entwicklung des Herzzentrums in der Neuschöpfung des Bewusstseins

Das neue ätherische Herz

Die Entwicklung des Herzzentrums nimmt eine bedeutende, zentrale Stellung in der Geistesschulung ein. Von der rechten Entfaltung dieser Mitte, die zwischen oben, den höheren Kräften des Himmels, und den unteren, den elementaren Kräften vermittelt, hängt das ganze weitere glückliche Dasein in der Meisterschaft des Lebens ab. Wenn dieses Zentrum auf eine gute und gediegene Art entwickelt wird, so fällt der ganze weitere Weg, der dann ein sehr sensitiver, lichtvoller und gewagter Weg ist, in jedem Falle leichter. Denn der Weg vom Herzen hinein in die Imagination und weiter in diese so webende, klingende Welt der Inspiration, wie auch dann in die göttliche Intuition, in das höchste Gewahrsein des reinen Selbst, ist sehr fein und somit sehr schwierig zu begehen. Die Herzmitte entfaltet sich auf neue Weise. Wir dürfen jetzt nicht davon ausgehen, dass jene Kapazität, die im Herzen angelegt ist, durch die Einflüsse der Erziehung und durch die günstigen Bedingungen, die vielleicht von Seiten der Umwelt an uns herangetragen wurden, bereits schon auf rechte Weise entfaltet ist. Diese Herzmitte entfaltet sich neu. Das alte Herz tritt zurück, damit tritt das alte Erbgut und auch das alte *karma* zurück, und ein neues Herz aus Geist und Wasser gelangt in die Geburt. Dieses neue Herz entfaltet sich aus Selbstaktivität, aus Liebe zu den geistigen Welten und ihren Seinsinhalten, aus tiefer Hingabe in Beziehung zu einem personalen Leben, das bereits verwirklicht ist.

Es ist die personale Beziehung zu einem verwirklichten Leben sehr wesentlich, aber wir können auch weiterhin verschiedene Bereiche des Yoga konstatieren, denn in der Regel führt nicht immer allein die Hingabe zur Ausprägung dieses neuen Herzens, dieses goldenen Sonnenscheins oder dieses goldenen Schimmers, der auf strahlende Weise nach außen leuchtet. Es ist für einen Aspiranten für die Herzensentfaltung bedeutungsvoll, dass er vielleicht sehr viel Forschungsarbeit verrichtet und diese Arbeiten als einen Weltenbeitrag geistiger Art betrachtet, diese Arbeiten im Dienst des universalen, sich entwickelnden Lebens gibt. Ein Anderer sucht durch sein mentales Bewusstsein oder durch seine innerste Gedankenkraft, die er aus der Seele immer weiter auf Höhen zu bringen vermag, nach den höchsten Geheimnissen, und er erfährt diese Geheimnisse durch das Licht der Betrachtung, durch die Gnade, die in ihn hineinflutet. Wieder ein Anderer wendet sich zutiefst besonderen Persönlichkeiten hin, knüpft eine Beziehung, so innig und so rein in persönlicher Hinsicht, dass er dadurch verschmilzt mit einem genialen, erlösten Leben und somit diese Herzmitte in sich zur Geburt bringt. Diese Neugeburt, die stattfindet, entsteht durch eine Seele, durch eine kommende Seele aus dem Geistigen. Das alte Leben und das alte persönliche Gut weichen tendenziell zurück. Die alten Identifikationen haben keine besondere Macht und keine besondere führende Kraft in sich, und es kommt ein neues Leben, eine Geburt aus Geist und Wasser aus der geistigen Innenwelt.

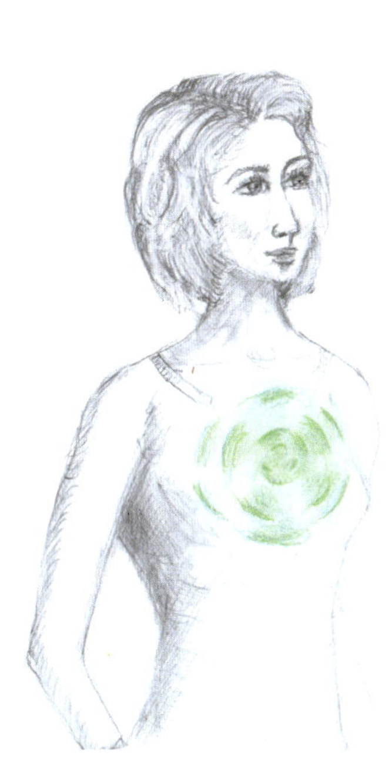

Im Äußeren sichtbare, übersinnlich wahrnehmbare Ätherkraft

Die Geburt aus Geist und Wasser heißt, dass eine ätherische neue Kraft in diesem Herzen zur Entfaltung kommt. Das physische Organ bleibt in allen Partikeln das Gleiche. Es wird von außen oder von einer dem Leib unabhängigen Dimension mit Lebenskräften versorgt und durchdrungen. Der Äther steht in der Mitte des Herzens auf.

Die äußere geistige übersinnliche Welt ist in Wirklichkeit das sogenannte Innere des Menschen.

Es ist eine ganz tiefe Illusion, der man sich hingeben könnte, wenn man denkt, man könnte diese Entwicklung aus persönlicher Anstrengung heraus, ohne die Beziehung zu der höheren geistigen Welt und ohne die direkte Beziehung zu anderen Menschen vollbringen. Es ist dies eben eine ganz verführerische Illusion, die auf dem Wege des Yoga entstehen könnte. Die reine und konkrete Beziehung ist der Grundstein und Eckstein. Indem sich der Einzelne in persönlicher und wahrhaftiger Hinsicht den höheren Kräften hinwendet und wirklich von seinem Ich zum Du oder von seiner individuellen Seele zu einem reinen Ideal die Beziehung knüpft, indem er durch Erkenntnis oder durch selbstlose Hinwendung an höchste Ziele oder durch Liebe und Forschung jene unsagbare, klare Wahrheit sucht, findet die neue Seele in die Geburt.

Ein Blick auf die Geschichte und eine kurze Betrachtung von heiligen oder geweihten Menschen zeigt so überaus deutlich, wie dieses Herz in die Geburt gelangt. Das neue Herz, die wahrhaftige Spiritualität, die segensvolle, reine, körperfreie Liebe erstrahlt aus einer erlösten Seele. Wenn wir beispielhaft auf einzelne besondere Menschen blicken, so bemerken wir, sie trugen den Astralleib oder den Ätherleib von Seelen, die bereits verstorben waren: Bei Jakob Böhme (1575–1624) erstrahlte beispielsweise auf höherer Ebene der Geist von Martin Luther. Dieser Geist war auf einer metamorphosierten Ebene sein Leben und seine neue Individualität. Er nahm ihn durch Erkenntnis des Geistigen auf, sodass die auf höherer Stufe angekommene Seele schließlich durch ihn wirkte und sein Lebenswerk mit Wissen und Gnade beleuchtete. Eine wirkliche Reform der Kirche kam, wenn man es innerlich betrachtet, erst durch Jakob Böhme. Er selbst wurde auch inspiriert aus dem Rosenkreuzertum.

In Pater Kentenich (1885 – 1968), der das Schönstattwerk gegründet hat, wirkte eine Art Mariengeist, aber es war nicht der klassische Mariengeist der Sophia, der in der Anthroposophie eine große Rolle spielt. Es war eine geistige Grunddimension, der durch die Maria aus dem Evangelium von Matthäus hereinstrahlte und mehr eine Art Hingabe, Liebe und Opferbereitschaft zu Christus darstellte. Und so kamen weisheitsvolle Worte aus seinem Munde, Worte der Liebe, Worte der Reinheit, und es konnte dieses Werk wirkliche Ehre und eine aufopfernde Nächstenliebe ausstrahlen.

Die Seele von Murdo McDonald-Bayne, die durch den Christus überstrahlt war, hat einen buddhistischen Ursprung. In Murdo McDonald-Bayne (1887 – 1955), der dieses herrliche Werk „Die göttliche Heilung von Seele und Leib" durch das Überstrahltsein des Christus gab, wirkte tiefste göttliche Weisheit. Er hatte eine Seele aufgenommen, die sich über die Jahrhunderte hinweg wieder und immer wieder im Menschen inkarniert. Er war ein Bodhisattva, ein buddhistischer Lehrer, eingekleidet in die christliche Terminologie. Und durch diese Seele konnte er heilen, konnte er wirken, sein Herz war neu geboren.

Die Ebene des Geistigen

Die Ebene des Seelischen

Die Ebene des Körpers

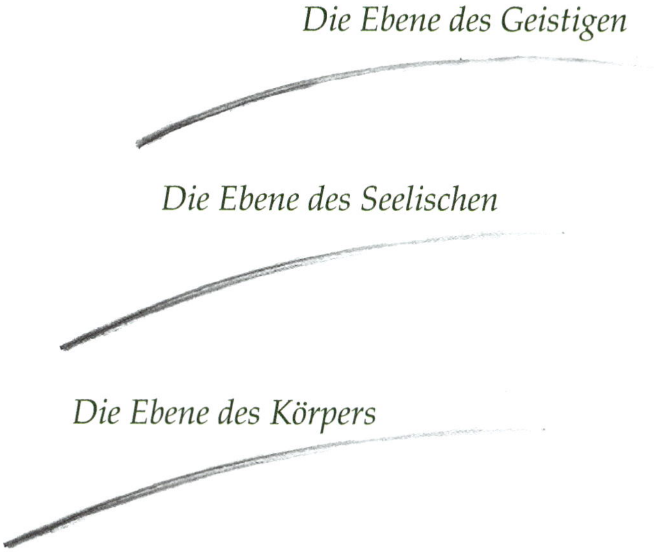

Eine der sinnvollsten Möglichkeiten zur grundlegenden Ordnung des *anāhata-cakra* ist die Entwicklung einer differenzierten Sichtweise für die verschiedenen Erscheinungsformen des Lebens. Was sind beispielsweise psychologische Ausdrucksformen, was sind emotionale oder sachliche Gemütsbewegungen? Was sind spirituelle Dimensionen? Was ist die Ebene des Körpers? Wie äußert sich die seelische und die geistige Wirklichkeit? – Indem ein Lehrer oder Therapeut auf die unterschiedliche Ordnung der Ebenen und Erscheinungsformen achtet, sie in der Dialektik differenziert, entwickelt sich in der Regel bei einem Schüler oder Klienten leichter eine innerleibliche Ordnung, die schließlich dem Herzen mehr Raum und Stabilität gewährt.

Eine Einordnung und Klärung von Begriffen erleichtert einen beziehungsvollen und toleranten Umgang zu den Mitmenschen.

Der indische Heilige und Schriftsteller Vivekananda (1863 – 1902) war ebenfalls mehr von dem buddhistischen Mitgefühl und von dem buddhistischen Geist, den man als Bodhisattva bezeichnet, geleitet. Vivekananda trug leidenschaftliche Seligkeit in sich. Er suchte eigentlich nicht nach der einzigartigen Befreiung durch Yoga, die ihn aus der Welt erlöst. Er strebte nach nichts Geringerem, als in diesem Leben die Arbeit des Lehrens, die Arbeit des Dienens und Gebens zu verrichten. Es kam also eine Seele, die nicht aus Fleisch und Blut, aus dem Willen des Körpers kam, sondern aus der Erlösung selbst, die in ihm geboren wurde.

Die Willensgrundlage zum Streben

Eine wesentliche Voraussetzung, um dieses Herz zur Entfaltung zu bringen, ist die richtige Selbstaktivität, die dynamische Selbstleistung und schließlich die ständige Bemühung geistig zu forschen mit immerwährendem inneren Antrieb und durchaus mit tiefstem Ehrgeiz sein Leben auf eine höhere Stufe zu heben. Es stellt sich weiterhin die Frage, was kann der Einzelne konkreterweise tun, wenn er sich zu jenen reinen Ebenen von Imaginationen, Inspirationen und Intuitionen bewegt, und was muss er der Geduld überlassen? Welche Verrichtungen oder welche Gedanken oder welche Impulse sind durch die Herabkunft einer transzendenten und unberührten Reinheit möglich? Diese Frage wird den Aspiranten lange Zeit beschäftigen, und er wird erst über die eigene Erfahrung zu den ersten brauchbaren Ergebnissen kommen. Vielfach müssen hier auf diesem Gebiet Irrtümer kalkuliert werden und vielfach müssen gewisse Misserfolge und Krisenzustände in Kauf genommen werden.

Die Selbstaktivität und die Selbstleistung sind notwendig, denn wenn man den höheren Zielen nicht entgegengeht, nicht in der Form von konkret gedachten Gedanken dem einen ewigen Selbst entgegenschreitet, so wird eine eigenständige Inspiration von den inneren Höhen niemals herabkommen können. So weit wie der Einzelne dem höheren Ziel entgegenkommt, so weit wird es aus dem ewigen unberührten Urgrund seines zeitlosen Mysteriums zum Erwachen kommen. Jenes Entgegengehen, jenes eigenaktive Suchen und jene Dienstleistungen, die damit verbunden sind, sind eine Willensgrundlage, die unbedingt erforderlich ist, damit überhaupt der Strom der Gnade im Mysterium der Seele in die Gegenwart kommt. Diese eigene Leistung kann vielleicht mit einer kleinen Geschichte erzählt werden:

Die Geschichte stammt aus dem älteren Indien. Es war dort ein gut geführtes Königreich, und der König widmete sich mit Eifer seiner Arbeit. Er war gerecht und pflichtbewusst in all seinen Arbeiten und in all seiner Regierungsform. Die Königin stand ihm treu zur Seite. Sie war eine ganz edle indische Frau mit weisem Wissen, mit innerstem Herz und innerster Schönheit. Sie hatte auch ein ganz tiefes Bewusstsein

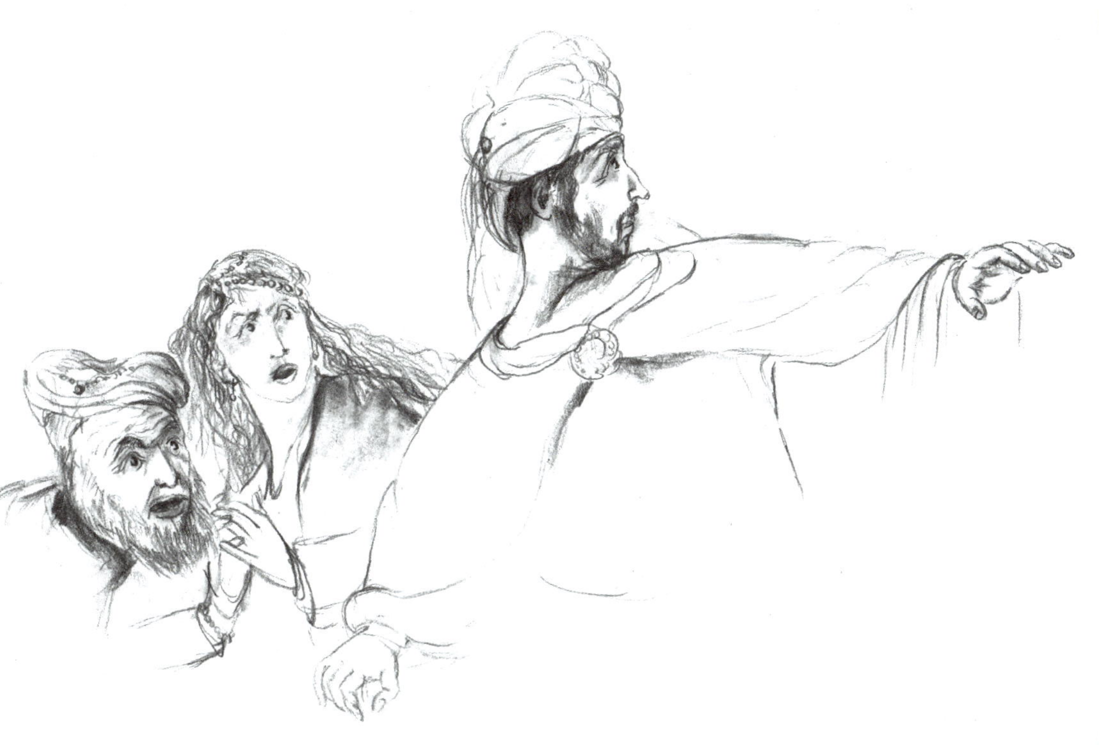

*Der Einfluss von Erschrecken auf das physische Herz.
Zeichnung nach dem Gemälde von Rembrandt van Rijn,
„Das Gastmahl des Belsazar", 1635.*

Es wird durch den Schrecken jedoch nicht nur das physische System erschüttert, sondern die feinere unsichtbare Lebenskräfteorganisation kann durch den Einfluss von Schrecken extrem geschwächt werden. Die Seele flieht gewissermaßen aus dem Leib, sie verliert ihren gesunden und gediegenen Zusammenhang zur physischen Wirklichkeit. Man sagt in der esoterischen Sprache, dass durch den Schrecken die Seele exkarniert.

für die geistige Welt. Der König aber hatte noch nicht so recht dieses Bewusstsein für die geistige Welt, für den Yoga und für Meditation entwickelt. Er lebte mehr in seinen weltlichen Aufgaben und in seinen Pflichten. Seine Entscheidungen gegenüber den Angehörigen des Reiches waren gerecht. Und da die Königin mit dem König nicht ganz zufrieden war, weil er sich so gar nicht der Meditation widmen mochte und weil er sich somit vielleicht gar noch in diesem alltäglichen Leben und alltäglichen Pflichtbewusstsein verlieren könnte, dachte sie sich, sie müsste ihrem Gemahl doch Meditation und ein Bewusstsein über die Selbstverwirklichung nahe bringen. Aber sie war eben sehr vorsichtig und wusste aus ihrem weiblichen Herz, einem Mann darf man niemals etwas einreden oder etwas direkt vorschlagen oder ihn gar noch zwingen, dass er etwas machen müsste. Einen Mann muss man immer mit ganz geschickten, sorgfältigen Händen führen, damit man ihm immer seinen freien Willen lässt. So ging sie zu den Brahmanen, die die oberste Kaste in Indien sind und die eine Art religiöse und auch durchaus politische Beratungsfunktion für die Regierungsmänner einnahmen. Sie sagte zu den Brahmanen, wie es um den König stand und dass ja das Königreich so gut floriere, dass sich der König schon einmal der Selbstverwirklichung widmen könnte, denn das gehöre zu einem König in diesem erhabenen Land dazu. Die Brahmanen waren einverstanden, sie gingen zum König und berieten ihn in Sachen Meditation und Selbstverwirklichung. Der König war erfreut, erbaut und ehrgeizig in jeder Hinsicht, sodass er sogleich zur Königin ging und zu ihr sagte: „Ich gehe jetzt in den Wald und übe Meditation, denn ich will das Höchste erfahren. Nun, das ist nichts für dich, denn Selbstverwirklichung ist nichts für Frauen." Die Königin dachte sich: „Das geht aber schnell. Aber gut, sein freier Wille geschehe, und er wird das Rechte schon tun und das Rechte schon lernen."

Er ging in den Wald und baute sich eine kleine Hütte. Er hatte ein Paket dabei mit Büchern und notwendigstem Hab und Gut. Er richtete eine Feuerstelle ein und begann, sich darauf etwas Bescheidenes zu kochen. Nahe am Ganges breitete er seine Decke aus, er lernte den Lotussitz und begann zu meditieren. Er meditierte eine Woche, er meditierte zwei Wochen und meditierte weiter, jeden Tag acht Stunden. Und nach drei Wochen der Meditation dachte er sich: „Einfach ist Selbstverwirklichung scheinbar nicht." Er hatte schon Verschiedenes in den Büchern gelesen, und in den Büchern wurde die Glorie der Askese, das Lied der Entsagung prophezeit. So wusste er, Entsagung ist der Schlüssel zur Meditation, Entsagung öffnet das himmlische Fühlen, die Glückseligkeit des wahren Lebens.

Aber ohne Lehrer ist dies scheinbar nicht möglich. Nach wiederholten Deprimierungen in den Bemühungen um Gedankenruhe überwältigte ihn tiefe Demut. Und so bat er im tiefsten Innersten, es möge doch der Herr Erbarmen haben und ihm einen Lehrer senden. Die Königin, die sehr weise war und das geistige Auge schon entwickelt hatte, betrachtete durch die geistigen Augen, was ihr Mann draußen am

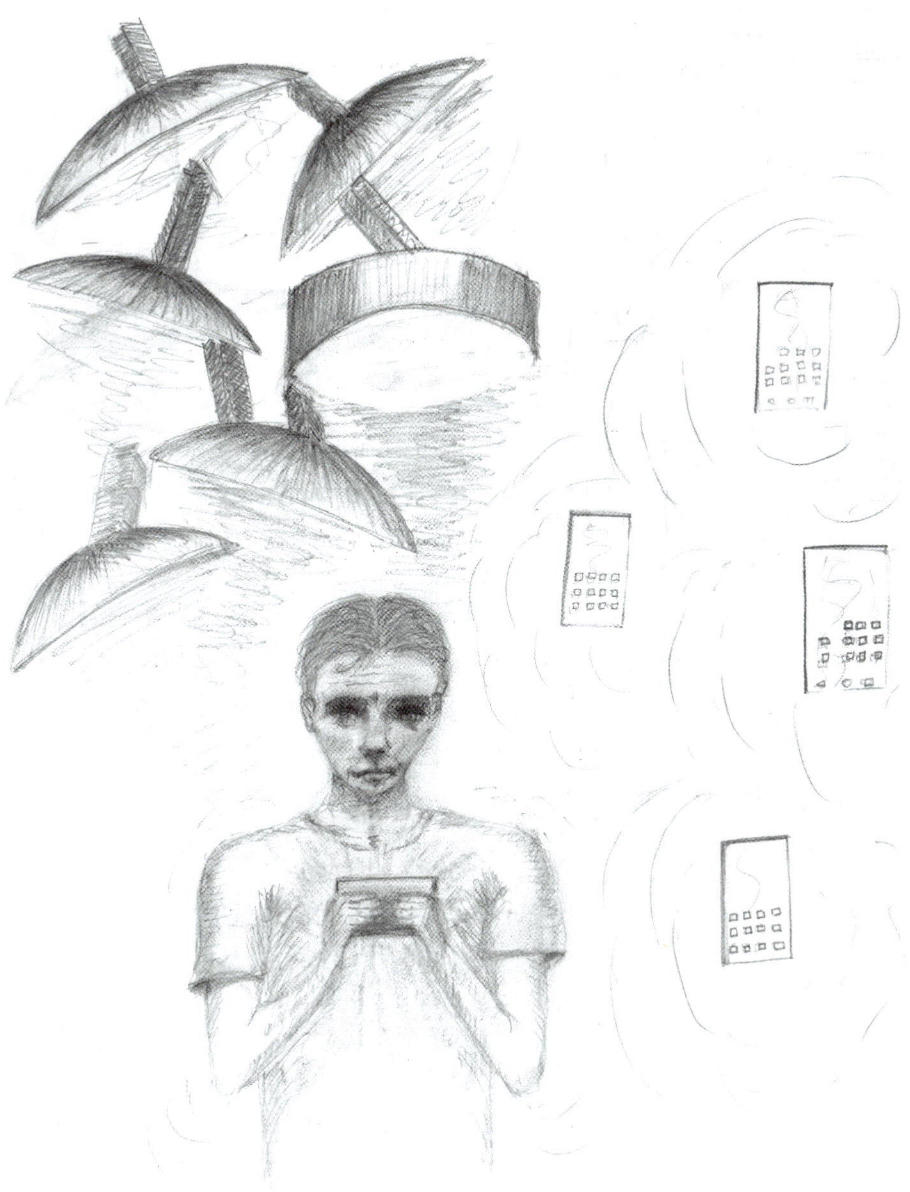

Der Mobilfunk führt zu sogenannten Exkarnationen von Lebenskräften im Herzen. In der Folge dieser Einflüsse, die das Herz meist zu Unruhe oder Disharmonie führen, entstehen schließlich Spannungszustände und in letzter Konsequenz Verhärtungen im Gewebe.

Ganges vollbrachte. Schließlich hatte sie tiefstes Mitgefühl, als er so flehend um einen Lehrer bat, dass sie zu ihren Hofdienerinnen sagte: „Heute müsst ihr mich ganz alleine lassen, denn heute zieht sich die Königin zurück." Sie zog sich in die Gemächer zurück und sie verwandelte sich, denn sie hatte die Gabe zur Verwandlung. Sie verwandelte sich in einen Meister, in einen weisen Lehrer, einen Mönch, der dem Leben entsagt, und hatte plötzlich einen Bart und eine lange Kutte an. Und sie verließ den Palast auf geheimnisvolle, schwebende Weise und kam zum König und setzte sich in aufrechter klarer Haltung mit funkelnden Augen vor ihm nieder. Der König verneigte sich in dem Moment. Er erkannte sofort, dass diese weise Gestalt der so lange schon erbetene Lehrer war. „Oh, mein Lehrer," sagte der König, „ich flehe nach nichts anderem als nach deiner Weisheit. Sage mir, was es zu tun gibt?" Die Königin, verwandelt in den weisen Lehrer, in den Mönch, sagte: „Was willst du?" „Selbstverwirklichung!" „Ja, da musst du Entsagung leben. In einer Woche komme ich wieder und dann werden wir sehen, wie deine Selbstverwirklichung Fortschritte macht." Der Mönch, die verkleidete Königin, verließ ihn wieder. Der König saß im Lotussitz, überlegte kurz, sprang auf und zerschlug sofort seine Hütte. Er warf auch die Feuerstelle auf den Erdboden, dass die Steine wieder die normale Bodenlage einnahmen. Seine Bücher warf er in den Fluss, sie waren unwichtige Weltlichkeit. Er nahm sich im tiefsten Ernst vollkommene Entsagung vor. Auch mit dem Essen reduzierte er. Und er ging hin und meditierte zwölf Stunden pro Tag. Nach einer Woche erwartete er sehnsüchtig das Versprechen seines weisen Lehrers.

Die Königin sagte zu den Hofdamen: „Heute müsst ihr mich wieder alleine lassen, die Königin zieht sich zurück." Sie verwandelte sich wieder und verließ den Palast und erschien unmittelbar wieder mit dem Bart und den funkelnden Augen vor dem meditierenden König. Der König war voller Zuversicht und verneigte sich vor seinem Lehrer, während der Lehrer fragte: „Wie sieht es aus, was hast du gelernt?" Der König sagte: „Ich entsage jetzt meiner Hütte und ich entsage jetzt dem Feuer. Ich esse nur noch das Allernotwendigste." Darauf gab der Lehrer eine etwas strenge Antwort: „Hast du die Hütte selbst geschaffen, ist dies dein wirkliches Selbst oder ist dies wirklich dein Besitztum?" Da sagte der König: „Nein, das ist es nicht, denn es sind Bananenblätter, die das Dach bedecken, und es sind Schilfrohre, die die Wände halten." Etwas enttäuscht bemerkte der König schließlich: „Aber dem Feuer und dem meisten Essen, dem entsage ich schon." Da fragte der Lehrer: „Gehört dir das Feuer? Es ist ja gar nicht dein wirkliches Leben. Du entsagst etwas, was ohnehin der Natur gehört." Der König in der verzweifelten Rechtfertigung sagte: „Aber den Büchern entsage ich." Der Lehrer aber blieb streng: „Hast du die Bücher geschrieben? Die gehören dir nicht, das ist nicht wahre Entsagung. Da musst du schon noch viel lernen." Der König fragte: „Ja, was muss ich denn noch lernen?" Mit funkelnden Augen sagte der Mönch: „Entsagung! Nach einer Woche werde ich dich wieder besuchen und dann sehen wir, was du gelernt hast."

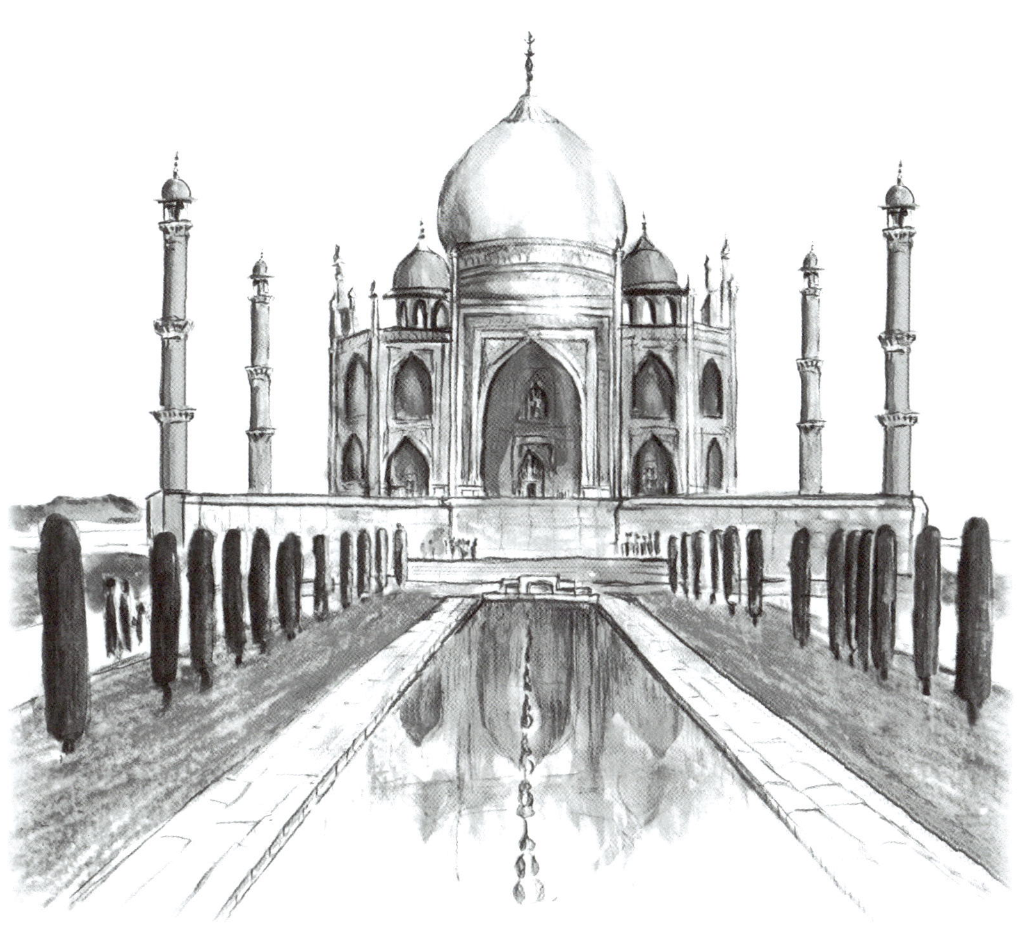

Der Taj Mahal in Indien dürfte eines der schönsten und genialsten Gebäude der Welt darstellen. Mit seiner Anordnung der vier Außentürme und des zentralen Tempelgebäudes in der Mitte repräsentiert es die Harmonie des Herzens. Das Gebäude selbst würde sich zur meditativen Betrachtung eignen, denn es wirkt durch seine Metrik beruhigend, zentrierend, ohne sich nach außen abzuschließen.

Der König blieb auf seiner Decke, überlegte, riss dann sein Hemd von sich, nahm die Decke von sich und setzte sich auf den bloßen Stein. Er entsagte voller leidenschaftlicher Glut dem Essen und auch dem Trinken. Er brauchte es im Übereifer der Entsagung nicht mehr. Und weil er soviel Zeit hatte und auch dem Schlafen noch entsagte, meditierte er ununterbrochen. Denn nichts anderes blieb übrig. Nach einer Woche, als der König mit dem Allernötigsten bekleidet dasaß, ganz dünn schon, sodass ihm die Knochen schon hervorstanden, kam wieder der Swami mit funkelnden Augen und klarer Gesichtsfarbe und schönem weißem Bart zu ihm und fragte: „Mein König, was hast du gelernt?" Dieser sagte sogleich: „Ich entsage jetzt der Kleidung, ich entsage dem Essen, ich entsage der Decke und ich entsage dem Schlafen." Darauf sagte der Swami, der Mönch mit strengem Gesicht: „Hast du das Essen geschaffen? Das Essen dient nur zur Erhaltung des Leibes. Hast du die Decke geschaffen und hast du den Schlaf geschaffen? Der Schlaf gehört ja nur dazu, damit das Leben sich immer wieder regeneriert und damit das Leben neue Energien auftankt. Du entsagst etwas, das nicht Dein ist und in diesem Sinne nicht zu der wahren Askese gehört. Da musst du schon noch viel lernen." Verzweifelt und am Boden zerstört stotterte der König noch die Frage hervor, was er denn noch alles lernen müsse. „Wahre Entsagung!" Das war dem König zuviel. Er machte den Lotus auf, rannte Richtung Fluss und rief: „Gut, dann entsage ich meinem Körper." Da holte ihn der Mönch wieder zurück. „Mein König, mache keinen Blödsinn! Hast du den Körper geschaffen, gehört er dir? Der Körper ist dir zum Leben gegeben. Also mach jetzt keinen Unsinn, setze dich hin und lerne Entsagung." Widerwillig und doch guten Willens machte er seinen Lotus und begann wieder zu meditieren. Der Mönch verabschiedete sich und kehrte zurück zum Königspalast, und das Leben der Königin ging wieder die Woche über weiter.

Der König meditierte, aß nichts, atmete kaum, überlegte, sann nach über wahre Entsagung und es kamen ihm immer tiefere Eindrücke. Er war im Gemüte schon nicht mehr aus der Ruhe zu bringen. Sein von Enthusiasmus erloschenes Herz machte sich auf alles gefasst. Nach einer Woche kam eben wieder die Königin verkleidet als Mönch mit weißem Bart und funkelnden Augen. „Mein König, was hast du gelernt?" Der König sagte schon mit bedachtsamer Ruhe und mit recht weiser Überlegung: „Ja, ich habe schon etwas gelernt. Ich entsage jetzt meinem Denken." Daraufhin sagte der Mönch: „Ja, das Denken sind Gedanken, das sind Wesen, die gehören gar nicht zum eigenen Leben. Das ist das *prāṇa* der Natur." Nun, der König war nicht mehr zu erschüttern und sagte: „Aber ich entsage auch noch weiterem. Ich entsage meinen Gefühlen." „Nun", sagte ihm der Mönch, „die Gefühle, das sind Kreationen, das sind geheimnisvolle Engelwesen; die gehören zur Welt des tieferen energetischen Lebens, aber sie sind nicht dein." So war der König in seinem Gleichmut und nahm den Misserfolg hin wie gewohnt. Und er meditierte weiter und während er meditierte, erkannte er den Mönch als seine eigene Frau. Er erkannte dieses geheiligte und geweihte Leben, denn er hatte nichts mehr zu verlieren. Er hatte alles schon

Die Bedeutung des Verlustes

Auf der irdischen Ebene nimmt der Mensch den Verlust einer nahestehenden Person oder das Einbüßen von Existenzgütern sehr schmerzlich wahr. Gefühle der Trauer oder des Verzagtseins fressen sich förmlich in den Körper hinein und lassen mit dem Wahrnehmen des Verlustes das Gemüt nicht mehr zu einer Freude kommen. Es sind diese Kräfte wie zersetzende, nagende, meist dunkel gestimmte Wesenheiten, die den Astralleib zerfressen.

Diese Wirkungen entstehen jedoch nicht wirklich durch die Tatsache, dass der einzelne Mensch auf dem irdischen Plan einen Umstand seines Lebens einbüßt, sondern sie entstehen durch das innere Festhalten an den verlorenen Objekten. Der Betroffene leidet durch seine eigene Subjektivität und Gebundenheit.

Mit einer spirituell geistigen Betrachtung offenbart sich der Verlust wie ein aufsteigender Feuerfunke, der unmittelbar mit dem Niedergang dem Leben eine Befreiung schenkt und eine nächstmögliche Dimension der Entfaltung eröffnet.

Im Stillen der Seele erwacht ein neuer Sonnenaufgang, der eine Vielzahl von Möglichkeiten in sich trägt und die bisherigen Grenzen, die die irdische Welt durch ihre Objekte der Abhängigkeit gesetzt hat, überschreitet.

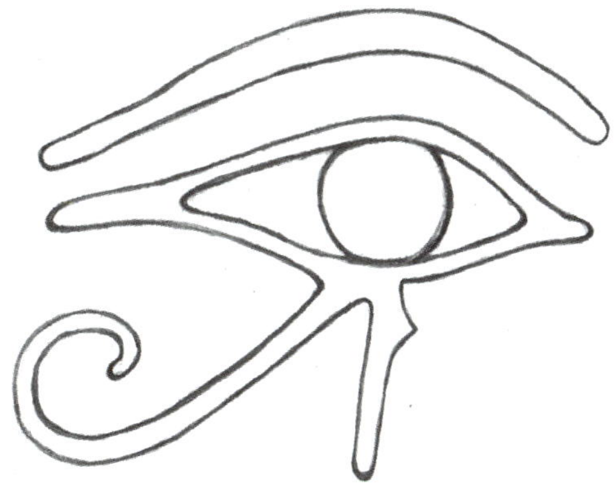

Das Horusauge, das eines der bekanntesten ägyptischen Hieroglyphensymbole ist, soll nach älteren Weissagungen die Möglichkeit der Wiederherstellung eines heilen und geschützten Zustandes bewirken. Nachdem der Mensch etwas verloren hat, so lautet auf umschriebene Weise die Interpretation des Symbols, spendet das Auge die Regeneration. Tatsächlich wirkt dieses Auge in seiner Ausdrucksgebung, wie wenn es in eine nächste und zukünftige Dimension blicken würde.

hergegeben. Sein Leben war an den Nullpunkt gekommen. Ab diesem Punkt kam diese hohe Erkenntnis, und er sah hindurch durch alle Verwandlungen. Er erkannte die Königin und empfand Gott in ihr. Die Erkenntnis zu seinem eigenen Lehrer, der in Wirklichkeit seine verkleidete Frau war, ist gleich der höchsten Erkenntnis des Ewigen. Von dieser Zeit an nahm der König die wahrhaftige Ehe mit seiner Frau an. Sein Herz konnte ab diesem Punkt neu geboren werden. Aber er musste alles lassen und er musste diese Vergänglichkeit der Welt erkennen. Er erlebte in konzentrierter Folge die Entsagung. Er ging durch die Glorie der Loslösung und durch den Schmerz des Misserfolges, damit er von Neuem geboren werden konnte und damit er ein neues Herz erhalten konnte.

Diesen vielseitigen Weg der Glorie der Erkenntnis muss der Mensch auf irgendeine Weise durch das Leben hindurch gehen. Es genügen noch nicht Gleichmut und Gedankenstille. Es ist noch notwendig, dass tiefere Verbindungen mit Gedankenzielen kommen. Es ist noch notwendig, dass sich heute die Ziele in Gedanken konkret ausgestalten und in einer wohlgewählten geistigen Perspektive gründen. Denn so wie die Geschichte erzählt, verliert der Mensch zunächst alles. Und ab diesem Punkt kommt er an die Schwelle. Es ist dieses Leben einmal im Reduzieren begriffen, bis es an diesen Hüter der Schwelle kommt, und wenn diese Schwelle überschritten wird, dann beginnt erst die wahre Aktivität, dann beginnt erst die Eigenaktionskraft des Denkens, und der Mensch kann schließlich sein Leben im Sinne des Yoga führen. Dann kann er das goldene Herz, die goldene Sonne, in die Geburt bringen. Sie kommt in die Geburt, weil die Liebe zum Geistigen groß ist und weil der Mensch das Denken gelernt hat. Diese neue, eigene gedankliche Leistung bürgt für sich selbst. Diese Liebe zu dem Ziel schafft durch sich selbst. Diese Liebe ist Schöpferkraft und Dynamik. Sie ist die transzendente und allumfassende Kraft. Die Liebe ist weit und selbstlos durch sich selbst und begleitet das Leben. Wenn sie das Leben in seiner Fülle begleitet, kann der Mensch mit himmlischer und irdischer Fülle aktiv sein, denn er handelt in der Leistung seiner selbst. Ab diesem Punkt tritt das wunderbare, friedvolle Handeln ein: Es liegt dem Leben ein wirklicher Segen inne und eine wahrhaftige Freiheit.

Im Sinne der Neuschöpfung des Bewusstseins – wenn die Schwelle überschritten ist – ist das Zeichen des Herzens Freiheit, Ästhetik und seliger Friede. Dieser selige Friede ist darin gegründet, dass eine gewisse Anschauungs- und Gedankenfähigkeit besteht und eine Reinheit gegenüber den Gefühlen. Diese Reinheit gegenüber den Gefühlen zeigt sich ganz besonders darin, dass das Äußere als Äußeres erkannt wird und die eigene Seele oder das eigene Wesen, die Wahrheit des Wesens, unberührt und frei von äußeren Machtspielen und Bewegungen, von Erschütterungen und vielen Schicksalsschlägen bleibt.

Mit der Entwicklung des Herzzentrums wird der Mensch authentisch und kann auf alle missionarische Tätigkeit verzichten

Das folgende Gedicht beschreibt die Unsinnigkeit einer missionarischen Tätigkeit und das Wirken des Erzengels, wie dieser auf innere Weise den Menschen führt und zur geistigen Entwicklung fördert.

Die Mission liegt im Archangelos

Die Dunkelheit ist so sonderbar, ein Geheimnis,
ein Mysterium wundersamer Unbegreifbarkeit.
Die Dunkelheit sucht den Todesstoß durch Michael.
Im Tode folgt die Dunkelheit dem Lichte nach.

Nicht von dieser wandelbaren Welt,
fern vom wahrnehmbaren Sinnesschein,
jenseits der māyā-Gefühle – Verblendung,
ruht schwer definierbares Geistessein.

Der große menschengeschaffene Fehler – maha doṣa – ist es,
ein Blendwerk von Ahriman, dem Begehren,
nahetretend Menschen gewinnen wollend,
mit Rede, Hostie, Buch und Rosenkranz.

Der predigende Wille, die eitle Überzeugungskraft,
die noch so gut gemeinte Überredungskunst,
sind die versteckten Triumphe Ahrimans,
die zerbrochenen Scherben im Weltenall.

Gott ist die Auferstehung des Gedankens im Erkennen.
Urständet das Erkennen doch im Licht,
ein Zeugnis der kreativen Macht,
ein Licht, das geboren wird.

Der Archangelos ist der Arbeiter in der Mission.
Des Menschen Pflicht ist die Erkenntnis.
Des Menschen Sünde ist die Mission.
Das sind des Engels Platz, des Menschen Pflicht.

Folgt der Mensch nur seiner Pflicht,
des Erkennens, Strebens, Glaubens Maß,
legt der Engel Michael spontan,
Liebeshände in des anderen Glaubensplan.

Gedicht aus dem Jahr 2008

Die Bedeutung von Übungen und die Notwendigkeit eines Tageskonzeptes

Verschiedenartige Übungen mit Vorstellungsinhalten

Diese Neugeburt des Herzens kann mit verschiedenen Übungen unterstützt werden. Diese Übungen spenden einerseits eine wertvolle Vorbereitung und weiterhin öffnen sie eine Möglichkeit, sich selbst in schöpferischer Anteilnahme einer ästhetischen Kunst mit neuen Eindrücken zu bereichern. Es sind die Yogaübungen vielleicht eine gewisse Hilfe, wenn sie im Gedenken einer Bewusstseinsform ein Licht der Transzendenz erhalten. Sie tragen dadurch eine Möglichkeit, einen Gedanken zu verinnerlichen. Die Yogaübungen, mit künstlerischem Inhalt ausgeführt und auch mit einer inneren Anteilnahme eines Forschergeistes, führen durch ihre Darbietung schon eine gewisse edle Ästhetik herbei. Das Wesentliche ist die Nähe zum Inhalt und die persönliche Beziehung, die zur Übung ausgeprägt wird. Die Übungen sind Liebe. Sie sind Hingabe und praktische, darbietende Handlung in künstlerischem Vollzug. Der Leib kann freilich nicht die eigentliche, innerste Beziehung, die jeder Einzelne zu der Übung entwickelt, ersetzen. Durch den Körper drückt sich die Ästhetik, die Feinheit, das Künstlerische, der edle inhaltliche Sinn aus. Er ist wie ein Rahmen, der das Bildnis schmückt. Der wahrhaftige Sinn lebt jedoch in der Tiefe selbst und er kreiert sich aus dem Bildnis der Seele, die in den Gedanken einer Imagination verweilen kann und dadurch wie ein Zeuge auf den Leib blickt.

Wenn die Yogaübungen mit dem rechten inhaltlichen Gedanken ausgeführt werden, tragen sie zu friedvollen Verbindungen mit anderen Menschen bei und verlieren ihre Eigenbezogenheit. Das kosmische Gebet ist eine Übung, die im Lichte der Erkenntnis, das heißt mit klar erwogenen Gedanken, die Herzmitte stärkt. Der sogenannte Kreis des Herzens ruft die Wahrnehmung auf sensible Weise hervor und lässt den Gedanken in plastischer Form zum Erleben kommen. Diese einfache Übung stärkt durch die konkrete und gedanklich orientierte Wahrnehmung ein Licht der Beschauung, das das Herzzentrum in die Mitte rückt. Die Gleichgewichtsstellungen sind typische Übungen, die im bewussten Gewahrsein eines geordneten Verhältnisses von Denken, Fühlen und Wollen jenes Mitteempfinden und jene Zentrierungskraft fördern und zu einer Innerlichkeit führen. Die verschiedenen Übungszyklen sind in der Regel methodisch geschaffen, dass die Lebensenergie durch die unterschiedlichen Bewegungsverläufe immer wieder in die Herzmitte hineingeführt wird, eine allgemeine Wahrnehmung innerhalb der Zentren entsteht und zuletzt diese Bewusstheit mehr in diese feine, sensitive Welt eines höheren Wahrnehmens einmündet, sodass die Augen, die im Herzensorgan sitzen, zur Sinnentfaltung kommen.

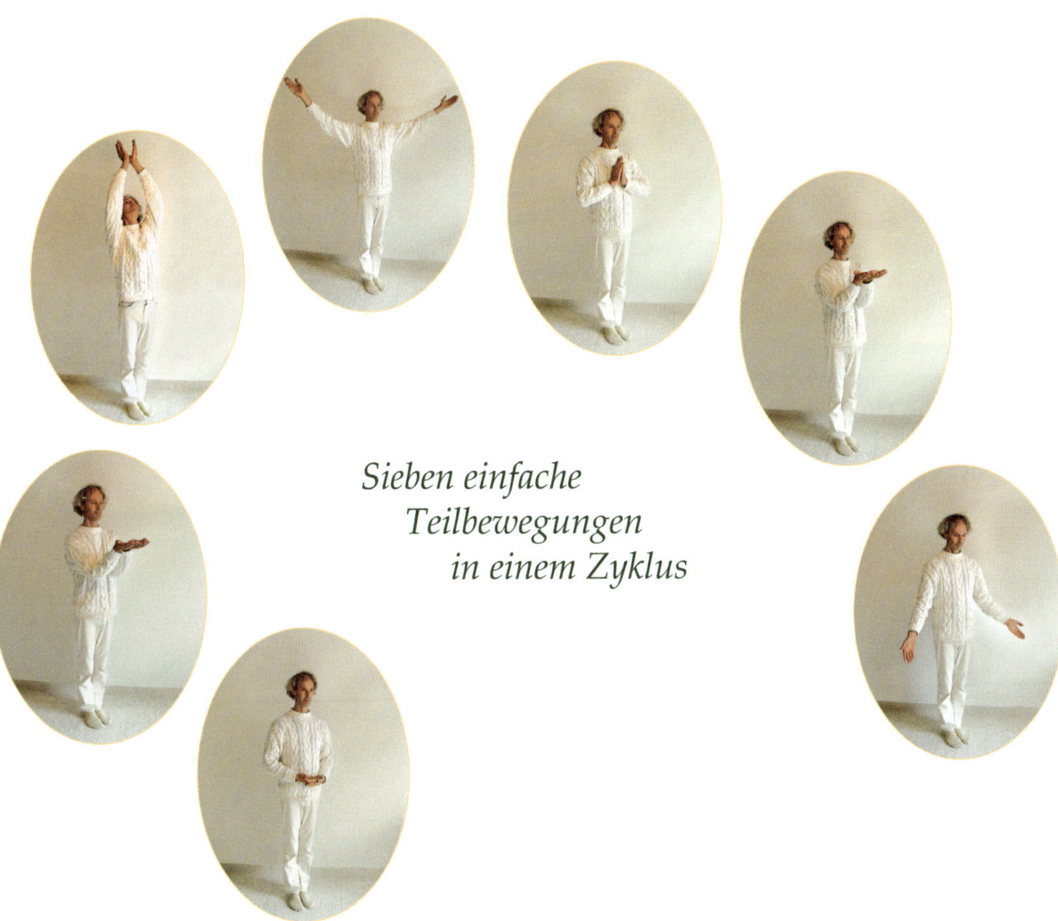

Sieben einfache Teilbewegungen in einem Zyklus

Der Vorstellungsinhalt beim Kosmischen Gebet führt eine positive angenehme Harmonisierung und Verwandlung herbei. Die Körperübung wird instrumental und das Denken führt über die Bewusstheit den Ausdruck im Körper herbei.

Der individuelle Wesenskern bleibt unabhängig von Äußerlichkeiten

Etwas sehr Wesentliches zur Entwicklung dieses neuen schöpferischen Sinnes, der in sich selbst empfangend und wirkend strahlt, ist die Unabhängigkeit gegenüber den äußeren Kollektivformen. Die Unabhängigkeit gegenüber den Glaubensformen oder den äußeren aufgezwungenen Verhaltensformen bedeutet, dass der Einzelne nicht eine Arbeit, die vielleicht vom Körper ausgeführt wird, niedriger wertet als eine Arbeit, die vom mentalen Bewusstsein geleistet wird. Es gibt in der indischen Kultur vier Kasten: Die *brāhmaṇāḥ* bilden die höchste Kaste und diese zeichnet sich durch das hereinstrahlende Licht der Ehrwürdigkeit, durch Meditation, durch Wissen und Gelehrsamkeit aus. Die *brāhmaṇāḥ* gründen und tragen die Werte der menschlichen Rechtschaffenheit, der Toleranz und des Priesterdienstes in der Übernahme höchster Wahrheiten. Diese Kaste erhielt in der weisen Sicht die religiösen Gebräuche und die Riten der Selbstverwirklichung. Die zweite Kaste sind die Krieger, die *kṣatriyāḥ*. Die *kṣatriyāḥ* zeichnen sich durch Mut, Tapferkeit, Entschlossenheit aus. Arjuna, der sich in der Bhagavad Gītā durch Tapferkeit besonders zeichnen sollte, ist ein *kṣatriya*. Durch Handlungskraft, durch Sinn für Begegnung, durch Sinn für Konfrontation und auch durch Rechtschaffenheit in der Begegnung und Rechtschaffenheit im Kriege zeichnen sich diese Menschen besonders aus. Sie tragen ebenfalls eine göttliche Tugendwahl in der irdischen Welt und vertreten diese durch ihr lebendiges Beispiel, indem sie der mutigen Bereitschaft des Kämpfens oder des Konfrontierens gerecht werden. Die dritte Kaste sind die *vaiśyāḥ*. Diese Kaste zeichnet sich in einem Sinnbild der Gabe durch Handeln, durch Bewegung, durch allgemeine weltliche, soziale Wohltätigkeit im gesellschaftlichen Umgehen aus. Sie unterliegt dem Sinneszeichen einer organisierten Tätigkeit innerhalb des weltlichen Treibens. Die vierte Kaste sind die *śūdrāḥ*. Sie zeichnen sich, entsprechend der Möglichkeiten und des angelegten Temperamentes, durch selbstloses Dienen, allgemein durch Arbeiten aus. Sie sind im Lichte des universalen Wohles rein die Dienstleistenden. So ist die indische Kultur in vier Kasten gegliedert. Diese Gliederung konstatiert nach alten überlieferten Erfahrungen die universale Ordnung von Geburt und Wiedergeburt in der weltlichen Ordnung. Sie zeigt an, dass dem Menschen eine individuelle, formelle Position zugeordnet wird. Sie offenbart aber nicht die Herzensseite, denn der *brāhmaṇa* muss in seinem Herzen nicht höher stehen als der *kṣatriya*, und der *kṣatriya* muss nicht unbedingt in seinem Herzen höher stehen als der reine Dienstleistung betreibende *śūdra*. So kann das Herz vollkommen unabhängig vom Niveau der Arbeit bleiben oder von der Strukturform der Arbeit. Der Dienstleistende bleibt dienstleistend, oder wie man früher gesprochen hat, der Sklave bleibt Sklave, und der Hausherr bleibt Hausherr. Das Herz verweilt unabhängig von den kollektiven Formen und von der Gestaltung des äußeren Lebens. Es ist auch wichtig zu erkennen, dass es nicht darum

Das *mantra* zum Kosmischen Gebet

Der Beginn (Initiation, Abschied vom Alten)	(1)	*OM ārambhaḥ*
liegt in der Bereitschaft (sich mit geistigen Gedanken zu verbinden)	(2)	*OM siddhatāyām*
zur Blume zu wachsen (Sinnbild der Reinheit, Ätherleib)	(3)	*OM puṣpa bhāvana pravṛddhaye*
weit dem Lichte offen (Sinnbild für den Astralleib)	(4)	*OM puṣpaṃ prakāśāsphuṭam*
zur Mitte sich wendend (Herz-*cakra*)	(5)	*OM madhyāsthitam*
mit Anerkennung (*ājñā-cakra*)	(6)	*OM ādare*
und Hingabe (*yajña* - Opfer)	(7)	*OM bhaktyāṃ ca*

Ein *mantra* ist ein Wort oder ein Satz mit einer tiefsinnigen geistigen Bedeutung. Die sieben Einzelstufen des kosmischen Gebetes beschreiben auf symbolische Art innere Entwicklungsschritte, die im Laufe eines Lebens unweigerlich eintreten.

Es handelt sich um sieben Teilschritte, die durch Bewegungen bildhaft verdeutlicht werden. Es sollte der Übende jedoch die Zahl sieben nicht exakt in Analogie mit den sieben Energiezentren bringen. Im Allgemeinen beschreibt das kosmische Gebet eine Idee, die sich ähnlich wie in der Eurythmie durch Bewegung nach außen darstellen lässt.

Im Zentrum dieser Ausdrucksgebung liegt tendenziell das Herzzentrum.

geht, von einer Kaste in die nächste sofort aufzusteigen oder von einer niedrigen Handlung oder allgemein einer Handlung, die wir vielleicht als niedrig bewerten, eine Art höheren Vollzug vollbringen zu wollen. Das weite und erlösende Herz, die Reinheit dieses Sinnes, der Friede des Geistes, die Seele selbst ist unberührt von all diesen Formen, in denen sich das Leben bewegt.

Wer diese Unabhängigkeit also bewahren kann und seinen Ursprung nicht verleugnet, wer in seinem natürlichen Verhalten und durchaus in seinem natürlichen Können bleiben mag, der wird die Zeit und die Muße leichter aufbringen, sein Herz zu entfalten. Er kann die Sonne in seine Mitte hereinrufen, denn er ist nicht damit beschäftigt innerhalb des Lebens ständig nach höheren äußeren Positionen zu trachten. Er strebt leichter nach Zielinhalten, die eine inhaltliche Sinnfrage beantworten, und schafft sich leichter die seelische Verbindung, die für das Herzzentrum notwendig ist.

Das entwickelte Herz atmet in der Gegenwart. Die Vergangenheit löst sich im ständigen Suggestionsspiel der vielen äußeren Einflüsse durch einen inneren Halt ab. Wenn das Herzzentrum mit seiner inhaltlichen Souveränität entwickelt ist, verabschiedet sich das alte behäbige *karma*. Wenn einmal die neue Geburt im Lichte der Beschauung lebt, dann kann das *karma* nicht mehr mit den Fangschlingen und ergreifenden Händen an den Menschen heran. Das neue ätherische Herz überstrahlt in Momenten die Versuchung, die egozentrische Wunschwelt und die psychischen Abhängigkeiten. Das Leben in der Gegenwart und das Leben ohne sich zwanghaft nach rückwärts zu wenden, ohne die Fußspuren, die man hinterlassen hat, für ewig zu fixieren, ist ein wahres Kunststück, aber der Weg in die Schönheit der Präsenz ist eine notwendige Disziplin, die es auszuprägen gilt. Das Leben sollte in die Zukunft blicken und sollte in der Gegenwart eine Zielorientierung erhalten, denn in der Gegenwart ist der schöpferische Sinn möglich und in der Gegenwart kreiert sich die Möglichkeit eines Entwicklungsfortschrittes. Die positiv geleistete Entwicklungsfrage und das Herz stehen miteinander in Verbindung. Diese Entwicklung beeindruckt die Seele, in ihr ruht die Fähigkeit zur Bewahrung eines Zieles in einem konzentrierten Gedanken; die Seele ist wieder durch diesen schöpferischen Gedankensinn präsent im Herzen und die Entwicklung lebt in der aktiv sich gestaltenden Möglichkeit. Entwicklung lebt nicht in der Vergangenheit, sie haftet nicht an den althergebrachten Eindrücken zwanghaft fest und deshalb ist jede Entwicklung frei von Schuldgefühlen.

Derjenige, der aus Geist und Wasser wiedergeboren wird, der in diesem in Gedanken erzeugenden Äther in seinem neuen Sinnesorgan die Freude und den Frieden von Beziehungen erfährt, der findet seinen Standpunkt in der Welt. Er empfängt die innere Wärme des Geistes und bemerkt im Studium die Wahrheit der Testamente und Schriften. Da diese Spiritualität im Herzen erstmals heranklingt, ist sie ein sehr sensibles Medium und beruht auf einem sehr feinfühligen Gewahrsein. Sie ist leicht

Der Mensch ist ein Individuum, das Tier lebt in Gruppierungen

Die Spiritualität führt vom Einzelindividuum zur Förderung von Verbindungen und sozialer Gegenseitigkeit, sie entwickelt sich nicht aus der Gemeinschaft. Der Mut zu sich selbst und zur Erforschung von Wahrheiten eröffnet für den Aspiranten die Herzmitte und der sich Übende überwindet all jene Emotionen, die ihn von Seiten verschiedener Gruppen binden.

Betrachtet man ältere Darstellungen, wie sie beispielsweise auf den ägyptischen Hieroglyphen und Wandreliefs erscheinen, so kann man unmittelbar erleben, wie die Menschen die Gattung von Tieren, wie beispielsweise die des Esels, in ihrer Art Gruppenrhythmik wahrgenommen haben. Ein Tier gleicht einem anderen. Die großen Ohren des Esels zeigen förmlich das Charakteristikum eines Gruppenverhaltens.

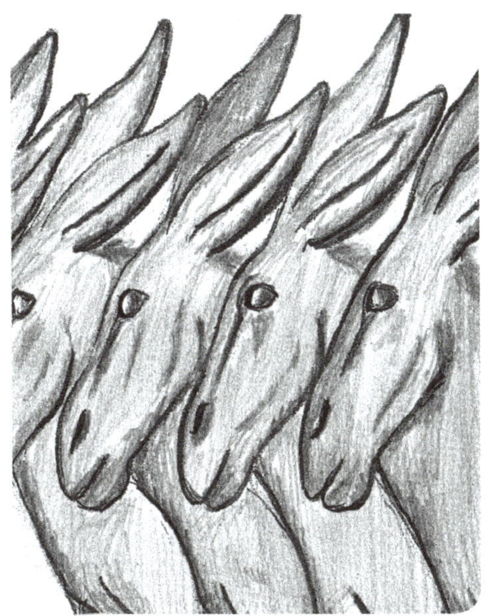

„Esel-Defilée" aus dem Grab des Ti, 5. Dynastie, Saskara

Für die Entwicklung von Spiritualität muss der einzelne Aspirant über sich und über alle Emotionen, die eine Gruppe vorgibt, hinauswachsen und er muss sich gewissermaßen im Alleinsein gegenüber der Welt und den Mitmenschen erleben lernen. Das Selbst gewinnt seine Einzigartigkeit und erhebt sich mit neuen und edleren Verhaltensweisen über die äußeren anlagegemäßen Verhaltensweisen.

verletzbar und sie wird auch für die ganzen kommenden Zeiten leicht ablenkbar sein. Sie wird sogar so leicht erschütterbar sein, wenn die Entwicklung weiter geformt wird. Es wird für diesen Menschen nun unbedingt erforderlich, dass er ein ganz sorgfältiges Lebenskonzept entfaltet und ein intaktes Beziehungsleben führt. Jegliche Temperamentsreaktionen, unsolide Denkprozesse und Unachtsamkeiten gegenüber einem lauteren moralischen Verhalten, werden ihn aus dem Rhythmus werfen und werden ihm Krankheit bringen. Er wird alles, was er an Negativem und Unlogischem begeht oder alles, worin er sich der Welt einseitig preisgibt, mit gewissem Leiden bezahlen müssen. Das Herzzentrum ist sensibel.

Die Bedeutung des Tageskonzeptes

Das beste Mittel einen gesunden Rhythmus aufrechtzuerhalten, ist das sorgfältige Tageskonzept am Morgen. Man nehme daher einen Bleistift zur Hand und notiere sich die Stationen, die man sich vornimmt; und man entwerfe ein sorgfältiges Bewusstsein für die Sprache, für die Verrichtungen und für die Art und Weise wie diese Verrichtungen sein sollen. Man gebe dem Leben damit einen gezielten Rhythmus und schaffe sich eine wirkliche Linie, die vornehmlich eingehalten wird. Das Tageskonzept gibt eine eigene Grundlage, und die eigene Grundlage ist nun erforderlich, denn es drängt eine Seele in die Geburt, die durch das Herz zunehmend weiterwirkt. Der Einzelne muss nun viel sorgfältiger die Planung in der neuen Entsprechung ihrer Aufgaben übernehmen: Er muss sich selbst mit seinen Zielen in den Mittelpunkt rücken, er muss in einer gewissen Weise nun seine Hände und seine Impulse viel verantwortlicher in das Leben hineinrichten. Mehr denn je ist zielorientierte und objektorientierte Selbstaktivität gefordert. Das Tageskonzept gibt einen Rahmen für die Selbstaktivität und für die Ziele, die man um der Veredelung des Lebens willen erreichen möchte. Es sollte nun dieses Tageskonzept mit verschiedenen idealen Zielpunkten entworfen werden, dies mit entschiedener Konzentration am Morgen und in der Tat bis zum Abend beibehalten werden. Und am Abend frage man sich besinnlich, ob man abgewichen ist oder sich von Äußerlichkeiten zu vielfachen Kompromissen hat drängen lassen, oder ob man wirklich einigermaßen sein Bewusstsein über den Tag hinweg aufrechtzuerhalten vermochte und die Ziele aktiv verfolgen konnte. Dieses Tageskonzept muss jeden Tag von Neuem und am besten mit besseren Absichten als am vergangenen Tag begonnen werden. Und man stehe zur gleichen Stunde auf. Denn es wird der Körper vielfach in Phasen des Schmerzes, der Belastung und somit des unangenehmen Empfindens gebracht. Vielfach werden Reaktionen auftreten, dass man glaubt, man könne am Morgen nicht aufstehen, man müsse um Stunden länger schlafen, aber diese Disziplin sollte so gut wie möglich geleistet werden. Und wenn man krank ist, ist es besser, man steht auf und nimmt sich in Achtsamkeit die Schritte vor, die zu tun sind, und gibt sich vielleicht mehr Ruhe

Ein Ideal der Kommunikationsfähigkeit

Am Anfang dieses Tageskonzeptes steht immer die Idee, die sich durch die vorstellende mentale Tätigkeit zu einem anschaulichen und denkbaren Ideal ausformt.

Für diese Entwicklung des Ideales kann der Aspirant zwischen einer äußeren und einer inneren Zielsetzung unterscheiden. Das äußere Ziel ist beispielsweise ein messbares, wie die Entwicklung einer bestmöglichen und freilassenden Kommunikationsform. Diese äußert sich quantitativ in täglichen Gesprächen und qualitativ in einer verbalen hochkarätigen, jedoch verständlichen und präzisen Ausdrucksform. Der Übende nimmt sich zum Beispiel vor, dass er einmal im Monat vor einem nicht geringen Publikum einen Vortrag hält und seine Mitmenschen darüberhinaus in Einzelgesprächen mit eleganter und verständlicher Sprache erreicht.

Die innere Zielsetzung dieser Kommunikationstätigkeit entwickelt sich weiterhin mit tieferen, nicht mehr leicht an der Oberfläche messbaren Kriterien. Der Aspirant möchte innerhalb seiner Kommunikationstätigkeit auf verbale oder auch nicht verbale Weise eine tiefere Wahrheit ausdrücken. Er kennt beispielsweise die spirituellen Grundlagen über die Wahrnehmungsfähigkeit, die nicht wie beim Tier auf instinkthafte Weise eintritt, sondern beim Menschen über die gezielt entwickelte Gedankenbewegung entsteht. Der Geist muss für jeden Wahrnehmungsvorgang beim Menschen beteiligt sein. Seine Erkenntnis in der Seele ist jene, dass jede Wahrnehmung, die der Mensch tatsächlich entwickelt hat, auf der Basis einer vorausgegangenen denkenden Tätigkeit beruht. Hätte der Mensch durch das Denken keine Zahlen gelernt, so könnte er keine Zahlenfolgen wahrnehmen. Indem der Einzelne eine Erkenntnis über die Wahrnehmungsfähigkeit entwickelt hat, kann er diese in allen Gesprächen direkt oder auch indirekt zum Ausdruck führen.

Der Aspirant achtet deshalb auf seine Fortschrittlichkeit im Sinne einer ausreichend stilvollen und freilassenden Kommunikation im Äußeren und er bemüht sich des Weiteren um eine ausreichende inhaltlich getragene Gesprächsführung. Seine Erkenntnisse richtig zu kommunizieren und seine äußere Stilform der Gesprächsführung nimmt er sich zielstrebig vor.

Ganz besonders der Abend oder auch der Morgen sind für die Formulierung der Zielsetzung sehr gut geeignet. Der Aspirant achtet in besinnlichen Momenten einerseits auf die bereits absolvierten Ziele und andererseits auf die besten Möglichkeiten, neue und idealere Voraussetzungen zu diesen hinzuzufügen (siehe auch S. 201, Die Unterscheidung zwischen freiem Gedankenaufbau und Willenszwang).

und mehr Innerlichkeit als sonst, aber man schreite dennoch an sein Tagwerk. Jeder Tag ist ein wertvoller Tag und jeder Tag ist ein Tagwerk, der Schöpferkraft möchte. Jeder Tag soll genützt werden, ob es nun ein Urlaubstag ist oder ein Arbeitstag. Es gibt in diesem Sinne des innersten Herzens keine Urlaubstage. Wenn man im Urlaub am Meer ist, gibt es für das individuelle Denken und für die Ziele, die man verfolgt, immer Aufgaben. Die Entwicklung ist unabhängig von dem Ort, an dem man sich befindet und auch von der Zeit. So mache man immer das Tageskonzept und plane den Rhythmus strukturiert voraus.

Das Herz ist ein sensibles Organ, das aus der Mitte des Geistes herauszustrahlen beginnt. Von diesem Herzen strömen schließlich die Impulse zu den drei Kreisen wie ein goldener Strom, der sich phantastisch wie eine weiche Feuerkraft ausbreitet. Das Metall, das dem Herzen zugeordnet ist, ist das Gold. Und tatsächlich schimmert das Herz, das verwirklicht ist, wie ein goldener, innerer Tabernakel.

In der Regel sind die menschlichen, philanthropischen Bemühungen anderer Art als diejenigen aus dem tatsächlichen, entwickelten Streben nach tieferen Beziehungen. Ein großer Unterschied lebt zwischen dem, was aus den äußeren Autoritätsverhältnissen zu vollbringen ist und dem, was aus diesen neuen Impulsen zu entstehen vermag. Die Toleranz ist eine Eigenschaft des Herzens, sie begleitet auch alle weiteren Tugenden und gibt dem Seelenleben eine Weite und Innerlichkeit. Die Toleranz strömt unmittelbar aus dem Herzen wie eine Liebe hervor und duldet keine Antimoralität, aber sie fördert jegliche Möglichkeit der Entwicklung. Die aus dem Herzen kommende Toleranz ist ein Zeichen der Verwirklichung. Die Welt kennt die Toleranz, da sie allgemein ein humanistischer Wertbegriff ist. Aber allein der Begriff und allein die Bemühung um Toleranz ist nur eine lobenswerte Angelegenheit der äußeren Gemütslage. Wenn die Toleranz einmal aus dem innersten Strom des goldenen, erwachten Herzens gedeiht, darf der Mensch die ganze Menschheit und die ganze Welt umarmen. Er fühlt sich in seiner Individualität gegründet und gleichzeitig fühlt er sich universal offen. Denn es sind wahre, dem christlichen und geeinten Ich eigentümliche, feine Strahlen, die dem Mitmenschen begegnen, und so lebt Heiterkeit, Friede, Frohsinn und wirkliches Geben. Es sind viele Eigenschaften, die sich auf individuelle Weise zu entfalten vermögen, wenn diese Entwicklung des Individuellen und gleichzeitig Universalen in die Berührung des Herzens einmündet. Es braucht der Einzelne nicht mehr zu fragen, was ist Geben, denn er wird handeln und wird durch das ihm gegebene Licht in seiner Mitte immer eine Förderleistung ausstrahlen. Und er gibt sich in den Gedanken seinen Mitmenschen hin und bemerkt dabei: Es kommt nicht darauf an, an welchen Menschen er sich hingibt, es kommt nicht vordergründig darauf an, welche Höflichkeitsformen er benützt. Alleinig indem er sich dem anderen mit Inhalt in Gedanken hinwendet, strahlt das inwendige, allein dem freien Ätherraum angehörige, selige Licht aus der Mitte.

Universale Inhalte, die in der Seele individualisiert werden, führen zu Offenheit sowohl im Diesseits als auch im Nachtodlichen

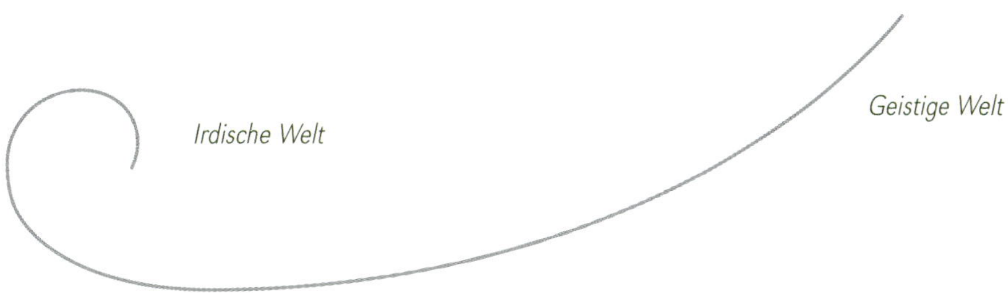

Der Mensch, der seinen Charakter und seine Individualität entwickelt hat, dehnt sich in der geistigen Welt aus und erscheint deshalb im Nachtodlichen größer und bedeutungsvoller. Seine Seele gewinnt Universalität ohne dominant zu sein.

Jener aber, der die Entwicklungen durch ein angepasstes Verhalten an die Gesellschaft versäumt, entschwindet wie nach dem Tode, er zieht sich förmlich in seiner Seelengröße zusammen und verliert an Bedeutung. Manchmal aber bleiben bestimmte Gefühle des Verstorbenen dennoch dominant.

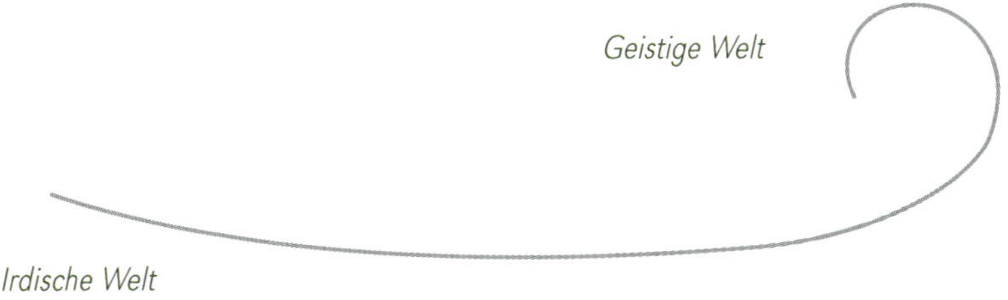

Obwohl beim Zusammentreffen von zwei starken individuellen Personen kräftige Willensverhältnisse aufeinanderstoßen, müssen sie sich nicht limitieren und es muss nicht eine Person über die andere dominieren. Vielleicht haben diese beiden Individuen ein Tageskonzept mit großen Zielen erstellt. Wie gelingt es, dass man die eigenen Ziele mit dem anderen Menschen harmonisch abstimmt? – Indem man lernt, freie Ideale mit universal gültigen Inhalten zu kommunizieren, fördert man nicht nur sein eigenes Willenskonzept sondern auch den Anderen in seinem Willensaufbau. Die Universalität führt zur größtmöglichen Wahrnehmung in der Gegenseitigkeit und der einzelne Mensch nimmt sich im Thema und zugleich im Anderen wahr.

Der individuell entwickelte Mut führt zu Nähe und Beziehungen, während passives Konformverhalten, wie das im Leben beobachtet werden kann, den Menschen mit Gruppengefühlen der Sympathie und Antipathie zeichnet.

Wahre Individualisierung entwickelt sich aus einer universalen geistigen Ebene.

Anmerkungen und Quellenangaben

Zum Begriff Chakra (S. 19 und weitere)

Das Wort *cakra* spricht man mit scharfer Anfangsbetonung tschakra. Die Mehrzahl von *cakra* wäre nach der Sanskritsprache *cakrāni*. Im Text wurde jedoch eine vereinfachte deutsche Bezeichnung mit Chakra oder im Plural Chakren gewählt.

Zur Schöpfungsgeschichte im Buch Genesis (S. 32 u.a.)

Als empfehlenswerte Bibelübersetzung zum Nachlesen der Schöpfungsgeschichte im 1. Buch Mose, Kapitel 1, sei die Revidierte Elberfelder Bibel (R. Brockhaus im SCM-Verlag GmbH & Co. KG, Witten 2008) erwähnt, die sich durch ihre Exaktheit und Treue zum Ursprungstext auszeichnet.

Zum Begriff *brahman* bei Rudolf Steiner (S. 37)

Rudolf Steiner, Theosophie, GA 9, Kapitel „Der Geist im Geisterland nach dem Tode"

Zur Ideenwelt Platons als die wahre Realität (S. 37)

„Wenn sie (die Seele) aber durch sich selbst betrachtet, dann geht sie zu dem reinen, immer seienden Unsterblichen und sich stets Gleichen, und als diesem verwandt hält sie sich stets zu ihm, wenn sie für sich selbst ist und es ihr vergönnt wird, und dann hat sie Ruhe von ihrem Irren und ist auch in Beziehung auf jenes immer sich selbst gleich, weil sie eben solches berührt, und diesen ihren Zustand nennt man eben die Vernünftigkeit?" –
„Auf alle Weise, o Sokrates", sagte er, „ist dies schön und wahr gesagt."
Platon, Phaidon, Von der Unsterblichkeit der Seele, übers. von Friedrich Schleiermacher

Zur Johannesapokalypse (S. 53)

Offenbarung 12,1: „Und ein großes Zeichen erschien im Himmel: Eine Frau, bekleidet mit der Sonne, und der Mond war unter ihren Füßen und auf ihrem Haupt ein Kranz von zwölf Sternen."
Siehe auch: Heinz Grill, Die Offenbarung nach Johannes, Vorträge über das geheimnisvolle Dokument, Lammers-Koll-Verlag 2001

Zur *Bhagavad Gītā*, Kapitel 2, Vers 41 (S. 57)

vyavasāyātmikā buddhir ekeha kurunandana
bahuśākhā hy anantāś ca buddhayo 'vyavasāyinām
„Die fest im Selbst gegründete und entschlossene Vernunft ist eines und gleichartig, o Freude der Kurus. Aber vielverzweigt und mannigfaltig ist die Vernunft der Unentschlossenen."
Sri Aurobindo, Bhagavadgita, Aquamarin Verlag 2009

Zum Sonnenprozess (S. 99)

Der Sonnenprozess wird in dem Buch von Heinz Grill, Die Signaturen der Planeten und die seelisch-geistige Entwicklung in der Pädagogik, genauer erklärt, Lammers-Koll-Verlag 2012

Zum Begriff der Ästhetik (S. 114)

Georg Wilhelm Friedrich Hegel, Vorlesungen über die Ästhetik, 1835 - 1838

Zur Entwicklung der sechzehnblättrigen Lotusblüte (S. 127)

Rudolf Steiner, Wie erlangt man Erkenntnisse der höheren Welten,
im Kapitel „Über einige Wirkungen der Einweihung", Rudolf Steiner Verlag

Zur Vernunft in Immanuel Kants Schriften (S. 127)

„Die Vernunft führt den Menschen über seine selbstverschuldete Unmündigkeit hinaus."
Immanuel Kants vermischte Schriften; Hrsg.: Johann Heinrich Tieftrunk; Bd. 2, Halle 1799

Zum Begriff der Verstandesseele bei Rudolf Steiner (S. 132)

„Durch die Empfindungsseele ist der Mensch dem Tiere verwandt. ... Die bloße Empfindungsseele ist daher verschieden von dem entwickelten höheren Seelengliede, welches das Denken in seinen Dienst stellt. Als Verstandesseele sei diese vom Denken bediente Seele bezeichnet."
Rudolf Steiner, Theosophie, GA 9, S. 43

Zum Begriff des Supramentalen Bewusstseins bei Sri Aurobindo (S. 132)

Sri Aurobindo, Licht auf Yoga, Aquamarin Verlag 2012

Zur *Bhagavad Gītā*, Kapitel 2, Vers 72 (S. 139)

eṣā brāhmī sthitiḥ pārtha naināṁ prāpya vimuhyati
sthitvāsyām antakāle'pi brahma nirvāṇam ṛcchati
Dies ist *brāhmī sthitiḥ* (das Feststehen in *brahman*), o *Partha*. Wer dahin gelangt ist, wird nicht verwirrt. Wer in der Stunde des Todes in diesem Zustand fest gegründet ist, kann zum Erlöschen in *brahman* gelangen.

Zu den Personen Günther Braunger und Ludwig Schmitt (S. 151)

Günther Braunger (8.5.1933 - 9.2.1999) war ein genialer Heilpraktiker in München. Im Alter von 15 Jahren suchte er wegen einer Blockade seiner Wirbelsäule den damals renommierten Münchner Arzt Dr. med. Ludwig J. Schmitt auf, der eine Atemklinik errichtet hatte. Ludwig Schmitt vertrat einen Therapieansatz, der psychosomatische Zusammenhänge berücksichtigte und brachte in seiner Klinik auch alternative Heilmethoden wie Homöopathie, Kneippkuren und Yoga zur Anwendung. Der junge Günther war von der Person Schmitts so beeindruckt, dass er unbedingt bei ihm lernen wollte, was dieser aber zunächst ablehnte und ihm lediglich den Besuch der Yogakurse empfahl. So lernte Günther Braunger erst einmal den väterlichen Beruf des Verlagherstellers und konnte sich mit den erworbenen Fähigkeiten später an der Fertigstellung des späteren Standardwerkes der Atemtherapie „Atemheilkunst" von Dr. Schmitt wesentlich beteiligen.

1996, drei Jahre vor seinem Tod, schrieb er in einem Brief an seine Schüler, „Eine Lehre lebt nicht, wenn man sie konserviert, sondern in den Schülern weiter, die mit ihrem Atem und Einsatz ihr immer neue und andere Gesichter verleihen."

siehe Helga Segatz, Über Günther Braunger, https://www.atemmassage.de/2017/01/ueber-guenther-braunger/# und Günther Braunger, Rhythmische Strukturen in der Entwicklung des Bewusstseins, München 1979

Zu Immanuel Kant und dem Begriff der Persönlichkeit (S. 159)

Die Persönlichkeit ist „die Freiheit und Unabhängigkeit von dem Mechanismus der ganzen Natur, doch zugleich als ein Vermögen eines Wesens betrachtet, welches eigentümlichen, nämlich von seiner eigenen Vernunft gegebenen reinen praktischen Gesetzen, die Person also als zur Sinnenwelt gehörig, ihrer eigenen Persönlichkeit unterworfen ist, sofern sie zugleich zur intelligiblen Welt gehört". - Die Menschheit in jeder Person muß uns heilig sein, sie ist „Zweck an sich selbst".

Rudolf Eisler, Kant-Lexikon, Nachschlagewerk zu Immanuel Kant, 1930

Zu den 5 Hüllen um das Selbst (S. 175 + 179)

Die *Taittiriya Upaniṣad* widmet sich ausführlich der Erörterung der verschiedenen Hüllen, in welchen das ewige ***brahman*** sich verbirgt:

„Alle Wesen auf Erden werden aus stofflicher Substanz (*annam*) geboren. Und dann werden sie von stofflicher Speise erhalten, bis sie an ihrem Ende wieder zu ihr zurück gehen. So ist die stoffliche Speise die Älteste aller Kreaturen und deshalb wird sie die Medizin für Alles genannt. Diejenigen, die die stoffliche Speise als *brahman* erachten, werden wahrhaftig alle Speise erhalten. ... Durch *prāṇa* erhalten die Götter Leben und ebenso die Menschen und Tiere. *Prāṇa* ist wahrhaftig das Leben in allen Wesen und so wird es das Universelle Leben genannt. Diejenigen, die *prāṇa* als das *brahman* verehren, erhalten ganz sicher die volle Lebensspanne ...."

übersetzt aus: Taittiriya-Upanishad, Sanskrit-English, Swami Sharyananda, Madras 1921

Zur Substanzialität der Seele (S. 208)

Siehe: Gadenne, V. (2019). Seele. In M. A. Wirtz (Hrsg.), Dorsch - Lexikon der Psychologie. Abgerufen am 16.07.2019, von https://portal.hogrefe.com/dorsch/seele/

und Heinz Grill, Die Heilkraft der Seele, Der Lichtäther und der Lichtseelenprozess, Stephan Wunderlich Verlag 2015

Abbildungen

Zeichnungen

Alle Tafelzeichnungen von Heinz Grill

Alle Zeichnungen von Alma Andra, außer:

Marisa Dalprato: S. 119, 121, 123, 133, 181, 187, 207, 225, 231

Birgit Lozina: S. 49, S. 59, S. 85, S. 109

Angelika Dahlhaus: S. 46, S. 51, 67, S. 89

Veronika Sorrentini: S. 134

Fotos

Eigenarchiv, außer:

Martin Sinzinger: S. 70, S. 154, S. 199, S. 205

S. 29 Johannes Georg Gichtel (1638–1710) „Die Chakren"
Lizenz gemäß den Bedingungen von Wikimedia Commons

S. 169 Fra Angelico (ca. 1395–1455) „Die Verkündigung"
The Prado in Google Earth
Lizenz gemäß den Bedingungen von Wikimedia Commons